WHO Laborhandbuch

zur Untersuchung und Aufarbeitung des menschlichen Ejakulates

WHO Laborhandbuch

zur Untersuchung und Aufarbeitung des menschlichen Ejakulates

5. Auflage 2012, Korrigierte Sonderausgabe 2014

Deutsche Übersetzung von
Eberhard Nieschlag, Stefan Schlatt, Hermann M. Behre
und Sabine Kliesch

unter Mitarbeit von
Rebecca Bongers, Fedra Gottardo, Thomas Greither,
Barbara Hellenkemper, Susan Nieschlag, Verena Nordhoff,
Maria Schalkowski und Michael Zitzmann

Mit 52 Abbildungen davon 19 farbig

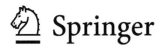 Springer

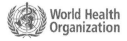 **World Health Organization**

World Health Organization
20, Avenue Appia
CH-1211 Geneva 27
Switzerland

Deutsche Übersetzung von
Eberhard Nieschlag[1], Stefan Schlatt[1], Hermann M. Behre[2] und Sabine Kliesch[1]

[1] Centrum für Reproduktionsmedizin und Andrologie, WHO Kooperationszentrum zur Erforschung der männlichen Fertilität, Universitätsklinikum Münster, Domagkstr. 11, 48149 Münster
[2] Zentrum für Reproduktionsmedizin und Andrologie, Universitätsklinikum Halle (Saale), Ernst-Grube-Str. 40, 06120 Halle

unter Mitarbeit von

Rebecca Bongers, Fedra Gottardo, Thomas Greither, Barbara Hellenkemper, Susan Nieschlag, Verena Nordhoff, Maria Schalkowski und Michael Zitzmann

Die Originalausgabe wurde 2010 unter dem Titel WHO Laboratory manual for the examination and processing of human sperm, 5th edition von der World Health Organization veröffentlicht.

© World Health Organization 2010
Die World Health Organization erteilte dem Springer-Verlag die Lizenz für die deutsche Ausgabe, für die er allein die Verantwortung trägt.

ISBN 978-3-642-40211-1   ISBN 978-3-642-40736-9 (eBook)
DOI 10.1007/978-3-642-40736-9

Die Deutsche Nationalbibliothek verzeichnet diese Publikation in der Deutschen Nationalbibliografie; detaillierte bibliografische Daten sind im Internet über http://dnb.d-nb.de abrufbar.

SpringerMedizin
© Springer-Verlag Berlin Heidelberg 2012

Planung: Daniel Quinones, Heidelberg
Projektmanagement: Ina Conrad, Heidelberg
Projektkoordination: Heidemarie Wolter, Heidelberg
Umschlaggestaltung: deblik, Berlin
Herstellung: Crest Premedia Solutions (P) Ltd., Pune, India

Gedruckt auf säurefreiem und chlorfrei gebleichtem Papier

Springer Medizin ist Teil der Fachverlagsgruppe Springer Science+Business Media
www.springer.com

Inhaltsverzeichnis

III   Qualitätssicherung

IV Appendices

Danksagung

Diese Publikation wurde vom UNDP/UNFPA/WHO/World Bank Special Programme of Research, Development and Research Training in Human Reproduction (HRP), WHO Department of Reproductive Health and Research (RHR) produziert. Die Mitarbeit folgender Personen an der Präparation und der Herausgabe dieses Manuals wird hiermit dankend anerkannt.

Chefredakteur

Dr. Trevor G. Cooper
Centre of Reproductive Medicine and Andrology of the University Münster
Münster
Germany

Redaktionsteam

Dr. John Aitken
Biological Sciences School of Life and Environmental Sciences
University Drive
Callaghan, New South Wales
Australia

Dr. Jacques Auger
Service de Biologie de la Réproduction
Pavillon Cassini Hôpital Cochin
Paris
France

Dr. H.W. Gordon Baker
Department of Obstetrics and Gynaecology
Royal Women's Hospital
Carlton
University of Melbourne
Victoria
Australia

Dr. Chris L.R. Barratt
Division of Maternal and Child Health Sciences
The Medical School, Ninewells Hospital
Dundee
Scotland

Dr. Hermann M. Behre
Centre for Reproductive Medicine and Andrology, Martin-Luther-University
Halle
Germany

Dr. Lars Björndahl
Andrology Centre Karolinska University Hospital and Institute
Stockholm
Sweden

Ms. Charlene Brazil
Center for Health and the Environment
University of California
Davis
CA USA

Dr. Christopher De Jonge
University of Minnesota
Reproductive Medicine Center
Minneapolis
MN USA

Dr. Gustavo F. Doncel
CONRAD, Department of Obstetrics and Gynecology
Eastern Virginia Medical School
Norfolk
VA USA

Dr. Daniel Franken
Department of Obstetrics and Gynaecology
Tygerberg Hospital
Tygerberg
South Africa

Dr. Trine B. Haugen
Faculty of Health Sciences
Oslo University College
Oslo
Norway

Dr. Aucky Hinting
Andrology Unit, Department of Biomedicine
School of Medicine, Airlangga University
Surabaya
Indonesia

Mr. Godwin E. Imade
Department of Obstetrics and Gynaecology
Faculty of Medical Sciences University of
Jos
Jos
Nigeria

Dr. Thinus F. Kruger
Reproductive Biology Unit
Stellenbosch University
Tygerberg
South Africa

Dr. Hesbon O. Odongo
Department of Zoology
University of Nairobi
Nairobi
Kenya

Ms. Elizabeth Noonan
Fred Hutchinson Cancer Research Center
Statistical Center for HIV/AIDS Research
and Prevention
Seattle WA
USA

Dr. Steven M. Schrader
National Institute for Occupational Safety
and Health Centers for Disease Control
and Prevention
Cincinnati OH
USA

Dr. Christina C.L. Wang
Harbor-UCLA Medical Center
Torrance CA
USA

Dr. William Shu-Biu Yeung
Department of Obstetrics and
Gynaecology
University of Hong Kong
Hong Kong SAR
China

WHO Secretariat
**Department of Reproductive Health
and Research**

Dr. Kirsten M. Vogelsong
Scientist
Research Area Manager

Dr. Sigrid von Eckardstein
Former Acting Research Area Manager

Dr. Michael T. Mbizvo
Director ad interim

Ms. Maud Keizer
Secretary

Zusätzlich gebührt Dank den folgenden Personen: Ms. Cathy Treece, Ms. Charlene Tollner und Professor Jim Overstreet (University of California, Davis, CA, USA) für die mikroskopischen Aufnahmen der Spermienmorphologie und die Überprüfung der Medien, Dr. Rune Eliasson (Sophiahemmet Hospital, Stockholm, Schweden) für die Hilfe bei der Definition der Zellen außer Spermien, Dr. Timothy Farley (World Health Organization, Geneva, Switzerland) für die Durchsicht der Abschnitte zur Qualitätskontrolle, Dr. Gary N. Clarke (The Royal Women's Hospital, Carlton, Australia), Dr. Roelof Menkveld (Tygerberg Academic Hospital and University of Stellenbosch, Tygerberg, South Africa), und Prof. Pieter Wranz (University of Stellenbosch, Tygerberg, South Africa) für weitere Informationen, die bei der Zusammenstellung dieses Laborhandbuchs nützlich waren.

Die finanzielle Unterstützung der International Society of Andrology wird hiermit dankbar anerkannt.

Diese Ausgabe des Laborhandbuchs wird dem Andenken an Geoffrey Waites (1928–2005) gewidmet, der einer der Manager der WHO Task Force on Methods for the Regulation of Male Fertility und Mitherausgeber der zweiten, dritten und vierten Ausgabe dieses Laborhandbuchs war. Das Herausgebergremium wurde bei seiner Arbeit durch Geoffs Aufrichtigkeit, Fairness und seine Sorge um die Unterprivilegierten motiviert.

Abkürzungsverzeichnis

AI	artifizielle Insemination
ALH	»seitliche Kopfauslenkung« (engl. amplitude of lateral head displacement)
ANOVA	Varianzanalyse (engl. analysis of variance)
APSIS	agglutinationsverhindernde Lösung
AR	Akrosom-reagiert (engl. acrosome-reacted)
ART	assistierte reproduktive Techniken
ASA	Anti-Spermien-Antikörper
BCF	»Kopfschlagfrequenz« (engl. beat-cross frequency [Hz])
BSA	bovines Serumalbumin
BWW	Biggers-, Whitten- und Whittingham-(Lösungen)
CASA	computerassistierte Spermienanalyse
CASMA	computerassistierte Spermienmorphologieanalyse
CBAVD	kongenitales beidseitiges Fehlen des Vas deferens
CI	Konfidenzintervall
CV	Variationskoeffizient
CUSUM	kumulativen Summe
DMSO	Dimethyl-Sulfoxyd
DPBS	Dulbecco's phosphatgepufferte Salzlösung
EDTA	Ethylenediamine-tetra-acetic acid
EQK	externe Qualitätskontrolle
EQV	externe Qualitätssicherung
FITC	Fluorescein-Isothiocyanat
FMLP	Formyl-Methionyl-Leucocyl-Phenylanalin
GIFT	intratubarer Keimzellentransfer (engl. gamete intrafallopian transfer)
GPC	Glycerophosphocholin
HBSS	Hanks'-balancierte Salzlösung
HBV	Hepatitis-B-Virus
HCV	Hepatitis-C-Virus
HIV	humanes Immundefizienzvirus
HOP-Test	Hamster-Oozyten-Penetrationstest
HOS	hypoosmotische Schwellung (engl. hypo-osmotic swelling)
HPF	Hauptgesichtsfeld (engl. high-power field)
HRP	Meerrettich-Peroxidase (engl. horseradish peroxidase)
HSA	Serumalbumin (engl. human serum albumin)
HTF	humane Tubenflüssigkeit (engl. human tubal fluid)
IBT	Immunobead-Test
ICSI	intrazytoplasmatische Spermieninjektion
IM	Immotilität (der Spermien)
IQK	interne Qualitätskontrolle
ISO	International Organisation für Standardisation
IU	internationale Einheit (engl. international unit)
IUI	intrauterine Insemination
IVF	In-vitro-Fertilisation
KRM	Krebs-Ringer-Medium
LIN	Linearität

LLQ	Untergrenze der Quantifizierung
MAD	»mittlere Richtungsabweichung« (engl. mean angular displacement)
MAI	Index der multiplen Anomalitäten
MAR	Antiglobulin-Reaktion
NP	nichtprogressive Motilität (der Spermien)
PBS	Phosphat-Puffer-Salzlösung
PDCA	planen, testen, überprüfen/standardisieren, umsetzen (engl. plan, do, check, act)
PMA	Phorbol-12-Myristat-13-Acetat
PMN	polymorphkernige Leukozyten
PMSG	Pregnant Mare Serum Gonadotropin (engl. pregnant mare serum gonadotropin)
PR	progressive Motilität (engl. progressive [motility])
PSA	Pisum-sativum-Agglutinin
QS	Qualitätssicherungsprogramm
QK	Qualitätskontrolle
QMH	Qualitätsmanagement-Handbuch
ROS	reaktive Sauerstoffradikale (engl. reactive oxygen species)
rpm	Umdrehungen pro Minute (engl. revolutions per minute)
RZK	relative Zentrifugalkraft
SCSA	Spermien-Chromatin-Struktur-Assay
SD	Standardabweichung (engl. standard deviation)
SDI	Spermiendeformationen
SE	Standardfehler (engl. standard error)
SF	Stichprobenfehler
SOP	standardisierte Verfahrensanweisung (engl. standard operating procedure)
STR	»Linearitätsindex« (engl. straightness [VSL/VAP])
TBS	Tris-gepufferte Kochsalzlösung
TGG	Tyrode's Glucoseglycerol
TTP	Zeit bis zum Eintritt der Schwangerschaft (engl. time-to-pregnancy)
TZI	Teratozoospermieindex
VAP	»Pfadgeschwindigkeit« (engl. average path velocity)
VCL	»Spurgeschwindigkeit« (engl. curvilinear velocity)
VSL	»Progressivgeschwindigkeit« (engl. straight-line (rectilinear) velocity)
WOB	»Flattrigkeit«, »Seitenausschlag« (engl. wobble [VAP/VCL])

Hintergrund

1.1   Einleitung

Als Reaktion auf den wachsenden Bedarf an einer Standardisierung der Methoden zur Untersuchung des menschlichen Ejakulates erschien 1980 die erste Auflage des *WHO Labor-Handbuches für die Untersuchung des menschlichen Ejakulates und der Spermien-Mukus-Interaktion*. Seither sind drei Neuauflagen erschienen sowie Übersetzungen in verschiedene Sprachen. Im Laufe der letzten 30 Jahre wurde das Laborhandbuch als globaler Standard anerkannt und weltweit extensiv in der Forschung und in klinischen Laboratorien benutzt.

Trotz dieses Erfolges wurde deutlich, dass einige Empfehlungen aus früheren Auflagen im Lichte neuer Erkenntnisse revidiert werden mussten und einige Konzepte weiterer Erklärung und unterstützender Evidenz bedurften. Im Lichte dieser Überlegungen setzte die WHO ein Herausgebergremium ein, um alle beschriebenen Methoden des Laborhandbuchs zu überarbeiten und um sie entweder zu bestätigen, zu ändern oder zu aktualisieren. In zahlreichen Fällen entpuppte sich dies als eine schwierige Aufgabe, da nur ungenügende Daten mit den im Laborhandbuch beschriebenen Methoden generiert worden waren. In einigen Fällen erzielten gut etablierte Laboratorien übereinstimmende Daten, aber dies konnte von anderen nicht bestätigt werden. In diesen Fällen fand das Herausgebergremium nach Evaluierung der einschlägigen Literatur einen Konsens.

Zusätzliche Empfehlungen gingen von technischen Assistenten und Wissenschaftlern ein, insbesondere im Hinblick auf die Notwendigkeit einer detaillierteren Beschreibung der Methoden. Das Fehlen von Details in früheren Ausgaben führte dazu, dass es einige Laboratorien bevorzugten, andere Methoden zu benutzen oder sie entwickelten eigene Versionen dieser Methoden, wobei sie weiterhin behaupteten, die Ejakulatanalyse entsprechend dem WHO-Manual durchzuführen. Um globale Vergleiche einfacher zu gestalten, enthält die gegenwärtige Ausgabe des Laborhandbuchs deshalb viel mehr Details und begründet alternative Methoden. Wenn Ergebnisse in Publikationen mitgeteilt werden, wird jetzt empfohlen, dass die Autoren klarstellen sollten, welche spezielle Methode aus dem Laborhandbuch benutzt wurde.

1.2   Die 5. Auflage

Die fünfte Auflage enthält drei Teile: Ejakulatanalyse (▶ Kap. 2–4), Spermienpräparationen (▶ Kap. 5 und 6) und Qualitätssicherung (▶ Kap. 7). Der Teil 1, der sich mit der Ejakulatanalyse befasst, ähnelt dem aus früheren Auflagen, ist jedoch in drei Kapitel eingeteilt: Standardmethoden, die robuste Routine-Methoden zur Bestimmung der Spermienqualität darstellen; fakultative Teste, die in bestimmten Situationen benutzt oder von einzelnen Laboratorien bevorzugt werden; Forschungstests, die gegenwärtig nicht als für die Routine geeignet betrachtet werden. Da die Ejakulatkultur normalerweise nicht im Andrologie-Labor durchgeführt wird, wird diese nur in dem Abschnitt über die sterile Gewinnung des Ejakulates erwähnt. Der Abschnitt über die Spermienpräparation befasst sich nicht nur mit der Gewinnung von Spermien aus dem Ejakulat, sondern auch aus dem Hoden und dem Nebenhoden. Anmerkungen mit speziellen methodologischen Erklärungen sind in den Text eingestreut, ferner Kommentare, die die Ergebnisse interpretieren und die zusätzliche Erklärungen enthalten.

Die Hauptpunkte der 5. Auflage werden hier kurz vorgestellt:

- Die Kapitel zur Ejakulatanalyse beinhalten Details aller verwandten Lösungen, Verfahren, Berechnungen und Interpretationen, so dass jede Methode grundsätzlich komplett ist und selten Hinweise auf andere Teile des Laborhandbuchs notwendig sind.
- Der Abschnitt über die Spermienpräparationen wurde ausgeweitet und ein Kapitel zur Kryokonservierung von Spermien hinzugefügt. Die Verfahren zur Analyse des Zervikalmukus wurden zwischen dem Kapitel über fakultative Methoden und einem Appendix zur Charakterisierung des Mukus aufgeteilt.
- **Bestimmung der Spermienzahl:** Die Ejakulatverdünnungen und die Abschnitte der Zählkammer zur Bestimmung der Spermienzahl in einer Samenprobe wurden dahingehend geändert, dass 200 Spermien pro Doppelbestimmung gezählt werden. Die Bedeutung von Fehlern beim Umgang mit der Probe und die Sicherheit der gewonnenen Zahlenergebnisse werden betont. Das Herausgebergremium

betrachtet die Gesamtspermienzahl pro Ejakulat als eine wichtigere Information für die Beurteilung der Hodenfunktion als die Spermienkonzentration, aber für diesen Zweck muss das Ejakulatvolumen exakt gemessen werden.

- **Bestimmung der Azoospermie:** Obwohl auf den ersten Blick einfach, wird die Diagnose einer Azoospermie durch zahlreiche Faktoren kompliziert, zu denen große Fehler beim Zählen nur weniger Spermien, die große Zahl der Felder, die mikroskopisch analysiert werden müssen und Schwierigkeiten bei der Untersuchung Debris-reicher Spermienpellets gehören. Zu den empfohlenen Änderungen gehören die Untersuchung fixierter, unzentrifugierter Proben und die Angabe der Sensibilität der Zählmethode. Jedoch werden auch Zentrifugationsmethoden für die Anreicherung genügender Spermienzahlen für therapeutische Zwecke und Methoden für die Identifizierung motiler Spermien in unfixierten Proben für die Beurteilung eines Post-Vasektomie-Ejakulates erwähnt.

- **Beurteilung der Spermienmotilität:** Eine wichtige Änderung gegenüber früheren Auflagen bildet die Kategorisierung der Spermienmotilität. Es wird jetzt empfohlen, dass Spermien in progressiv-motil, nichtprogressiv-motil und immotil (anstelle der Grade a, b, c oder d) eingeteilt werden.

- **Beurteilung der Spermienmorphologie:** Einige Laboratorien bestimmen nur die normalen Formen, während andere den Typ, die Lokalisation und das Ausmaß der Abnormalität für wichtig halten. Es bleibt zu diskutieren, ob diese differenziellen oder semi-quantitativen Beurteilungen den Wert der Ejakulatanalyse erhöhen. Ergebnisse, die eine Beziehung zwischen dem Prozentsatz normalgeformter Spermien (entweder durch strikte Kriterien oder durch computer-assistierte Beurteilung der Morphologie definiert) und In-vivo-Fertilisationsraten finden, rechtfertigen den Versuch, eine spezifische morphologische Subpopulation der Spermatozoen im Ejakulat zu identifizieren. In die vorliegende Auflage wurden mehr und qualitativ bessere mikroskopische Aufnahmen von Spermien aufgenommen, die als normal oder grenzwertig beurteilt werden, und es werden mehr Erklärungen geliefert, nach welchen Kriterien die Spermatozoen klassifiziert werden. Dies sollte dazu beitragen, technische Assistenten besser zu trainieren, Spermatozoen einheitlich zu beurteilen. Neue Daten von einer fertilen Population erlauben es, Referenzwerte für den Prozentanteil normalgeformter Spermien zu geben.

- **Qualitätskontrolle:** Dieses Kapitel wurde komplett neu geschrieben. Strikte Qualitätssicherung der Ejakulatanalyse ist notwendig, um verlässliche analytische Ergebnisse zu erzielen. Es werden Hinweise und Vorschläge gemacht, wie die Laborarbeit verbessert werden kann, wenn die Ergebnisse der Qualitätskontrolle nicht zufriedenstellend sind.

- **Referenzbereiche und Referenzgrenzen:** Daten zur Qualität des Ejakulates von fertilen Männern, deren Partnerinnen eine »time-to-pregnancy« (TTP) (Zeit bis zum Eintritt der Schwangerschaft) von weniger als 12 Monaten hatten, liefern die Referenzbereiche in diesem Manual. Rohdaten von 400–1900 Ejakulatproben von kürzlich gewordenen Vätern aus acht Ländern auf drei Kontinenten wurden herangezogen, um die Referenzbereiche festzulegen. Entsprechend konventioneller statistischer Tradition wurden die 2,5te Zentile eines zweiseitigen Referenzintervalles als der Grenzwert herangezogen, unter dem Werte als zu einer anderen Population gehörend betrachtet werden. Ein einseitiges Referenzintervall wurde jedoch als für die Ejakulatanalyse angebrachter betrachtet, da es unwahrscheinlich ist, dass hohe Werte irgendeines Parameters die Fertilität negativ beeinflussen. Die 5. Zentile wird als untere Referenzgrenze angegeben und die vollständige Verteilung jedes Ejakulatparameters wird in ▶ Kap. 8 dargestellt.

1.3 Zweck des und Umfang des Laborhandbuchs

Die hier beschriebenen Methoden sollen als Richtlinie dienen, um die Qualität der Ejakulatanalyse zu verbessern und die Ergebnisse vergleichbar zu machen. Sie sollten von lokalen, nationalen oder globalen Einrichtungen zur Akkreditierung von Laboratorien nicht notwendigerweise als obligatorisch betrachtet werden. Die Ejakulatanalyse kann sowohl im klinischen wie im Forschungsbereich nützlich sein, um den männlichen Fertilitätsstatus zu erfassen, aber auch um die Spermatogenese während und nach einer männlichen Kontrazeption zu überwachen.

Untersuchung des Ejakulates

Standardverfahren

2.1   Einleitung

Während der Ejakulation wird das Ejakulat aus einer konzentrierten Spermiensuspension, die in den paarig angelegten Nebenhoden gespeichert wird, mit den Flüssigkeiten aus den akzessorischen Geschlechtsdrüsen gemischt und verdünnt. Es wird in mehreren Portionen ejakuliert. Ein Vergleich von Spermavolumina vor und nach einer Vasektomie zeigt, dass ungefähr 90% des Ejakulatvolumens aus Sekreten den akzessorischen Geschlechtsdrüsen besteht (Weiske 1994), vorwiegend aus der Prostata und den Samenbläschen mit einem kleineren Anteil aus den bulbourethralen (Cowper'schen) Drüsen und den Nebenhoden.

Das Ejakulat hat zwei hauptsächliche und quantifizierbare Bestandteile:

- Die Gesamtzahl der Spermien, die eine Aussage über die Spermienproduktion in den Testes und die Durchgängigkeit des posttestikulären Gangsystems erlaubt.
- Das gesamte Flüssigkeitsvolumen, das aus den akzessorischen Geschlechtsdrüsen stammt und deren sekretorische Aktivität widerspiegelt.

Die Beschaffenheit der Spermien (ihre Vitalität, Motilität und Morphologie) und die Zusammensetzung der Seminalflüssigkeit sind für die Spermienfunktion von großer Wichtigkeit.

Während des Geschlechtsverkehrs kommt die erste, spermienreiche prostatische Fraktion des Ejakulates in Kontakt mit Zervikalmukus in der Vagina (Sobrero u. MacLeod 1962), wobei der Rest der Flüssigkeit als ein Pool in der Vagina verbleibt. Im Gegensatz dazu wird das gesamte Ejakulat unter Laborbedingungen in einem Gefäß gesammelt, wo die Spermien in einem Koagulum eingeschlossen sind, das aus Proteinen aus den Samenbläschen besteht. Dieses Koagulum wird später durch die prostatischen Proteasen liquifiziert, während die Osmolalität ansteigt (Björndahl u. Kvist 2003; Cooper et al. 2005).

Es gibt Hinweise, dass die Qualität der Samenprobe von der Art der Gewinnung abhängt. Ejakulate, die durch Masturbation in ein Gefäß in einem Raum nahe dem Labor gewonnen werden, können von minderer Qualität sein als solche, die aus einem spermizidfreien Kondom während des Geschlechtsverkehrs zuhause gewonnen werden (Zavos u. Goodpasture 1989). Der Unterschied könnte durch die unterschiedliche sexuelle Stimulation bedingt sein, da die Zeitspanne zur Gewinnung der Probe durch Masturbation, die ein Maß für die Stimulation der akzessorischen Geschlechtsdrüsen ist, die Ejakulatqualität beeinflusst (Pound et al. 2002).

Unter den gegebenen Bedingungen der Probengewinnung hängt die Spermaqualität von normalerweise nicht zu beeinflussenden Faktoren ab wie die Spermienproduktion in den Testes, die Sekretionsaktivität der akzessorischen Geschlechtsdrüsen und kürzlich durchgemachte, insbesondere febrile Erkrankungen sowie anderen Faktoren wie die Karenzzeit, die festgehalten werden muss und die für die Interpretation der Ergebnisse eine Rolle spielt.

Die Ergebnisse der Laboruntersuchungen der Spermaqualität hängen von folgenden Faktoren ab:

- Der Vollständigkeit der gewonnenen Probe: Die ersten ejakulierten Fraktionen enthalten vorwiegend spermienreiche Prostatasekrete, während die späteren Fraktionen vorwiegend aus Flüssigkeit der Samenbläschen bestehen (Björndahl u. Kvist 2003). Daher hat der Verlust der ersten, spermienreichen Fraktion des Ejakulates einen größeren Einfluss auf die Ergebnisse der Ejakulatanalyse als der Verlust der letzten Portion.
- Die Aktivität der akzessorischen Geschlechtsdrüsen, deren Sekrete die konzentrierten epididymalen Spermatozoen während der Ejakulation verdünnen (Eliasson 2003): Die Spermienkonzentration ist nicht ein direktes Maß für den Spermienausstoß aus den Hoden, da das Ejakulatvolumen durch die Funktion anderer reproduktiver Organe beeinflusst wird, wohingegen die Gesamtspermienzahl im Ejakulat (Spermienkonzentration multipliziert mit dem Ejakulatvolumen) ein direktes Maß für die Spermienproduktion in den Hoden ist. So können z.B. die Spermienkonzentrationen in Ejakulaten jüngerer und älterer Männer gleich sein, die Gesamtspermienzahl kann jedoch unterschiedlich sein, da sowohl das Volumen der Samenflüssigkeit wie die Gesamt-

spermienproduktion mit dem Alter geringer werden, zumindest in einigen Populationen (Ng et al. 2004).

- Die Karenzzeit seit der letzten sexuellen Aktivität: Wenn nicht ejakuliert wird, kumulieren die Spermien in den Epididymides, treten dann in die Urethra über und werden mit dem Urin ausgespült (Cooper et al. 1993; De Jonge et al. 2004). Die Spermienvitalität und das Chromatin bleiben von der Länge der Abstinenzzeit unberührt (Tyler et al. 1982b; De Jonge et al. 2004), es sei denn, dass die Nebenhodenfunktion gestört ist (Correa-Perez et al. 2004).

- Die Zeit bis zur vorletzten Ejakulation: Da die Epididymides durch eine Ejakulation nicht vollständig geleert werden (Cooper et al. 1993), können noch einige Spermien von der vorhergehenden Ejakulation vorhanden sein. Dies beeinflusst das Altersspektrum und die Qualität der Spermien in einer Ejakulatprobe (Tyler et al. 1982a). Das Ausmaß dieser Einflussfaktoren ist schwierig zu beurteilen und wird kaum in Betracht gezogen.

- Das Hodenvolumen, das die Gesamtspermienzahl pro Ejakulat beeinflusst (Handelsman et al. 1984; WHO 1987; Behre et al. 2000; Andersen et al. 2000): Das Hodenvolumen spiegelt die spermatogenetische Aktivität wider, die wiederum die Spermienmorphologie beeinflusst (Holstein et al. 2003).

Kommentar
Die große biologische Bandbreite der Qualität der Ejakulate (Castilla et al. 2006) spiegelt die vielen hier aufgeführten Faktoren wider und verlangt, dass alle Messungen im Ejakulat präzise durchgeführt werden.

Diese variablen und weitgehend unkontrollierbaren Faktoren erklären die große intraindividuelle Variation in der Zusammensetzung des Ejakulates (Baker u. Kovacs 1985; Alvarez et al. 2003). ◘ Abb. 2.1 zeigt die mit WHO-Methoden gemessenen Variationen über die Zeit in Ejakulatproben von 5 gesunden jungen Freiwilligen, die im Placeboarm einer Studie zur männlichen hormonellen Kontrazeption teilnahmen. Eine solche Variabilität

hat Konsequenzen für die Interpretation der Ejakulatanalyse:

- Es ist unmöglich, die Qualität des Ejakulates eines Mannes anhand der Beurteilung einer einzigen Probe zu erfassen.

- Daher sollten zwei oder drei Ejakulatproben analysiert werden, um Ausgangswerte zu erhalten (Poland et al.1985; Berman et al. 1986; Carlsen et al. 2004; Castilla et al. 2006; Keel 2006).

Obwohl Untersuchungen der Gesamtpopulation der ejakulierten Spermien die Fertilisierungskapazität der wenigen Spermien, die bis zum Ort der Fertilisation gelangen, bestimmen können, liefert die Ejakulatanalyse dennoch essentielle Informationen über den klinischen Status eines Individuums. Alle Aspekte der Ejakulatgewinnung und -analyse müssen unter streng standardisierten Bedingungen durchgeführt werden, wenn sie valide und nützliche Informationen liefern sollen. Die in diesem Kapitel beschriebenen Methoden sind akzeptierte Verfahren, die die grundsätzlichen Schritte in der Ejakulatbewertung enthalten.

Die Ejakulatanalyse umfasst folgende Schritte (die in den folgenden Abschnitten detailliert beschrieben werden).

In den ersten 5 Minuten:
- Platzierung des Probenbehälters auf dem Labortisch oder in einem Inkubator (37 °C) zur Liquifizierung.

Zwischen 30 und 60 Minuten:
- Beurteilung der Liquifizierung und des Aussehens des Ejakulates.
- Messung des Ejakulatvolumens.
- Messung des pH-Wertes (falls erforderlich).
- Herstellung eines Feuchtpräparates für die mikroskopische Beurteilung, die Spermienmotilität und die für die Bestimmung der Spermienzahl notwendige Verdünnung.
- Bestimmung der Spermienvitalität (bei niedrigem Prozentsatz der motilen Spermien).
- Herstellung von Ausstrichen für die Beurteilung der Spermienmorphologie.
- Herstellung von Ejakulatverdünnungen, um die Spermienkonzentration zu bestimmen.
- Bestimmung der Spermienzahl.

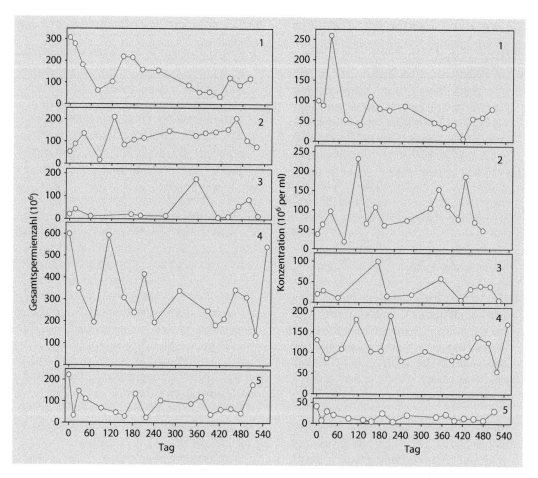

Abb. 2.1 Variation der Gesamtspermienzahl und der Spermienkonzentration über einen Zeitraum von 1½ Jahren. Ordinate links: Gesamtspermienzahl (10^6). Ordinate rechts: Konzentration (10^6 per ml). Abszisse rechts und links: Tag (mit freundlicher Genehmigung von Schering Plough und Bayer Schering Pharma AG)

━ Durchführung des »Mixed-Antiglobulin-Reaction-(MAR-)Test« (wenn erforderlich).

━ Bestimmung der Peroxidase-positiven Zellen (wenn Rundzellen vorhanden sind).

━ Vorbereitung der Spermien für den Immunobead-Test (falls erforderlich).

━ Zentrifugation des Ejakulates (falls biochemische Marker gemessen werden sollen).

Innerhalb von 3 Stunden:

━ Weiterleiten von Proben an das Mikrobiologie-Labor (falls erforderlich).

Nach 4 Stunden:

━ Fixieren, Färben und Beurteilung der Ausstriche für die Spermienmorphologie.

Später an demselben Tag (oder an einem der folgenden Tage, wenn die Proben eingefroren werden):

━ Bestimmung der Markersubstanzen der akzessorischen Geschlechtsdrüsen (falls erforderlich).

━ Durchführung des indirekten Immunobead-Tests (falls erforderlich).

2.2 Probengewinnung

2.2.1 Vorbereitung

- Die Ejakulatprobe sollte in einem separaten Raum nahe dem Labor gewonnen werden, um Temperaturschwankungen zu vermeiden und um die Zeit zwischen der Gewinnung und dem Beginn der Analyse zu kontrollieren (▶ Abschn. 2.2.5 und 2.2.6 im Hinblick auf Ausnahmen).
- Die Probe sollte nach mindestens 2 Tagen und maximal 7 Tagen sexueller Karenz gewonnen werden. Wenn weitere Proben benötigt werden, sollte die Zahl der Abstinenztage zwischen den Proben so konstant wie möglich sein.
- Der Patient/Proband sollte klare schriftliche und mündliche Anweisungen im Hinblick auf die Probengewinnung erhalten. Hierbei sollte betont werden, dass die Samenprobe komplett sein sollte und der Kandidat jeden Verlust berichten sollte.
- Die folgenden Informationen sollten im Laborprotokoll festgehalten werden (▶ Kap. 13, ▶ Abschn. 13.1): Name des Mannes, Geburtsdatum und persönliche Kodierungsnummer, die Karenzzeit, das Datum und die Zeit der Probengewinnung, die Vollständigkeit der Probe, eventuelle Schwierigkeiten beim Gewinnen der Probe und das Zeitintervall zwischen der Probengewinnung und dem Beginn der Ejakulatanalyse.

2.2.2 Gewinnung des Ejakulates für diagnostische und Forschungszwecke

- Die Probe sollte durch Masturbation gewonnen werden und in ein sauberes, weithalsiges Glas- oder Plastikgefäß ejakuliert werden, das aus einem Material hergestellt wurde, dessen Unschädlichkeit für Spermien nachgewiesen wurde (▶ Kasten 2.1).
- Das Probengefäß sollte bei einer Temperatur zwischen 20 und 37 °C gehalten werden, um starke Temperaturschwankungen zu vermei-

> **Kasten 2.1 Eignungsprüfung des Gefäßes für die Samenprobe**
>
> Mehrere Ejakulatproben mit einer hohen Spermienkonzentration und guter Motilität sollten ausgewählt werden. Die Hälfte der Probe wird in ein erwiesenermaßen nichttoxisches Gefäß eingebracht (Kontrolle) und die andere Hälfte wird in das Testgefäß eingebracht. Dann wird die Spermienmotilität (▶ Abschn. 2.5) bei Zimmertemperatur oder bei 37 °C in einstündigen Intervallen über 4 Stunden geprüft. Wenn sich bei keinem Zeitpunkt ein Unterschied zwischen Kontrolle und Testprobe ergibt (P >0,05 im gepaarten t-Test), kann das Gefäß als nichttoxisch für Spermatozoen betrachtet werden und erfüllt die Voraussetzungen für die Probengewinnung.

den, die die Spermien nach der Ejakulation beeinflussen könnten. Das Gefäß muss mit dem Namen des Patienten/Probanden und einer Identifikationsnummer versehen werden sowie mit dem Datum und dem Zeitpunkt der Gewinnung.

- Das Probengefäß sollte während der Liquifizierung auf dem Labortisch oder in einem Inkubator (37 °C) platziert werden.
- Auf dem Auswertungsbogen sollte vermerkt werden, wenn die Probe inkomplett ist, insbesondere wenn die erste spermienreiche Fraktion verloren gegangen ist. Wenn die Probe unvollständig ist, sollte eine zweite Probe wiederum nach einer Abstinenzzeit von 2–7 Tagen gewonnen werden.

2.2.3 Sterile Probengewinnung im Rahmen der assistierten Reproduktion

Die Probe wird wie für diagnostische Zwecke gewonnen (▶ Abschn. 2.2.2), aber das Probengefäß, die Pipettenspitzen und die Pipetten zum Mischen müssen steril sein.

2.2.4 Sterile Probengewinnung für die mikrobiologische Untersuchung

In diesem Fall muss eine mikrobiologische Kontamination aus anderen Quellen als dem Ejakulat vermieden werden (z.B. symbiotische Organismen auf der Haut). Das Probengefäß, die Pipettenspitzen und die Pipetten zum Mischen müssen steril sein.

Zu diesem Zwecke sollte der Patient/Proband:
- Urinieren
- Die Hände und den Penis mit Seife waschen, um das Risiko der Kontamination der Ejakulatprobe mit symbiotischen Organismen von der Haut zu vermindern.
- Die Seife abwaschen.
- Die Hände und den Penis mit einem frischen Einmalhandtuch trocknen.
- In einen sterilen Behälter ejakulieren.

Anmerkung
Die Zeit zwischen der Probengewinnung und dem Beginn der mikrobiologischen Untersuchung sollte nicht mehr als 3 Stunden betragen.

2.2.5 Probengewinnung zu Hause

- Unter besonderen Umständen kann die Probe ausnahmsweise zu Hause gewonnen werden, wenn z.B. eine Unfähigkeit zur Masturbation in der Klinik oder ein Mangel an passenden Räumlichkeiten nahe dem Labor besteht.
- Der Patient/Proband sollte klare schriftliche und mündliche Instruktionen zur Gewinnung und zum Transport der Ejakulatprobe erhalten. Dabei sollte betont werden, dass die Ejakulatprobe möglichst vollständig sein sollte, d.h., dass die gesamte Probe inklusive der ersten spermienreichen Fraktion aufgefangen wurde. Der Patient/Proband sollte jeden Verlust einer Portion melden, und dies sollte in dem Auswertebogen notiert werden.
- Der Patient/Proband sollte ein Gefäß mit bekanntem Gewicht erhalten, das mit dem Namen und der Identifizierungsnummer versehen ist.

- Der Patient/Proband sollte die Zeit der Probengewinnung festhalten und die Probe innerhalb 1 Stunde im Labor abliefern.
- Während des Transportes in das Labor sollte die Probe zwischen 20 und 37 °C gehalten werden.
- Der Laborbericht sollte vermerken, dass die Probe zu Hause oder an einem anderen Ort außerhalb des Labors gewonnen wurde.

2.2.6 Probengewinnung mittels Kondom

- Nur unter außergewöhnlichen Umständen wie bei nachgewiesener Unfähigkeit, ein Ejakulat durch Masturbation zu gewinnen, sollte die Probe mittels eines Kondoms während des Geschlechtsverkehrs gewonnen werden.
- Nur speziell für die Samengewinnung hergestellte und nicht-toxische Kondome sollten benutzt werden; solche Kondome sind kommerziell erhältlich.
- Der Patient/Proband sollte vom Hersteller klare Instruktionen erhalten, wie dieses Kondom benutzt, verschlossen und zum Labor gesandt oder transportiert wird.
- Der Patient/Proband sollte die Zeit der Ejakulatgewinnung registrieren und die Probe innerhalb 1 Stunde im Labor abliefern.
- Während des Transportes sollte die Probe zwischen 20 und 37 °C gehalten werden.
- Der Laborbericht sollte vermerken, dass die Probe mittels eines speziellen Kondoms während des Geschlechtsverkehrs zu Hause oder an einem anderen Ort außerhalb des Labors gewonnen wurde.

Anmerkung
Gebräuchliche Latex-Kondome dürfen nicht für die Ejakulatgewinnung benutzt werden, da sie mit der Motilität der Spermien interferierende Substanzen enthalten (Jones et al. 1986).

Kommentar
Coitus interruptus ist keine geeignete Methode zur Ejakulatgewinnung, da die erste Portion mit der höchsten Spermienzahl verloren gehen kann. Ferner kann die Probe mit Zellen und Bakterien

kontaminiert werden, und das niedrige pH der Vaginalsekrete können die Spermienmotilität negativ beeinflussen.

Kommentar

Wenn ein Patient/Proband keine Ejakulatprobe produzieren kann, kann der Postkoital-Test (▶ Abschn. 3.3.1) gewisse Information über die Spermien liefern.

2.2.7   Sichere Probenhandhabung

Ejakulatproben können gefährliche Krankheitserreger enthalten (z.B. human immunodeficiency virus [HIV], Hepatitis-Viren oder Herpes-simplex-Viren) und sollte deshalb als biologisches Risikomaterial gehandhabt werden. Wenn die Probe weiter verwendet wird für Bioassays, für die intrauterine Insemination (IUI), die In-vitro-Fertilisation (IVF) oder die intrazytoplasmische Spermieninjektion (ICSI) (▶ Abschn. 5.1) oder wenn eine Ejakulatkultur angelegt werden soll (▶ Abschn. 2.2.4), müssen sterile Materialien und Techniken angewandt werden. Sicherheitsrichtlinien wie im Kapitel 9 dargestellt, sollten strikt eingehalten werden. Gute Laborpraxis (Good Laboratory Practice) ist eine grundsätzliche Voraussetzung für Sicherheit im Labor (WHO 2004).

2.3   Erste makroskopische Untersuchung

Die Ejakulatanalyse sollte mit einer einfachen Inspektion kurz nach der Liquifizierung beginnen, vorzugsweise nach 30 Minuten, aber nicht länger als 1 Stunde nach der Ejakulation, um Dehydrierung oder Temperaturschwankungen, die die Ejakulatqualität beeinflussen können, zu vermeiden.

2.3.1   Liquifizierung (Verflüssigung)

Das Ejakulat bildet typischerweise unmittelbar nach der Ejakulation in das Probengefäß eine halbfest koagulierte Masse. Innerhalb weniger Minuten bei Raumtemperatur beginnt das Ejakulat zu liqui-

fizieren (dünnflüssiger zu werden) und bildet in dieser Zeit eine Flüssigkeit mit unterschiedlich großen Klumpen. Mit Fortschreiten der Liquifizierung wird das Ejakulat immer homogener und flüssiger, und im Endstadium bleiben nur kleine Stellen mit Koageln übrig. Normalerweise liquifiziert das gesamte Ejakulat innerhalb von 15 Minuten bei Zimmertemperatur, gelegentlich nimmt der Vorgang auch bis zu 60 Minuten oder mehr in Anspruch. Wenn eine komplette Liquifizierung nicht innerhalb von 60 Minuten erfolgt, muss dies vermerkt werden. Zu Hause oder mittels Kondom gewonnene Ejakulatproben kommen normalerweise bereits verflüssigt im Labor an.

Eine normale liquifizierte Ejakulatprobe kann geleeartige Kügelchen enthalten, die nicht liquifizieren; diese sind offenbar ohne klinische Bedeutung. Wenn jedoch Schleimfäden auftreten, können diese mit der Ejakulatanalyse interferieren.

Anmerkung
Die Liquifizierung kann makroskopisch wie oben beschrieben und mikroskopisch festgestellt werden. Immobilisierte Spermien gewinnen während der Liquifizerung die Fähigkeit, sich zu bewegen. Wenn bei der mikroskopischen Untersuchung immobilisierte Spermien (aufgrund mangelhafter Liquifizierung) beobachtet werden, muss mehr Zeit für die komplette Verflüssigung angesetzt werden.

Anmerkung
Während der Liquifizierung kann sanftes Schütteln dazu beitragen, eine homogene Probe zu produzieren.

Anmerkung
Wenn die Ejakulatprobe nicht innerhalb von 30 Minuten liquifiziert, sollten weitere 30 Minuten abgewartet werden, bevor mit der Analyse fortgefahren wird. Wenn die Liquifizierung auch innerhalb von 60 Minuten nicht stattgefunden hat, sollte wie im nachfolgenden Abschnitt fortgefahren werden.

Verzögerte Liquifizierung
Gelegentlich liquifizieren Proben nicht, was die Untersuchung erschwert. In solchen Fällen kann eine zusätzliche mechanische oder enzymatische Behandlung notwendig sein.

1. Die Liquifizierung einiger Proben kann durch die Zugabe eines gleichen Volumens eines physiologischen Mediums (z.B. Dulbecco's Phosphatpuffer; ▶ Kap. 11, Abschn. 11.2) mit

---

Kasten 2.2 Präparation von Bromelaine

10 IU/ml Bromelaine werden in Dulbecco's phosphate buffered saline (▶ Kap. 11, Abschn. 11.2) angesetzt; es löst sich nur schwer auf, aber unter Mischen sollte sich der größte Anteil in 15–20 Minuten aufgelöst haben. Vermische das Ejakulat 1+1 (1:2) mit der 10 IU/ml Bromelaine-Lösung, rühre mit einer Pipettenspitze und inkubiere für 10 Minuten bei 37 °C. Durchmische die Probe gründlich vor der weiteren Analyse.

---

anschließendem wiederholten Pipettieren erreicht werden.

2. Inhomogenitäten können durch das wiederholte (6–10-mal) vorsichtige Aufziehen durch eine stumpfe Nadel mit Kaliber 18 (innerer Durchmesser 0,84 mm) oder Kaliber 19 (innerer Durchmesser 0,69 mm) in eine Spritze beseitigt werden.

3. Eine Inkubation mit Bromelaine, einem unspezifischen proteolytischen Enzym (EC 3.4.22.32), kann die Liquifizierung vorantreiben (▶ Kasten 2.2).

Kommentar

Diese Behandlungen können die Biochemie des Seminalplasmas, die Spermienmotilität und die Spermienmorphologie beeinflussen und daher muss ihre Anwendung vermerkt werden. Die 1+1 (1:2) Verdünnung des Ejakulates mit Bromelaine muss bei der Berechnung der Spermienkonzentration berücksichtigt werden.

2.3.2 Konsistenz

Nach der Liquifizierung kann die Konsistenz (oft als »Viskosität« bezeichnet) der Probe durch sanfte Aspiration in eine weitlumige (etwa 1,5 mm Durchmesser) Einmal-Plastikpipette beurteilt werden, indem das Ejakulat durch Schwerkraft aus der Pipette tropft und die Fadenlänge beobachtet wird. Eine normale Probe tropft in kleinen einzelnen Tropfen von der Pipette ab, wohingegen der Tropfen ab-

normer Konsistenz einen Faden von mehr als 2 cm Länge bildet.

Alternativ kann die Konsistenz durch Einführen eines Glasstabes und durch Beobachtung der Fadenlänge beurteilt werden, die sich bei Herausnehmen des Stabes bildet. Die Viskosität sollte als abnormal eingestuft werden, wenn der Faden länger als 2 cm wird.

Im Gegensatz zu einer nur teilweise liquifizierten Probe zeigt ein visköses Ejakulat eine homogene Klebrigkeit und seine Konsistenz wird sich mit der Zeit nicht ändern. Eine hohe Viskosität kann durch die plastischen Eigenschaften der Probe festgestellt werden, die fest zusammenhält, wenn man versucht, sie zu pipettieren. Zur Verminderung der Viskosität werden dieselben Methoden angewandt wie bei der verzögerten Liquifizierung (▶ Abschn. 2.3.1, »Verzögerte Liquifizierung«).

Anmerkung

Eine hohe Viskosität kann die Bestimmung der Spermienmotilität, der Spermienkonzentration, der Messung von Spermienantikörpern und der Bestimmung von biochemischen Markern beeinflussen.

2.3.3 Aussehen des Ejakulates

Eine normal liquifizierte Ejakulatprobe hat ein homogenes, grau-opales Aussehen. Sie mag weniger opak erscheinen, wenn die Spermienkonzentration sehr niedrig ist; die Farbe kann auch davon abweichen z.B. zu rot-braun, wenn rote Blutkörperchen anwesend sind oder zum Gelben hin bei Gelbsucht oder der Einnahme bestimmter Vitamine und Medikamente.

2.3.4 Ejakulatvolumen

Das Volumen des Ejakulates setzt sich vorwiegend aus Sekreten der Samenbläschen und der Prostata sowie einem kleinen Anteil aus den bulbourethralen Drüsen und den Epididymides zusammen. Die exakte Messung des Volumens ist für jede weitere Berechnung essentiell, da mittels des Volumens die Gesamtzahl der Spermien und anderer Zellen im Ejakulat berechnet werden.

Das Volumen wird am besten durch Wiegen der Probe in dem Sammelgefäß bestimmt.

- Die Probe wird in einem gewogenen, sauberen Einmalbehälter gewonnen.
- Das Gefäß wird zusammen mit der Ejakulatprobe gewogen.
- Das Gewicht des Gefäßes wird abgezogen.
- Das Volumen wird aus dem Gewicht der Probe berechnet, wobei angenommen wird, dass die Dichte des Ejakulates 1 g/ml beträgt (Auger et al. 1995). Die Ejakulatdichte variiert zwischen 1,043 und 1,102 g/ml (Huggins et al. 1942; Brazil et al. 2004a; Cooper et al. 2007).

Anmerkung
Unbenutzte Ejakulatgefäße können unterschiedliche Gewichte aufweisen, sodass jeder Container individuell vorgewogen werden muss. Das Gewicht kann auf dem Container vermerkt werden, ehe er dem Patienten/Probanden übergeben wird. Ein nicht entfernbarer Markierungsstift sollte auf dem Gefäß oder auf dem Etikett benutzt werden. Falls ein Etikett zur Eintragung des Gewichtes benützt wird, sollte es auf dem leeren Gefäß vor dem Wiegen angebracht werden.

Alternativ kann das Volumen direkt gemessen werden.

- Die Probe wird direkt in einen weithalsigen modifizierten, graduierten Glasmesszylinder gewonnen. Diese können kommerziell erworben werden.
- Das Volumen wird direkt von der Graduierung abgelesen (0,1 ml Genauigkeit).

Anmerkung
Eine Bestimmung des Volumens durch Aspiration der Probe aus dem Sammelgefäß in eine Pipette oder Spritze oder das Dekantieren der Probe in einen Messzylinder wird nicht empfohlen, weil so nicht die ganze Probe erfasst werden kann und das Volumen deshalb unterschätzt wird. Der verlorene Volumenanteil kann zwischen 0,3 und 0,9 ml liegen (Brazil et al. 2004a; Iwamoto et al. 2006; Cooper et al. 2007).

Kommentar
Ein niedriges Ejakulatvolumen ist für die Obstruktion des Ductus ejaculatorius oder für das kongenitale beidseitige Fehlen des Vas deferens (CBAVD) charakteristisch (de la Taille et al. 1998; Daudin et al. 2000; von Eckardstein et al. 2000; Weiske et al. 2000). Bei dieser Erkrankung sind auch die Samenbläschen unterentwickelt.

Kommentar
Ein niedriges Ejakulatvolumen kann auch das Ergebnis fehlerhafter Probengewinnung (Verlust einer Ejakulatfraktion), einer partiellen retrograden Ejakulation oder eines Androgenmangels sein.

Kommentar
Ein hohes Ejakulatvolumen kann Ausdruck einer starken Absonderung aus den akzessorischen Geschlechtsdrüsen im Falle einer Entzündung sein.

Unterer Referenzwert
Der untere Referenzwert für das Ejakulatvolumen beträgt 1,5 ml (5. Zentile, 95% Konfidenzintervall (CI) 1,4-1,7).

2.3.5 pH-Wert des Ejakulates

Der pH-Wert des Ejakulates entsteht aus den verschiedenen pH-Werten der Sekrete der akzessorischen Geschlechtsdrüsen, vorzugsweise aus dem alkalischen Sekret der Samenblasen und dem sauren Sekret der Prostata. Der pH-Wert sollte nach der Liquifizierung zu einem bestimmten Zeitpunkt, vorzugsweise nach 30 Minuten, gemessen werden, auf jeden Fall aber innerhalb 1 Stunde nach der Ejakulation, da er durch einen Verlust an CO_2 beeinflusst wird, der nach der Ejakulation eintritt.

Für normale Proben sollte ein pH-Papier im Bereich von 6,0–10,0 benutzt werden.

- Die Probe muss gut gemischt werden (▶ Kasten 2.3).
- Ein Tropfen des Ejakulates wird gleichmäßig auf das pH-Papier gestrichen.
- Es sollte so lange gewartet werden, bis der bestrichene Bereich eine homogene Farbe zeigt (<30 Sekunden).
- Die Farbe wird mit der Kalibration zur Ablesung des pH-Wertes verglichen.

Anmerkung
Die Genauigkeit des pH-Papiers sollte an Hand von bekannten Standards überprüft werden.

Im Falle von viskösen Proben kann der pH-Wert eines kleinen Aliquots der Probe mittels eines pH-Meters gemessen werden, das speziell für die Messung visköser Flüssigkeiten eingerichtet ist (Haugen u. Grotmol 1998).

Referenzwerte

Gegenwärtig gibt es mehrere Referenzwerte für den pH-Wert des Ejakulates fertiler Männer. Bis weitere Daten vorliegen, behält das Manual den Konsensuswert von 7,2 als unteren Grenzwert bei.

Kommentar

Wenn der pH-Wert einer Ejakulatprobe mit niedrigem Volumen und niedriger Spermienzahl weniger als 7,0 beträgt, kann es sich um einen Verschluss der Ductus ejaculatorii oder das kongenitale bilaterale Fehlen der Vasa differentia handeln (CBAVD) (de la Taille et al. 1998; Daudin et al. 2000; von Eckardstein et al. 2000; Weiske et al. 2000), Krankheiten, bei denen die Samenbläschen ebenfalls unterentwickelt sind.

Kommentar

Der pH-Wert des Ejakulates steigt mit der Zeit an, da die natürliche Pufferkapazität abnimmt, so dass hohe pH-Werte wenig nützliche klinische Aussagekraft haben.

2.4 Erste mikroskopische Untersuchung

Für alle Untersuchungen des frischen Ejakulatpräparates empfiehlt sich ein Phasenkontrastmikroskop (▶ Kap. 10 zur Einstellung des Mikroskops). Zur ersten mikroskopischen Untersuchung einer Probe gehört eine Übersicht über das Präparat bei einer Vergrößerung von ×100 (d.h. eine Kombination aus einem ×10-Objektiv und einem ×10-Okular).

Diese Übersicht gibt Hinweise auf:

- Formation von Schleimfäden,
- Aggregation und Agglutination von Spermien,
- Das Vorhandensein von anderen Zellen als Spermien, z.B. Epithelzellen, Rundzellen (Leukozyten und immature Keimzellen) und isolierte Spermienköpfe oder -schwänze.

Das Präparat sollte dann bei einer Vergrößerung von ×200 oder ×400 untersucht werden (d.h. einer Kombination aus einem ×20 oder ×40-Objektiv mit einem ×10-Okular). Dies erlaubt:

- die Beurteilung der Spermienmotilität (▶ Abschn. 2.5) und

Kasten 2.3 Gründliche Mischung des Ejakulates

Vor der Entnahme eines Aliquots aus einer Ejakulatprobe sollte die Probe in dem Sammelgefäß gut durchmischt werden, aber nicht so intensiv, dass Luftblasen entstehen. Dies kann durch etwa 10-malige Aspiration der Probe in eine weitlumige (ungefähr 1,5 mm Diameter) Einmal-Plastikpipette (steril, wenn erforderlich) erreicht werden. Ein Vortex-Mixer sollte nicht bei hoher Geschwindigkeit verwandt werden, da dies zu einer Schädigung der Spermien führt.

- die Bestimmung der erforderlichen Verdünnung, um eine genaue Spermienzahl erfassen zu können (▶ Abschn. 2.8).

2.4.1 Gründliche Mischung und repräsentative Probenentnahme

Die Beschaffenheit des liquifizierten Ejakulates bereitet ein gewisses Problem für die Entnahme einer repräsentativen Probe. Wenn die Probe nicht gut durchmischt ist, kann die Analyse von zwei verschiedenen Aliquots deutliche Unterschiede in der Spermienmotilität, Vitalität, Konzentration und Morphologie zeigen. Um sicher zu sein, repräsentative Daten zu erhalten, sollte die Probe gründlich durchmischt werden, bevor Anteile zur Untersuchung entnommen werden (▶ Kasten 2.3), und, bevor die Werte akzeptiert werden, sollte eine gute Übereinstimmung zwischen wiederholten Aliquots bestehen. Übereinstimmung zwischen wiederholten Bestimmungen der Spermienzahl wird durch eine Poisson-Verteilung bestimmt (▶ Kasten 2.7 und 2.10 und ◻ Tab. 2.4 und 2.5) und für die prozentualen Angaben durch eine binominale Verteilung (▶ Kasten 2.5 und 2.6 sowie ◻ Tab. 2.1).

2.4.2 Herstellung eines Feuchtpräparates

- Gute Durchmischung der Samenprobe (▶ Kasten 2.3).

○ **Tab. 2.1** Annehmbare Unterschiede zwischen zwei Prozentsätzen für einen bestimmten Durchschnittswert, bestimmt aus der wiederholten Zählung von 200 Spermien (insgesamt 400 Spermien ausgezählt)

Durchschnittswert (%)	Annehmbarer Unterschied*
0	1
1	2
2	3
3–4	4
5–7	5
8–11	6
12–16	7
17–23	8
24–34	9
35–65	10
66–75	9
77–83	8
84–88	7
89–92	6
93–95	5
96–97	4
98	3
99	2
100	1

* Basierend auf dem gerundeten 95% Konfindenzintervall

▬ Unmittelbar nach dem Mischen Entnahme eines Aliquots, bevor sich die Spermien in der Suspension absetzen.

▬ Mische die Probe erneut vor der Entnahme weiterer Aliquots.

Das Volumen der entnommenen Probe und die Dimension des Deckglases müssen standardisiert sein, sodass die Untersuchung an einem Präparat mit fixierter Tiefe von ungefähr 20 μm (▶ Kasten 2.4) erfolgt, die es den Spermien erlaubt, sich frei zu bewegen:

▬ Ein Standardvolumen von etwa 10 μl der Ejakulatprobe wird auf einen sauberen Glasobjektträger aufgebracht.

▬ Dieser Tropfen wird mit einem Deckglas von z.B. 22 × 22 mm für 10 μl abgedeckt, um eine Kammer von etwa 20 μm Tiefe zu erreichen (▶ Kasten 2.4). Das Gewicht des Deckglases verteilt die Probe.

▬ Die Bildung und der Einschluss von Luftblasen zwischen dem Deckglas und dem Objektträger muss vermieden werden.

▬ Sobald der Inhalt sich nicht mehr verschiebt, sollte die frisch zubereitete nasse Probe untersucht werden.

Anmerkung
Eine Kammertiefe von weniger als 20 μm beeinträchtigt die rotierenden Bewegungen der Spermien (Le Lannou et al. 1992; Kraemer et al. 1998).

Anmerkung
Wenn die Kammer zu tief ist, ist es schwierig, die Spermien zu beurteilen, da sie in und aus dem Fokus wandern.

Anmerkung
Wenn die Anzahl der Spermien pro Gesichtsfeld stark schwankt, ist die Probe nicht homogen. In solchen Fällen sollte die Samenprobe erneut gründlich durchmischt werden (▶ Kasten 2.3) und ein neuer Objektträger sollte wie oben beschrieben präpariert werden.

Anmerkung
Inhomogenität der Probe kann auch das Ergebnis abnormaler Viskosität, abnormaler Liquifizierung (▶ Abschn. 2.3.1), von Spermienaggregationen (▶ Abschn. 2.3.4) oder von Spermienagglutinationen (▶ Abschn. 2.4.4) sein.

2.4.3 Spermienaggregationen

Das Aneinanderhaften immotiler Spermien miteinander oder motiler Spermien mit Mukussträngen, von Zellen, die nicht Spermien sind, oder von Debris, wird als unspezifische Aggregation angesehen (○ Abb. 2.2) und sollte als solche registriert werden.

2.4.4 Spermienagglutinationen

Der Begriff Agglutination bezieht sich spezifisch auf motile Spermien, die aneinander haften, entwe-

---

Kasten 2.4 Tiefe der nassen Präparation

Die Tiefe des Präparates (D, µm) wird durch die Teilung des Volumens der Probe (V, µl = mm³) durch die Fläche des Präparates (A, mm²) geteilt: $D = V/A$. Auf diese Weise resultiert aus einem Volumen von 10 µl Ejakulat, das auf einen sauberen Objektträger aufgebracht und mit einem 22 × 22 mm Deckglas (Fläche von 484 mm²) bedeckt wird, eine Kammer mit 20,7 µm Tiefe; eine Probe mit 6,5 µl unter einem 18 × 18 mm Deckglas (Fläche von 324 mm²) resultiert in einer Tiefe von 20,1 µm; eine Probe von 11 µl, die mit einem 21 × 26 mm Deckglas bedeckt wird (Fläche von 546 mm²) resultiert in einer Tiefe von 20,1 µm. Gelegentlich wird eine tiefere Kammer benötigt: Eine 40-µl-Probe, die mit einem 24 × 50 mm Deckglas bedeckt wird (Fläche von 1200 mm²) resultiert in einer Tiefe von 33,3 µm.

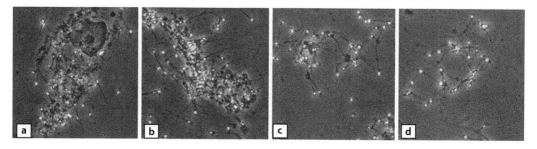

◘ Abb. 2.2a–d Nichtspezifische Aggregation von Spermien im Ejakulat **a** Epitheliale Zellen, **b** Debris. **c, d** Spermatozoen (Mikroskopische Aufnahmen wurden freundlicherweise von C. Brazil zur Verfügung gestellt.)

---

der Kopf an Kopf oder Schwanz an Schwanz oder in gemischter Form. Die Beweglichkeit der Spermien ist oft sehr kräftig mit wilder Schüttelbewegung, aber manchmal schränkt die Agglutination die Beweglichkeit der Spermien auch ein. Alle motilen Spermien, die entweder mit den Köpfen oder Schwänzen oder Mittelstücken aneinander haften, sollten registriert werden.

Die hauptsächlichen Typen von Agglutinationen (Grad 1–4) und die Lokalisation der Anheftung (Grade A–E, ◘ Abb. 2.3) sollten festgehalten werden (Rose et al. 1976).

Grad 1	isoliert	<10 Spermien pro Agglutination, viele nicht agglutinierte Spermien
Grad 2	mäßig	10–50 Spermien pro Agglutination, einige nicht agglutinierte Spermien
Grad 3	viele	mehr als 50 Spermatozoen sind agglutiniert, einige sind noch frei beweglich
Grad 4	ausgeprägt	alle Spermien sind agglutiniert und die Agglutinate sind miteinander verbunden

Anmerkung

Motile Spermien oder immotile Spermien, die aneinander haften (Aggregation), sollten nicht als Agglutination eingestuft werden.

Kommentar

Die Anwesenheit von Agglutinationen ist nicht ausreichend, um die Diagnose immunologische Infertilität zu stellen, aber lässt das Vorhandensein von Spermienantikörpern vermuten, so dass weitere Abklärung erforderlich ist (► Abschn. 2.20).

Kommentar

Ausgeprägte Agglutinationen können die Beurteilung der Spermienmotilität und der Konzentration beeinflussen.

2.4.5 Zelluläre Elemente außer Spermien

Das Ejakulat enthält auch andere Zellen als Spermien, einige von ihnen sind von klinischer Relevanz. Dazu gehören Epithelzellen des Urogenital-

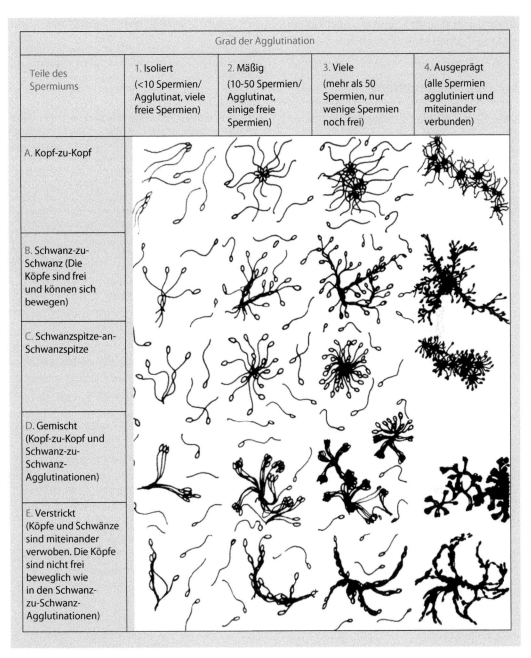

Grad der Agglutination				
Teile des Spermiums	1. Isoliert (<10 Spermien/ Agglutinat, viele freie Spermien)	2. Mäßig (10-50 Spermien/ Agglutinat, einige freie Spermien)	3. Viele (mehr als 50 Spermien, nur wenige Spermien noch frei)	4. Ausgeprägt (alle Spermien agglutiniert und miteinander verbunden)
A. Kopf-zu-Kopf				
B. Schwanz-zu-Schwanz (Die Köpfe sind frei und können sich bewegen)				
C. Schwanzspitze-an-Schwanzspitze				
D. Gemischt (Kopf-zu-Kopf und Schwanz-zu-Schwanz-Agglutinationen)				
E. Verstrickt (Köpfe und Schwänze sind miteinander verwoben. Die Köpfe sind nicht frei beweglich wie in den Schwanz-zu-Schwanz-Agglutinationen)				

◻ **Abb. 2.3** Schematische Darstellung der unterschiedlichen Formen der Spermienagglutination (Reproduziert von Rose et al. (1976) mit Genehmigung von Wiley-Blackwell)

traktes sowie Leukozyten und immature Keimzellen. Die beiden letzteren werden gemeinsam als »Rundzellen« bezeichnet (Johanisson et al. 2000). In einem gefärbten Ausstrich können sie bei ×1000 Vergrößerung identifiziert werden (▶ Abschn. 2.12, Farbtafeln 13 und 14 und ▶ Abschn. 2.19). Diese Zellen können mittels Peroxidasefärbung oder mit Hilfe des Antigens CD45 (▶ Abschn. 2.3) genauer identifiziert und quantifiziert werden (▶ Abschn. 2.18). Ihre Konzentration kann wie die der Spermien aus einer nassen Präparation bestimmt werden oder an dem Verhältnis dieser Zellen zur Anzahl der Spermien in einem gefärbten Ausstrich oder zur Spermienkonzentration (▶ Abschn. 2.12.1).

2.5 Spermienmotilität

Die progressive Spermienmotilität (▶ Abschn. 2.5.1) korreliert mit den Schwangerschaftsraten (Jouannet et al. 1988; Larsen et al. 2000; Zinaman et al. 2000). Methoden zur computerassistierten Analyse (CASA) zur Bestimmung der Spermienmotilität werden in ▶ Abschn. 3.5.2 beschrieben.

Die Spermienmotilität sollte so schnell wie möglich nach der Liquifizierung der Probe bestimmt werden, vorzugsweise nach 30 Minuten, aber spätestens 1 Stunde nach der Ejakulation, um den negativen Einfluss einer Dehydrierung, des pH-Wertes oder von Veränderungen der Temperatur auf die Motilität zu begrenzen.

- Gründliches Mischen der Ejakulatprobe (▶ Kasten 2.3).
- Unmittelbar nach dem Mischen Abpipettieren eines Aliquots, um keine Zeit zur Sedimentierung der Spermien aus der Suspension zu erlauben.
- Erneute Durchmischung der Ejakulatprobe, bevor ein zweites Aliquot zur Doppelbestimmung entnommen wird.
- Für jede Bestimmung wird eine nasse Präparation mit 20 μm Tiefe vorbereitet (▶ Abschn. 2.4.2).
- Abwarten, bis die Probe keinen Drift mehr aufweist (innerhalb von 60 Sekunden)
- Untersuchung des Präparates mit Phasenkontrastoptik bei einer ×200 oder ×400 Vergrößerung.
- Pro Doppelwert werden etwa 200 Spermien zur Bestimmung der Grade der Spermienmotilität untersucht.
- Vergleich der Doppelbestimmungen, um festzustellen, ob sie gut
- übereinstimmen. Wenn dies der Fall ist, fortfahren mit den Berechnungen; wenn dies jedoch nicht der Fall ist, muss eine neue Doppelbestimmung angesetzt werden.

Anmerkung
Die Untersuchung kann bei Raumtemperatur oder auf einem geheizten Mikroskoptisch bei 37 °C durchgeführt werden, sollte aber in jedem Labor standardisiert durchgeführt werden. Wenn die Spermienmotilität bei 37 °C bestimmt wird, sollten die Proben auch bei dieser Temperatur und mit vorgewärmten Objektträgern und Deckgläsern vorgenommen werden.

Anmerkung
Um das Gesichtsfeld zu begrenzen, wird die Verwendung eines Okulars mit Gitter empfohlen (◘ Abb. 2.4a). Dies erlaubt die Beurteilung desselben Abschnittes auf dem Objektträger während beider Phasen der Beurteilung. Zunächst sollte die progressive Motilität bestimmt werden, dann die nichtprogressive und schließlich die Immotilität (▶ Abschn. 2.5.1). Eine Begrenzung des untersuchten Feldes und damit der Anzahl der Spermien garantiert, dass mehrere Felder des Präparates im Hinblick auf die Spermienmotilität untersucht werden.

2.5.1 Klassifizierung der Spermienmotilität

Ein einfaches System zur Klassifizierung der Spermienmotilität wird empfohlen, wobei Spermien mit progressiver oder nichtprogressiver Motilität von immotilen Spermien unterschieden werden. Die Motilität jedes Spermiums wird wie folgt klassifiziert:

- Progressive Motilität (PR): Spermien, die sich aktiv vorwärts bewegen, entweder linear oder im großen Bogen, ohne Berücksichtigung der Geschwindigkeit.
- Nichtprogressive Motilität (NP): alle anderen Muster der Spermienmotilität ohne Progression, z.B. Schwimmen in kleinen Kreisen, Schwanzbewegungen, die den Kopf nicht fortbewegen, oder wenn nur Schwanzbeweglichkeit beobachtet werden kann.
- Immotilität (IM): keine Beweglichkeit.

Kommentar
In der vorigen Auflage dieses Manuals wurde empfohlen, dass progressiv-motile Spermien in schnell oder langsam eingeteilt werden sollten, wobei eine Geschwindigkeit >25 μm/s bei 37 °C als »Grad a« definiert wurde. Es ist jedoch schwierig für den Beobachter, die Vorwärtsbeweglichkeit auf diese Art und Weise vorurteilsfrei exakt zu bestimmen (Cooper u. Yeung 2006).

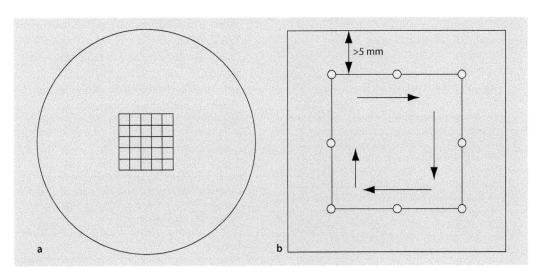

☐ Abb. 2.4a, b Hilfen zur Bestimmung der Spermienmotilität. **a** Ein Zählokular erleichtert die Zählung motiler und immotiler Spermien. **b** Systematische Wahl der Felder zur Bestimmung der Spermienmotilität stets mindestens 5 mm vom Rand des Deckglases entfernt

Kommentar

Wenn von Spermienmotilität gesprochen wird, ist es wichtig, die Gesamtmotilität (PR + NP) oder die progressive Motilität (PR) anzugeben.

2.5.2 Vorbereitung der Probe und Beurteilung der Motilität

— Wenn die Motilität bei 37 °C beurteilt werden soll, sollte die Heizung des Mikroskoptisches 10 Minuten vorher eingeschaltet werden, damit sich die Temperatur stabilisieren kann.

— Bereite eine nasse Präparation mit 20 μm Tiefe vor (► Abschn. 2.4.2).

— Untersuche das Präparat mit Phasenkontrastoptik bei ×200 oder ×400facher Vergrößerung.

— Warte mit der Untersuchung, bis die Probe aufgehört hat zu driften.

— Das untersuchte Gebiet sollte mindestens 5 mm von der Kante des Deckglases entfernt sein (☐ Abb. 2.4b), um durch Eintrocknung bedingte Einflüsse auf die Motilität zu verhindern.

— Das Präparat sollte systematisch durchsucht werden, um eine wiederholte Beobachtung desselben Feldes zu vermeiden. Die Felder sollten oft gewechselt werden. Es sollte vermieden werden, Felder nach der Anzahl der motilen Spermien auszuwählen (die Wahl sollte per Zufall erfolgen).

— Die Beurteilung sollte in einem zufälligen Augenblick beginnen. Es sollte nicht darauf gewartet werden, bis ein Spermium in das Gesichtsfeld oder das Gitter hineinschwimmt.

— Bestimme die Motilität aller Spermien innerhalb eines bestimmten Gebietes des Feldes. Das kann am leichtesten unter Benutzung eines Okulars mit Gitter erfolgen (☐ Abb. 2.4a). Richte die Größe des ausgewählten Feldes oder Gitters, das beurteilt werden soll, nach der Spermienkonzentration aus, d.h. beurteile nur die oberste Reihe des Gitters, wenn die Spermienkonzentration hoch ist; beurteile aber das gesamte Gitter, wenn die Spermienkonzentration niedrig ist.

— Durchmustere und zähle das Präparat schnell, um eine Überbewertung der motilen Spermien zu vermeiden. Das Ziel sollte es sein, alle motilen Spermien in einem Abschnitt des Gitters auf einmal zu zählen; vermeide das Zählen von den Spermien, die anfangs da sind plus denen, die während des Auszählens in das Gitter hineinschwimmen, wodurch das Ergebnis zu Gunsten der motilen Spermien verschoben würde.

Kasten 2.5 Fehlerquellen bei der Bestimmung der prozentualen Verteilungen

Die Korrektheit der gemessenen Prozente hängt nicht nur von der Zahl (N) der gezählten Spermien ab, sondern auch von dem wahren, aber unbekannten Prozentanteil (p) ab (binominale Verteilung). Der ungefähre Standardfehler (SE) beträgt für Prozentanteile zwischen 20 und 80 $\sqrt{((p(100-p))/N)}$. Außerhalb dieses Bereiches ist die anguläre Transformation eine bessere Methode (arc sin Quadratwurzel), $z = \sin^{-1}\sqrt{(p/100)}$ mit einer Standardabweichung von $1/(2\sqrt{N})$. Dieser Wert hängt nur von der Zahl der gezählten Spermien und nicht von dem wahren Prozentsatz ab.

— Zu Beginn sollte der Gitterabschnitt nach PR-Spermien abgesucht werden (▶ Abschn. 2.5.1). Dann sollten die NP-Spermien und schließlich die IM-Spermien in demselben Gitterabschnitt gezählt werden. Mit der notwendigen Erfahrung können alle drei Kategorien an Spermienbeweglichkeit gleichzeitig erfasst werden und ein größeres Gebiet des Gitters kann untersucht werden.

— Die Anzahl der Spermien in jeder Motilitätsklasse sollte mittels eines Laborcounters festgehalten werden.

— Es sollten mindestens 200 Spermien in einer Gesamtzahl von mindestens fünf Feldern in jeder Doppelbestimmung untersucht werden, um einen möglichst niedrigen Zählfehler zu erhalten (▶ Kasten 2.5).

— Berechne den durchschnittlichen Prozentsatz und den Unterschied zwischen den beiden Prozentsätzen für den häufigsten Motilitätsgrad (PR, NP oder IM) in den Doppelbestimmungen.

— Bestimme aus ◻ Tab. 2.1 oder ▶ Abb. 14.2, ob der Unterschied akzeptabel ist (Tabelle und Abbildung zeigen den größten Unterschied zwischen zwei Prozentsätzen, der aufgrund des Zählfehlers alleine in 95% der Proben zu erwarten ist). Wenn der Unterschied zwischen den Prozentsätzen akzeptabel ist, trage den mittleren Prozentsatz für jeden Motilitätsgrad (PR, NP und IM) ein. Wenn der Unterschied

zu hoch ist, benutze zwei neue Aliquots der Ejakulatprobe, fertige zwei neue Präparate an und wiederhole den Messvorgang (▶ Kasten 2.6).

— Der Mittelwert der Prozentsätze jedes Motilitätsgrades sollte mit der nächsten auf- oder abgerundeten ganzen Zahl registriert werden.

Anmerkung
Nur intakte Spermien sollten beurteilt werden (charakterisiert durch einen Kopf und einen Schwanz, ▶ Abschn. 2.7.3), da nur intakte Spermien in die Berechnung der Spermienkonzentration eingehen. Bewegliche Pinhead-Formen sollten nicht mitgezählt werden.

Anmerkung
Wenn die Spermien in zwei Durchgängen beurteilt werden (d.h. PR zuerst, und danach NP und IM aus demselben Gebiet) und 200 Spermien akkumuliert werden, bevor alle Motilitätskategorien in diesem Gebiet ausgewertet sind, muss das Zählen über 200 Spermien hinausgehen, bis alle Kategorien beurteilt wurden, damit keine Überbewertung der zuerst beurteilten stattfindet.

Anmerkung
Häufig wird die Spermienmotilität überschätzt, dies kann aber durch Änderung der Reihenfolge der Analyse (NP und IM zuerst) vermieden werden, wenn ein Zähllokular verwendet wird und man bewusst, soweit es eben geht, mögliche Fehlerquellen vermeidet (▶ Abschn. 7.13.3).

Anmerkung
In seltenen Fällen und speziell bei inhomogenen Proben kann selbst ein dritter Satz von Doppelwerten unakzeptabel hohe Unterschiede aufweisen. In einem solchen Fall sollte der Mittelwert aus allen Doppelbestimmungen berechnet und dies im Laborbericht vermerkt werden.

2.5.3 Arbeitsbeispiele

Beispiel 1: Die Doppelbestimmungen der Spermienmotilität basierend auf 200 Spermien betragen: progressiv 30% und 50%; nichtprogressiv 5% und 15%; immotil 65% und 35%. Die häufigste Kategorie sind immotile Spermien, die im Mittelwert bei 50% liegen und einen Unterschied von 30% haben. Aus ◻ Tab. 2.1 kann entnommen werden, dass bei einem Mittelwert von 50% ein Unterschied von bis zu 10% allein zufällig entstehen kann. Da der tatsächlich beobachtete Unterschied diese Zahl übersteigt, wird das Ergebnis verworfen, zwei neue

Kasten 2.6 Vergleich der doppelt gemessenen Prozentsätze

Prozente sollten zu der nächsten ganzen Zahl gerundet werden. Konventionell wird 0,5% zur nächsten geraden Zahl gerundet z.B. 32,5% wird auf 32% abgerundet und 3,5% wird zu 4% aufgerundet. Beachte, dass gerundete Prozente in der Summe nicht 100% ergeben mögen.

Wenn der Unterschied zwischen wiederholt gemessenen Prozentsätzen weniger oder gleich dem in ▢ Tab. 2.1 für einen bestimmten Mittelwert beträgt, wird die Messung akzeptiert und der Mittelwert als Ergebnis angenommen.

Wenn der Unterschied über den akzeptablen Wert hinausgeht, legt das die Vermutung nahe, dass entweder ein Zählfehler oder ein

pipettierfehler aufgetreten ist oder dass die Probe nicht gut gemischt war, sodass eine nichtzufällige Verteilung in der Kammer oder auf dem Objektträger erfolgte.

Wenn der Unterschied zwischen den Prozentsätzen größer als akzeptabel ist, werden die ersten beiden Werte verworfen und erneut bestimmt. (Es sollte keine dritte Zählung mit Bestimmung des Mittelwertes aus den drei Werten erfolgen, und es sollte auch nicht der Mittelwert aus den beiden nächstliegenden Werten genommen werden.)

Zur Bestimmung der Spermienmotilität, der Vitalität durch Eosinfärbung und für den hypoosmotischen Schwelltest (HOS)

sollten frische Präparate aus neuen Aliquots des Ejakulates hergestellt werden. Zur Bestimmung der Vitalität aus Eosin-Nigrosin-gefärbten Ausstrichen und der Spermienmorphologie sollten die Präparate in Doppelwerten untersucht werden.

Mit diesen auf 95% Konfidenzintervall basierenden Grenzwerten sollten etwa 5% der wiederholten Messungen außerhalb der zufälligen Grenzen liegen (▶ Kap. 14, ▶ Abschn. 14.3). Exakte binominale Konfidenzintervalle können jetzt mittels Computer erstellt werden und solche werden auch in diesem Manual für die Grafiken und Tabellen zur Bestimmung der Übereinstimmung von wiederholten Messungen benutzt.

Präparate werden angefertigt und die Spermienmotilität wird erneut gemessen.

Beispiel 2: Die in Doppelwerten von 200 Spermien gemessene Motilität beträgt: progressiv 37% und 28%; nichtprogressiv 3% und 6%; immotil 60% und 66%. Die häufigste Kategorie ist die immotile mit einem Mittelwert von 63% und einem Unterschied von 6%. Aus ▢ Tab. 2.1 kann entnommen werden, dass bei einem Mittelwert von 63% ein Unterschied von bis zu 10% als rein zufällig angenommen werden kann. Da der gemessene Unterschied kleiner ist, kann das Resultat angenommen werden und die Mittelwerte werden eingetragen: PR 32%, NP 4%, IM 63%.

2.5.4 Untere Referenzgrenze

Die untere Referenzgrenze für die Gesamtmotilität (PR + NP) beträgt 40% (5. Zentile, 95% CI 38–42).

Die untere Referenzgrenze für progressive Motilität (PR) beträgt 32% (5. Zentile, 95% CI 31–34).

Kommentar

Die Gesamtzahl der progressiv-motilen Spermien in einem Ejakulat hat biologische Signifikanz. Diese Zahl wird durch Multiplikation der Gesamtzahl der Spermien in einem Ejakulat (▶ Abschn. 2.8.7) mit dem Prozentsatz der progressiv-motilen Spermien errechnet.

2.6 Spermienvitalität

Die Bestimmung der Spermienvitalität durch die Beurteilung der Zellmembranintaktheit sollte im Rahmen der Routinediagnostik durchgeführt werden und ist besonders wichtig bei Proben mit weniger als 40% vorwärts beweglichen Spermien. Dieser Test kann zur Überprüfung der Motilitätsevaluation dienen, da die Anzahl der toten Zellen nicht die Anzahl der immotilen Spermien übersteigen sollte (innerhalb des Stichprobenfehlers). Im Normalfall gibt es mehr vitale Zellen als bewegliche Zellen.

Die Anzahl vitaler Spermien wird durch die Identifikation von Zellen mit intakter Zellmembran bestimmt. Hierzu kann entweder der Farbausschluss oder der hypoosmotische Schwelltest verwendet werden. Die Farbausschlussmethode basiert auf der Tatsache, dass tote Spermien mit geschädigter Plasmamembran bestimmte Farbstoffe aufnehmen. Bei dem hypoosmotischen Schwelltest kommt es nur bei vitalen Zellen mit einer intakten Membran zum Anschwellen der Zellen in hypotoner Lösung. Beispiele für jeden Test werden im Verlauf beschrieben.

Mit der Bestimmung der Spermienvitalität sollte direkt nach Verflüssigung der Samenprobe begonnen werden, möglichst nach 30 Minuten und nicht später als 60 Minuten, um so negative Einflüsse auf die Vitalität wie Dehydrierung und Temperaturschwankungen zu verhindern.

Kommentar

Es ist von klinischer Relevanz, ob immotile Spermien vital oder tot sind. Die Vitalität sollte zusammen mit der Motilität aus demselben Anteil der Samenprobe bestimmt werden.

Kommentar

Ein hoher Anteil vitaler, jedoch immotiler Zellen kann ein Indikator für strukturelle Defekte im Flagellum sein (Chemes u. Rawe 2003). Eine große Anzahl immotiler und toter Zellen (Nekrozoospermie) kann auf eine Pathologie im Nebenhoden hinweisen (Wilton et al. 1988; Correa-Perez et al. 2004).

2.6.1 Vitalitätstest mittels Eosin-Nigrosin

Bei dieser Färbetechnik wird Nigrosin benutzt, um den Kontrast zwischen dem Hintergrund und den Spermienköpfen zu erhöhen und so die Zählung zu erleichtern. Zusätzlich können so die Objektträger für eine spätere Re-Evaluation und Qualitätskontrolle gelagert werden (Björndahl et al. 2003).

Zubereitung der Reagenzien

1. Eosin Y: 0,67 g Eosin Y (Farbindex 45380) und 0,9 g Natriumchlorid (NaCl) werden in 100 ml Aqua dest. unter langsamer Erwärmung aufgelöst.
2. Eosin-Nigrosin: 10 g Nigrosin (Farbindex 50420) zu der Eosin Y-Lösung hinzufügen.

3. Suspension kochen, anschließend auf Raumtemperatur abkühlen lassen.
4. Durch Filterpapier filtern (z.B. 90 g/m^2), um grobkörnige und gallertartige Präzipitate zu entfernen; danach Lagerung in einer versiegelten dunklen Glasflasche.

Durchführung

1. Samenprobe gut mischen (▶ Kasten 2.3)
2. 50 µl Ejakulat entnehmen und mit derselben Menge Eosin-Nigrosin-Suspension mischen, z.B. in einem Zentrifugenröhrchen oder im Reagenzglas, anschließend 30 Sekunden warten.
3. Samenprobe erneut mischen, 50 µl Ejakulat für die Doppelbestimmung entnehmen und wie in Schritt 2 fortfahren.
4. Für jede Suspension wird ein Ausstrichpräparat auf einem Objektträger angefertigt (▶ Abschn. 2.13.2) und luftgetrocknet.
5. Beurteilung unmittelbar nach Lufttrocknung oder später, nach Eindeckung mit einem permanenten nichtwasserhaltigen Medium.
6. Beurteilung der Objektträger mit Öl-Immersion mittels Hellfeld-Einstellung bei 1000facher Vergrößerung.
7. Gezählt werden gefärbte (tote) und ungefärbte (vitale) Zellen mit Hilfe eines Laborcounters.
8. 200 Spermien pro Doppelbestimmung müssen beurteilt werden, um einen akzeptablen Stichprobenfehler zu erhalten (▶ Kasten 2.5).
9. Durchschnitt und Differenz der Anzahl vitaler Zellen der Doppelbestimmungen errechnen.
10. Anschließend wird mit ◻ Tab. 2.1 oder ▶ Abb. 14.2 festgestellt, ob die Differenz akzeptabel ist. (Es wird jeweils die maximal erlaubte Differenz zwischen zwei Prozentzahlen dargestellt, die erwartungsgemäß bei 95% der Proben allein wegen des Stichprobenfehlers auftritt.)
11. Wenn die Differenz zwischen den Prozentzahlen akzeptabel ist, wird der Durchschnittswert der vitalen Spermien dokumentiert. Wenn die Differenz zu groß ist, müssen neue Doppelbestimmungen aus der Samenprobe entnommen werden und die Schritte 1–11 wiederholt werden (▶ Kasten 2.6).

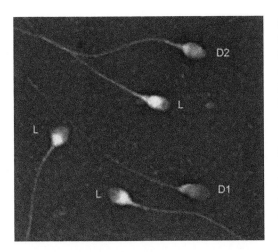

12. Der Durchschnittswert der vitalen Spermien sollte auf die nächste ganze Zahl auf- oder abgerundet werden.

Auswertung

1. Das Nigrosin liefert einen dunklen Hintergrund, der das Erkennen von nur schwach angefärbten Spermien erleichtert.
2. In der Hellfeld-Einstellung haben vitale Spermien weiße Köpfe und tote Spermien rote oder tiefrosafarbene Köpfe (☐ Abb. 2.5). Spermien mit einem hellrosafarbenen Kopf sind als vital zu werten.
3. Wenn nur ein Teil der Nackenregion des Spermiums angefärbt ist, der Rest des Kopfes aber ungefärbt ist, spricht man von einer »undichten Nackenmembran« (»leaky neck membrane«). Dies ist kein Zeichen von Zelltod und kompletter Membrandesintegration. Diese Zellen werden als vital eingestuft.

Unterer Referenzwert

Der untere Referenzwert für die Vitalität (membranintakte Spermien) liegt bei 58% (5. Perzentile, 95%-Konfidenzintervall 55–63).

Kommentar

Die Gesamtzahl der membranintakten Spermien im Ejakulat ist von biologischer Bedeutung. Den Wert erhält man durch Multiplikation der Gesamtzahl aller Spermien im Ejakulat (▶ Abschn. 2.8.7) mit der Prozentzahl der membranintakten Zellen.

2.6.2 Vitalitätstest mittels Eosin allein

Die Methode ist einfach und kostet nicht viel Zeit, allerdings können Nativpräparate nicht für spätere Qualitätskontrollzwecke gelagert werden.

Zubereitung der Reagenzien

1. NaCl 0,9% (w/v): 0,9 g NaCl wird in 100 ml Aqua dest. aufgelöst.
2. Eosin Y 0,5% (w/v): 0,5 g Eosin Y (Farbindex 45380) wird in 100 ml NaCl 0,9% aufgelöst.

Anmerkung

Einige gewerblich erhältliche Eosin-Lösungen sind hypotone wässrige Lösungen, die die Spermien stressen und somit falsch positive Ergebnisse liefern (Björndahl et al. 2004). Wenn eine solche zur Anwendung kommt, sollte 0,9 g NaCl zu 100 ml der Lösung hinzugegeben werden, um die Osmolalität zu erhöhen.

Durchführung

1. Samenprobe gut mischen (▶ Kasten 2.3)
2. 5 μl Ejakulat entnehmen und mit 5 μl Eosin-Lösung auf einem Objektträger zusammenbringen. Zum Mischen auf dem Objektträger eine Pipettenspitze verwenden.
3. Mit einem 22 × 22 mm großen Deckglas abdecken und für 30 Sekunden ruhen lassen.
4. Samenprobe erneut mischen, 5 μl Ejakulat für die Doppelbestimmung entnehmen, mit Eosin mischen und wie in Schritt 2–3 fortfahren.
5. Die Objektträger werden bei 200- oder 400facher Vergrößerung beurteilt, vorzugsweise in der Negativ-Kontrast-Einstellung (in der Positiv-Kontrast-Einstellung sind hellrosafarbene Spermienköpfe schwer zu erkennen).
6. Gezählt werden gefärbte (tote) und ungefärbte (vitale) Zellen mit Hilfe eines Laborcounters.
7. 200 Spermien pro Doppelbestimmung müssen beurteilt werden, um einen akzeptablen Zählfehler zu erhalten (▶ Kasten 2.5).

8. Durchschnitt und Differenz der Anzahl vitaler Zellen der Doppelbestimmungen errechnen.

9. Anschließend wird mit ▢ Tab. 2.1 oder ▶ Abb. 14.2 festgestellt, ob die Differenz akzeptabel ist. (Es wird jeweils die maximal erlaubte Differenz zwischen zwei Prozentzahlen dargestellt, die erwartungsgemäß bei 95% der Proben allein wegen des Stichprobenfehlers auftritt.)

10. Wenn die Differenz zwischen den Prozentzahlen akzeptabel ist, wird der Durchschnittswert der vitalen Spermien dokumentiert. Wenn die Differenz zu groß ist, müssen neue Doppelbestimmungen aus dem Ejakulat entnommen werden und die Schritte 1–11 wiederholt werden (▶ Kasten 2.6).

11. Der Durchschnittswert der vitalen Spermien sollte auf die nächste ganze Zahl auf- oder abgerundet werden.

Auswertung

1. Vitale Spermien haben weiße oder hellrosafarbene Köpfe und tote Spermien haben rote oder tiefrosafarbene Köpfe.

2. Wenn nur ein Teil der Nackenregion des Spermiums angefärbt ist, der Rest des Kopfes aber ungefärbt ist, spricht man von einer undichten Membran. Dies ist kein Zeichen von Zelltod und kompletter Membrandesintegration. Diese Zellen werden als vital eingestuft.

3. Wenn es schwierig ist, die hellrosafarbenen Köpfe zu unterscheiden, kann Nigrosin verwendet werden, um den Kontrast zum Hintergrund zu erhöhen (▶ Abschn. 2.6.1).

Unterer Referenzwert

Der untere Referenzwert für die Vitalität (membranintakte Spermien) liegt bei 58% (5. Perzentile, 95%-Konfidenzintervall 55–63).

Kommentar

Die Gesamtzahl membranintakter Spermien im Ejakulat ist von biologischer Bedeutung. Den Wert erhält man durch Multiplikation der Gesamtzahl aller Spermien im Ejakulat (▶ Abschn. 2.8.7) mit der Prozentzahl der membranintakten Zellen.

2.6.3 Vitalitätstest mittels hypoosmotischer Schwellung

Als Alternative zur Färbemethode kann der hypoosmotische Schwelltest (HOS) zur Vitalitätsbeurteilung durchgeführt werden (Jeyendran et al. 1984). Er sollte angewendet werden, wenn eine Färbung der Spermien vermieden werden muss, z.B. bei der Spermienselektion für eine ICSI. Spermien mit einer intakten Membran schwellen innerhalb von 5 Minuten in hypoosmotischem Medium an und alle Flagellenformen sind nach 30 Minuten stabilisiert (Hossain et al. 1998).

Daher:

- 30 Minuten Inkubationszeit für die Routinediagnostik, aber

- nur 5 Minuten Inkubationszeit, wenn die Spermien noch für therapeutische Zwecke genutzt werden müssen.

Zubereitung der Reagenzien

1. Schwell-Lösung für diagnostische Zwecke: 0,735 g Natriumcitrat ($Na_3C_6H_5O_72H_2O$) und 1,351 g D-Fruktose werden in 100 ml Aqua dest. aufgelöst. 1-ml-Aliquots dieser Lösung werden bei −20 °C eingefroren.

2. Für therapeutische Zwecke: das zu verwendende Medium 1+1 (1:2) mit sterilem Aqua dest. verdünnen.

Durchführung

1. Schwell-Lösung auftauen und vor Gebrauch gut mischen.

2. 1 ml der Schwell-Lösung oder 1 ml des 1+1 (1:2) verdünnten Mediums in einer geschlossenen Mikrozentrifuge bei 37 °C für 5 Minuten erwärmen.

3. Ejakulat gut mischen (▶ Kasten 2.3).

4. 100 μl Ejakulat entnehmen und mit der Schwell-Lösung zusammenbringen. Vorsichtig mit einer Pipette durch Ansaugen und Ablassen mischen.

5. Bei 37 °C für exakt 5 oder 30 Minuten inkubieren (siehe unten), dann ein 10-μl-Aliquot auf einen sauberen Objektträger geben und mit einem 22 × 22 mm großen Deckglas bedecken.

6. Ejakulat erneut mischen, entsprechende Menge für die Doppelbestimmung entnehmen, mit

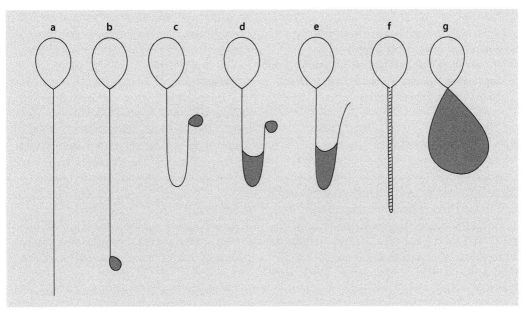

◘ Abb. 2.6a–g Schematische Darstellung typischer morphologischer Veränderungen menschlicher Spermien nach Kontakt mit hypoosmotischer Lösung. **a** keine Veränderungen. **b–g** unterschiedliche Schwanzveränderungen. Die Schwellung im Schwanzbereich ist in grau gekennzeichnet. (Reproduziert von Jeyendran RS, Van der Ven HH, Perez-Peleaz M, Crabo BG, Zaneveld LJD, 1984. Journal of Reproduction and Fertility, 1984;70:219-228. ©Society for Reproduction and Fertility)

Schwell-Lösung mischen, inkubieren und wie oben beschrieben fortfahren.

7. Die Objektträger unter dem Phasenkontrastmikroskop bei 200- oder 400facher Vergrößerung beurteilen.
8. Gezählt wird die Anzahl nichtgeschwollener (toter) und geschwollener (vitaler) Zellen mittels Laborcounters.
9. 200 Spermien pro Doppelbestimmung müssen beurteilt werden, um einen akzeptablen Stichprobenfehler zu erhalten (▶ Kasten 2.5).
10. Durchschnitt und Differenz der Anzahl vitaler Zellen der Doppelbestimmungen errechnen.
11. Anschließend wird mit ◘ Tab. 2.1 oder ▶ Abb. 14.2 festgestellt, ob die Differenz akzeptabel ist. (Es wird jeweils die maximal erlaubte Differenz zwischen zwei Prozentanteilen dargestellt, die erwartungsgemäß bei 95% der Proben allein wegen des Stichprobenfehlers auftritt.)
12. Wenn die Differenz zwischen den Prozentzahlen akzeptabel ist, wird der Durchschnittswert der vitalen Spermien dokumentiert. Wenn die Differenz zu groß ist, müssen zwei neue Doppelbestimmungen aus dem Ejakulat entnommen werden und die Schritte 1–11 wiederholt werden (▶ Kasten 2.6).
13. Der Durchschnittswert der vitalen Spermien sollte auf die nächste ganze Zahl auf- oder abgerundet werden.

Auswertung

1. Das Schwellen der Spermien macht sich durch Veränderungen in der Zellform, in Form einer Aufwicklung der Schwänze, bemerkbar (◘ Abb. 2.6).
2. Als vital gelten Spermien, deren Schwänze anschwellen; gezählt und als vital gewertet werden alle Formen von geschwollenen Schwänzen.

Unterer Referenzwert

Der HOS-Test ist mit dem Eosin-Test vergleichbar (Carreras at al. 1992).

Der untere Referenzwert für die Vitalität (membranintakte Spermien) liegt bei 58% (5. Perzentile, 95%-Konfidenzintervall 55–63).

Kommentar

Die Gesamtzahl der membranintakten Spermien im Ejakulat ist von biologischer Bedeutung. Den Wert erhält man durch Multiplikation der Gesamtzahl aller Spermien im Ejakulat (▶ Abschn. 2.8.7) mit der Prozentzahl der membranintakten Zellen.

2.7   Spermienzahl

Die Spermiengesamtzahl pro Ejakulat und die Spermienkonzentration korrelieren sowohl mit der Zeit bis zum Eintritt einer Schwangerschaft (Slama et al. 2002) als auch mit den Schwangerschaftsraten (WHO, 1996; Zinaman et al. 2000) und haben einen prädiktiven Wert in Bezug auf die Konzeption (Bonde et al. 1998; Larsen et al. 2000). Mehr Daten über die Korrelation zwischen Spermiengesamtzahl und reproduktsmedizinischen Ergebnissen sind erforderlich.

Die Anzahl der Spermien im Ejakulat errechnet sich aus der Spermienkonzentration, die während der Ejakulatbeurteilung bestimmt wird. Bei einem normalen Ejakulat, wenn die ableitenden Samenwege durchgängig sind und bei kurzer Karenzzeit, korreliert die Spermiengesamtzahl mit dem Hodenvolumen (Handelsman et al. 1984; WHO 1987; Andersen et al. 2000; Behre et al. 2000) und ist daher ein Maß für die Leistungsfähigkeit des Hodens hinsichtlich der Spermienproduktion (MacLeod u. Wang 1979) und ein Maß für die Durchgängigkeit der ableitenden Samenwege. Die Spermienkonzentration, wovon Fertilisation und Schwangerschaftsraten abhängig sind, unterliegt Einflüssen wie dem Volumen von Samenblasen- und Prostatasekret (Eliasson 1975) und ist daher kein spezifisches Maß für die testikuläre Funktion.

Kommentar

Die Bezeichnungen »Spermiengesamtzahl« und »Spermienkonzentration« sind nicht synonym zu verwenden. Die Spermienkonzentration bezieht sich auf die Anzahl von Spermien pro Einheit Ejakulatvolumen und ist eine Funktion der Spermienzahl und dem Volumen des sie umgebenden flüssigen Anteils. Die Spermiengesamtzahl bezieht sich auf die Gesamtzahl aller Spermien im gesamten Ejakulat und errechnet sich aus der Multiplikation der Spermienkonzentration mit dem Ejakulatvolumen.

Kommentar

Die Generalisierung, dass die Spermiengesamtzahl die testikuläre Spermienproduktivität widerspiegelt, gilt nicht bei durch Elektrostimulierung gewonnenem Ejakulat (z.B. bei Patienten mit Wirbelsäulenverletzung), bei Androgenmangel, nach langer Karenzzeit oder retrograder Ejakulation.

Kommentar 3

Der Begriff »Spermiendichte« (Masse pro Volumeneinheit) sollte nicht mit »Spermienkonzentration« (Anzahl pro Volumeneinheit) verwechselt werden.

Die Bestimmung der Spermienanzahl umfasst folgende Schritte (die detailliert in nachfolgenden Abschnitten beschrieben sind).

- Untersucht wird ein gut gemischtes, unverdünntes Präparat von liquefiziertem Ejakulat auf einem Glasobjektträger unter einem Deckglas, um die entsprechende Verdünnung und Zählkammer zu wählen (▶ Abschn. 2.8.1). Hierbei handelt es sich für gewöhnlich um das Nativpräparat (▶ Abschn. 2.4.2), welches bereits zur Motilitätsbestimmung verwendet wurde.
- Ejakulat mischen und Verdünnung mit Fixans vorbereiten.
- Hämozytometerkammer beladen und den Spermien erlauben, sich in einer feuchten Kammer anzuordnen.
- Die Probe muss innerhalb von 10–15 Minuten beurteilt werden (danach hat die Evaporisation einen merkbaren Effekt auf die Spermienposition in der Kammer).
- Mindestens 200 Spermien pro Doppelbestimmung zählen.
- Die beiden Doppelbestimmungen vergleichen, um festzustellen, ob die Differenz akzeptabel ist. Wenn ja, wird die Berechnung fortgesetzt; wenn nicht, müssen 2 neue Verdünnungen hergestellt werden.
- Die Konzentration wird in Spermien pro ml angegeben.
- Dann wird die Spermiengesamtzahl pro Ejakulat errechnet.

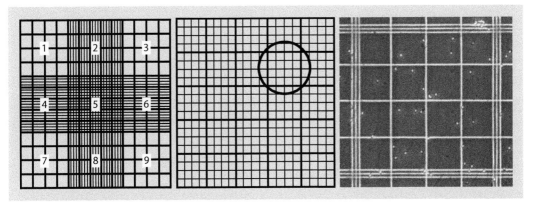

○ Abb. 2.7 Das Neubauer-improved-Hämozytometer. Abbildungen der Zählraster: 9 Rasterquadrate einer Kammer des Hämozytometers (linkes Bild); das zentrale Rasterquadrat (Nummer 5) ist in 25 kleinere Rasterquadrate unterteilt (mittleres Bild); eines der 25 Rasterquadrate (eingekreistes Quadrat im mittleren Bild) besteht wiederum aus 16 noch kleineren Quadraten und ist außen durch 3 Linien begrenzt (rechtes Bild), hier in mikroskopischer Ansicht nach Spermienbefüllung der Kammer. (Mikrobild mit freundlicher Genehmigung von C Brazil)

2.7.1 Verschiedene Arten von Zählkammern

Empfohlen wird die Anwendung eines 100 μm tiefen Hämozytometers. In diesem Manual sind Verdünnungsfaktoren für die Neubauer-improved-Zählkammer angegeben. Andere Tiefkammer-Hämozytometer können verwendet werden, allerdings sind Unterschiede im Fassvolumen und Raster zu beachten, die unterschiedliche Verdünnungsfaktoren für die Berechnung erfordern. Einwegmaterial zur Bestimmung der Spermienkonzentration ist erhältlich (Seaman et al. 1996; Mahmoud et al. 1997; Brazil et al. 2004b), allerdings können die Ergebnisse im Vergleich zum Neubauer-improved-Hämozytometer abweichen. Flache Kammern, die mittels Kappillarkraft befüllt werden, können aufgrund von Strömungen unterschiedliche Verteilungsmuster der Spermien aufweisen (Douglas-Hamilton et al. 2005a). Es ist möglich, einen Korrekturfaktor einzubringen (Douglas-Hamilton et al. 2005a), aber nicht empfehlenswert (Björndahl u. Barrat 2005). Die Validität der alternativen Zählkammern muss noch etabliert werden, indem die Kammerdimension (▶ Abschn. 14.8) überprüft wird, die Ergebnisse mit dem Neubauer-improved-Hämozytometer abgeglichen wird und eine zufriedenstellende Leistung durch eine externe Qualitätskontrolle gesichert wird. Für eine exakte

Bestimmung niedriger Spermienkonzentrationen können großvolumige Zählkammern notwendig werden (▶ Abschn. 2.11.1, »Durchführung«).

2.7.2 Das Neubauer-improved-Hämozytometer

Das Neubauer-improved-Hämozytometer hat zwei separate Zählkammern, von denen jede ein 3×3 mm großes mikroskopisch sichtbares Raster auf der gläsernen Oberfläche eingraviert hat. Es wird mit einem speziellen dicken Deckglas benutzt (Dicke Nummer 4, 0,44 mm), das über dem Raster liegt und von Glassäulen 0,1 mm über dem Kammergrund gestützt wird. Jede Zählfläche ist in neun 1×1 mm große Rasterquadrate unterteilt. Auf die Rasterquadrate wird mittels Nummerierung in ○ Abb. 2.7 eingegangen.

Mit einer Tiefe von 100 μm fasst jedes der 9 größeren Rasterquadrate 100 nl. Vier dieser neun Rasterquadrate (Nr. 1, 3, 7 und 9) bestehen aus 4 Reihen aus 4 Quadraten, von denen jedes 6,25 nl fasst; zwei Rasterquadrate (Nr. 4 und 6) bestehen aus 5 Reihen aus 4 Quadraten, von denen jedes 5 nl fasst; das zentrale Rasterquadrat (Nr. 5) ist mit 5 Reihen aus 5 Quadraten ausgestattet, von denen jedes 4 nl fasst (○ Abb. 2.7, mittleres Bild). Jedes dieser 25 Quadrate des zentralen Rasterquadrates (Nr. 5) ist wiederum

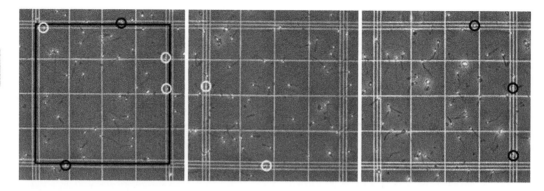

◘ Abb. 2.8 Welches Spermium in den Rasterquadraten gezählt werden sollte. Die mittlere der drei Linien definiert die Grenze des Quadrates (schwarze Linie, linkes Bild). Alle Spermien im zentralen Quadrat werden gezählt, genauso wie die Spermien, deren Köpfe zwischen den beiden inneren Linien liegen (weiße Kreise, linkes Bild); nicht gezählt werden die Spermien, deren Köpfe zwischen den beiden äußeren Linien liegen (schwarze Kreise, linkes Bild). Ein Spermium mit dem Großteil des Kopfes auf der mittleren Linie wird nur gezählt, wenn die Linie zum linken oder unteren Schenkel des Quadrates gehört (weiße Kreise, mittleres Bild). Nicht gezählt werden Spermien, deren Kopf auf dem rechten oder oberen Schenkel des Quadrates liegt (schwarze Kreise, rechtes Bild) (Mikroskopische Abbildungen mit freundlicher Genehmigung von C Brazil)

in 16 noch kleinere Quadrate unterteilt (◘ Abb. 2.7, rechtes Bild). Also haben die Rasterquadrate 1, 2, 3, 7, 8 und 9 jeweils 4 Reihen, die 25 nl pro Reihe fassen; wohingegen die Rasterquadrate 4, 5 und 6 jeweils 5 Reihen haben, die 20 nl pro Reihe fassen.

Abhängig von der Verdünnung und der gezählten Spermienanzahl kommen unterschiedliche Gebiete der Zählkammer zur Anwendung, um die Spermienkonzentration zu bestimmen. Bei einer Verdünnung von 1+19 (1:20) und 1+4 (1:5) werden die Reihen des zentralen Rasterquadrates Nr. 5 ausgezählt, und falls nötig, auch noch von Rasterquadrat Nr. 4 und 6 (► Abschn. 2.8). Bei einer Verdünnung von 1+1 (1:2) müssen ggf. alle neun Rasterquadrate ausgezählt werden, um auf 200 Spermien zu kommen (► Abschn. 2.11.1).

2.7.3 Anwendung des Hämozytometer-Rasters

- Gezählt werden nur intakte Spermien (mit Kopf und Schwanz).
- Ob ein Spermium gezählt wird, hängt von der Lokalisation des Kopfes ab; die Schwanzlage ist unwichtig. Die Grenze eines jeden Quadrates ist durch die mittlere der drei Linien gekennzeichnet; also wird ein Spermium gezählt, wenn der Großteil des Kopfes zwischen den

beiden inneren Linien liegt; nicht gezählt wird es, wenn der Großteil des Kopfes zwischen den beiden äußeren Linien liegt (◘ Abb. 2.8, linkes Bild).
- Um zu vermeiden, dass dasselbe Spermium bei aneinander grenzenden Quadraten doppelt gezählt wird, geht man folgendermaßen vor: Ein Spermium an der Grenzlinie zwischen zwei Quadraten wird nur gezählt, wenn die Linie eine von zwei im rechten Winkel zu einander stehenden Grenzlinien ist; z.B. wird ein Spermium gezählt, wenn der Großteil des Kopfes auf dem unteren oder linken mittleren Schenkel des Quadrates liegt, also auf den Linien, die ein »L« bilden (◘ Abb. 2.8, mittleres Bild); nicht gezählt wird es, wenn der Großteil des Kopfes auf der oberen oder rechten mittleren Grenzlinie liegt (◘ Abb. 2.8, rechtes Bild).

Anmerkung
Eine große Anzahl kopfloser Spermienschwänze (»pinheads«) oder Spermienköpfe ohne Schwänze muss dokumentiert werden. Falls nötig, kann die Konzentration genau wie bei der Spermienkonzentration bestimmt werden (► Abschn. 2.8); alternativ kann im Nativpräparat die Prävalenz in Relation zur Spermienkonzentration bestimmt werden (► Abschn. 2.17.6).

Kasten 2.7 Fehler beim Bestimmen der Spermienzahl

Die Präzision der errechneten Spermienanzahl ist abhängig von der Anzahl der gezählten Spermien. Bei der Poisson-Verteilung entspricht der Standardfehler (SE) einer Zählung (N) seiner Quadratwurzel ($\sqrt{N}$), und das 95%-Konfidenzintervall (CI) für die Anzahl der Spermien im Ejakulatvolumen ist annähernd $N \pm 1{,}96 \times \sqrt{N}$ (oder N ± annähernd $2 \times \sqrt{N}$).

Wenn 100 Spermien gezählt werden, liegt der SE bei 10 ($\sqrt{100}$), und das 95% CI beträgt 80–120 (100±20). Wenn 200 Spermien gezählt werden, liegt der SE bei 14 ($\sqrt{200}$), und das 95% CI beträgt 172–228 (200±28). Wenn 400 Spermien gezählt werden, liegt der SE bei 20 ($\sqrt{400}$), und das 95% CI beträgt 360–440 (400±40).

Die Stichprobenfehler kann am besten als Prozentzahl der Zählung angegeben werden: $100 \times (\sqrt{N}/N)$. Die Prozentzahlen sind ◘ Tab. 2.2 zu entnehmen.

2.7.4 Pflege der Zählkammer

Die Hämozytometer-Zählkammern dürfen nur mit speziellen dicken Deckgläsern angewendet werden (Dicke Nummer 4, 0,44 mm).

- Die Hämozytometerkammer und das Deckglas werden nach Gebrauch mit Wasser gereinigt und anschließend mit einem Papiertuch gut abgetrocknet, weil jedes getrocknete Residuum die erneute Beladung behindern kann. Wenn die Rasteroberfläche gründlich abgerieben wird, bleiben keine Spermienreste von der vorherigen Probe zurück.
- Wiederverwendbare Kammern und Deckgläser werden über Nacht in Desinfektionslösung eingeweicht (▶ Abschn. 2.4), um eine Kontamination mit potenziell infektiösen Bestandteilen des Ejakulats zu vermeiden.

2.7.5 Diluent zur Ejakulatverdünnung

1. 50 g Natriumbikarbonat ($NaHCO_3$) und 10 ml 35%iges (Volumen/Volumen) Formalin werden in 1000 ml Aqua dest. aufgelöst.
2. Falls gewünscht, 0,25 g Trypanblau (Farbindex 23859) oder 5 ml gesättigtes (>4 mg/ml) Gentianaviolett (Farbindex 42555) hinzufügen, um die Spermienköpfe farblich besser hervorzuheben.
3. Lagerung bei 4 °C. Falls sich Kristalle bilden, die Lösung vor Gebrauch durch einen 0,45-µm-Filter passieren.

2.7.6 Die Notwendigkeit, eine ausreichende Anzahl an Spermien zu zählen

Um Stichprobenfehler zu reduzieren, muss eine gewisse Anzahl an Spermien gezählt werden (am besten eine Gesamtzahl von mindestens 400 aus Doppelbestimmungen von annähernd 200), ▶ Kasten 2.7 und ◘ Tab. 2.2.

Anmerkung

Die Werte sind alle Ungefährangaben, da die Konfidenzintervalle nicht immer symmetrisch um die Schätzwerte verteilt sind. Die exakten 95%-Konfidenzintervalle, basierend auf der Poisson-Verteilung, betragen 361–441 bei einer Zählung von 400; 81,4–121 bei einer Zählung von 100; 4,80–18,4 bei einer Zählung von 10; 0,03–5,57 bei einer Zählung von 1; und 0,00–3,70 bei einer Zählung von 0.

Kommentar

Wenn zu wenige Spermien ausgezählt werden, erhält man ein unsicheres Ergebnis (▶ Abschn. 14.1), wodurch sich Konsequenzen für die Diagnose und Therapie ergeben können (▶ Abschn. 14.2). Das kann unvermeidbar sein, wenn Spermien für einen therapeutischen Zweck benötigt werden und die Spermienanzahl sehr gering ist (▶ Abschn. 5.1).

Kommentar

Wenn das Ejakulatvolumen gering ist und weniger Spermien als empfohlen ausgezählt werden, ist die Präzision des erhaltenen Wertes signifikant niedriger. Wenn weniger als 200 Spermien pro Doppelbestimmung ausgezählt werden, muss der Stichprobenfehler wie in ◘ Tab. 2.2 angegeben werden.

2

◘ **Tab. 2.2** Gerundete Stichprobenfehler (%) in Bezug auf die Anzahl gezählter Spermien	
Gesamtzahl (N)	**Stichprobenfehler (%)**
1	100
2	70,7
3	57,7
4	50
5	44,7
6	40,8
7	37,8
8	35,4
9	33,3
10	31,6
15	25,8
20	22,4
25	20
30	18,3
35	16,9
40	15,8
45	14,9
50	14,1
55	13,5
60	12,9
65	12,4
70	12
75	11,5
80	11,2
85	10,8
90	10,5
95	10,3
100	10
150	8,2
200	7,1
250	6,3
300	5,8

◘ **Tab. 2.2** Fortsetzung	
Gesamtzahl (N)	**Stichprobenfehler (%)**
350	5,3
400	5
450	4,7
500	4,5

2.8   Routine-Zählverfahren

Die Verdünnungen 1 + 4 (1:5) und 1 + 19 (1:20) sind für unterschiedliche Spermienkonzentrationen bis zu einer Anzahl von 200 Spermien in einem oder allen der Rasterquadrate 4, 5 und 6 des Hämozytometers geeignet (◘ Tab. 2.3 und ▶ Kasten 2.8).

Anmerkung
Diese errechneten Konzentrationen können nur grobe Schätzungen sein, da nur sehr wenige Spermien ausgezählt werden und die Volumenbestimmung nicht exakt sein könnte. Die Konzentrationen, die man aus unverdünnten Präparaten bestimmt, schwanken im Vergleich zu den Konzentrationen zwischen 30% und 130%, die man aus einer verdünnten Probe in einer Zählkammer erhält.

2.8.1   Bestimmung der erforderlichen Verdünnung

Die Verdünnung der Ejakulatprobe, die für eine exakte Messung der Spermienanzahl nötig ist, wird mittels eines unverdünnten Ejakulatausstriches ermittelt. Hierbei handelt es sich normalerweise um das Nativpräparat (▶ Abschn. 2.4.2), welches bereits für die Motilitätsbeurteilung verwendet wurde.

- Untersucht wird eines der Nativpräparate (Herstellung wie in ▶ Abschn. 2.4.2), um die Anzahl der Spermien pro HPF bei 200- oder 400facher Vergrößerung abzuschätzen.
- Ein HPF entspricht ungefähr 16 nl bei 200facher Vergrößerung oder 4 nl bei 400facher Vergrößerung (▶ Kasten 2.9).
- Wenn Spermien zu erkennen sind, werden diese gezählt, dann wird die notwendige Ver-

Kasten 2.8 Wie 200 Spermien pro Doppelbestimmung in den zentralen 3 Rasterquadraten des Neubauer-improved-Hämozytometer erreicht werden

Bei 100 Spermien pro Hauptgesichtsfeld (HPF) auf 4 nl (▶ Kasten 2.9) im Nativpräparat ergibt sich eine theoretische Menge von 25 Spermien pro nl (25.000 pro μl oder 25.000.000 pro ml). Da das zentrale Rasterquadrat (Nr. 5) der Neubauer-improved-Zählkammer 100 nl fasst, ergibt sich eine errechnete Spermienanzahl von 25.000. Wenn die Probe 1+4 (1:5) verdünnt wird, wird der Hintergrund reduziert und die Spermienanzahl sinkt auf eine Menge von 500 pro Rasterquadrat, so dass sich immer noch ein akzeptabel niedriger Stichprobenzähler ergibt.

Bei nur 10 Spermien pro HPF im Nativpräparat ergibt sich eine Menge von 2,5 pro nl und 250 pro zentralem Rasterquadrat. Bei einer empfohlenen Verdünnung von 1+1 (1:2) wird der Hintergrund reduziert und die Spermienanzahl sinkt auf 125 pro Rasterquadrat; das ergibt eine Summe von 375 in allen 3 Rasterquadraten (Nr. 4, 5 und 6), so dass man ebenfalls einen akzeptabel niedrigen Stichprobenfehler erhält.

Kasten 2.9 Volumen pro Hauptgesichtsfeld von einem 20 μm tiefen Nativpräparat

Das Ejakulatvolumen pro mikroskopischem Blickfeld ist abhängig von der Fläche des Blickfeldes (πr^2, wobei π ungefähr 3,142 beträgt und r der Radius des mikroskopischen Blickfeldes ist) und der Kammertiefe (20,7 μm im Nativpräparat). Der Durchmesser des mikroskopischen Blickfeldes kann mit einem Objektmikrometer gemessen oder errechnet werden, indem der Durchmesser der Okularlinsenöffnung durch die Vergrößerung der Objektivlinse geteilt wird.

Bei einer 40fachen Objektivvergrößerung und einer 10fachen Okularvergrößerung mit einer Öffnung von 20 mm ergibt sich ein Blickfelddurchmesser von ungefähr 500 μm (20 mm/40). In diesem Fall ist r = 250 μm, r^2 = 62.500 μm², πr^2 = 196.375 μm² und das Volumen beträgt 4.064.962 μm³ oder ungefähr 4 nl.

Bei einer 20fachen Objektivvergrößerung und einer 10fachen Okularvergrößerung bei einer Öffnung von 20 mm ergibt sich ein Blickfelddurchmesser von ungefähr 1.000 μm (20 mm/20). In diesem Falle ist r = 500 μm, r^2 = 250.000 μm², πr^2 = 785.500 μm² und das Volumen beträgt 16.259.850 μm³ oder 16 nl.

dünnung gewählt (◻ Tab. 2.3) und danach wie in ▶ Abschn. 2.8.2 fortgefahren.

– Wenn keine Spermien zu erkennen sind, wird die zweite Doppelbestimmung des Nativpräparates untersucht. Wenn erneut keine Spermien zu finden sind, wird wie in ▶ Abschn. 2.9 vorgegangen.

Anmerkung
Leukozyten-Pipetten und automatische Pipetten, die auf Luftverdrängung basieren (»Air-displacement-Pipetten«) sind zu ungenau für volumetrische Verdünnungen von viskösem Ejakulat, daher sollten nur »Positive-displacement-Pipetten« (direkt verdrängendes Dosiersystem) verwendet werden.

Anmerkung
Für diagnostische Zwecke sollte das zu analysierende Ejakulatvolumen 50 μl nicht unterschreiten, um Pipettierfehler zu vermeiden, die bei geringen Volumina auftreten.

Anmerkung
Bei zu wenigen Spermien pro Blickfeld in der gewählten Verdünnung muss ein zweites Präparat in einer niedrigeren Verdünnung angefertigt werden. Bei zu vielen überlappenden Spermien pro Blickfeld in der gewählten Verdünnung muss ein neues Präparat in höherer Verdünnung angefertigt werden.

Anmerkung
Wenn eine 1+19(1:20)-Verdünnung nicht ausreichend ist, muss eine 1+40(1:50)-Verdünnung hergestellt werden.

Kommentar
Bei niedriger Spermienanzahl im ersten Nativpräparat (<4 pro HPF bei 400facher Vergrößerung: ca. 1×10^6/ml) ist eine exakte Angabe der Spermienanzahl eventuell nicht nötig (▶ Abschn. 2.10).

◘ Tab. 2.3 Benötigte Verdünnungen und ihre Herstellung, empfohlene Zählkammern und zu zählende Rasterquadrate

Spermien pro Blickfeld bei 400facher Vergrößerung	Spermien pro Blickfeld bei 200facher Vergrößerung	Notwendige Verdünnung	Ejakulat (µl)	Diluent (µl)	Kammer	Zu zählende Rasterquadrate
>101	>404	1:20 (1+19)	50	950	Neubauer improved	Nr. 5, 4, 6
16–100	64–100	1:5 (1+4)	50	200	Neubauer improved	Nr. 5, 4, 6
2–15	8–60	1:2 (1+1)	50	50	Neubauer improved	Nr. 5, 4, 6
<2	<8	1:2 (1+1)	50	50	Neubauer improved oder andere großvolumige Kammer	Alle 9 Rasterquadrate oder den ganzen Objektträger

Kommentar

Für eine exakte Bestimmung geringer Spermienkonzentrationen (<2 pro HPF bei 400facher Vergrößerung: ca. 0.5×10^6/ml) müssen alle 9 Rasterquadrate der Neubauer-improved-Kammer ausgezählt werden (▶ Abschn. 2.11.1) oder es muss eine großvolumige Einwegkammer mit Fluoreszenzdetektion verwendet werden.

2.8.2 Vorbereitung der Verdünnungen und Beladung der Hämozytometerkammer

- Die Hämozytometeroberfläche wird durch Anhauchen leicht befeuchtet.
- Das Deckglas auf der Zählkammer sichern, indem es fest auf die Kammersäulen gedrückt wird. Irisierender Glanz (Newton-Ringe) zwischen den 2 Gläsern bestätigt die richtige Position des Deckglases. Je mehr Newton-Ringe zu erkennen sind, desto besser der Halt; wenn nur ein oder zwei Ringe zu erkennen sind, kann das auf Probleme von Unterschieden in der Kammertiefe hinweisen.
- Positive-displacement-Pipette benutzen, um die Abgabe der korrekten Menge an Diluent in 2 Verdünnungsfläschchen zu gewährleisten.

- Ejakulat gut mischen.
- Gewünschtes Ejakulatvolumen sofort nach dem Mischen aspirieren, sodass sich keine Spermien außerhalb der Suspension absetzen (◘ Tab. 2.3).
- Ejakulat außen von der Pipettenspitze wischen, ohne die Pipettenöffnung zu berühren.
- Die Ejakulatmenge in das Diluent abgeben und dabei die Pipettenspitze durch Aspiration und Exprimierung des Fixans durchspülen.
- Ejakulat erneut gut mischen und 2. Verdünnung für Doppelbestimmung anfertigen, dann wie oben beschrieben fortfahren.
- Die erste Verdünnung gründlich mittels Vortexen für 10 Sekunden bei maximaler Geschwindigkeit mischen. Dann sofort ungefähr 10 µl der fixierten Suspension entnehmen, um ein Absetzen der Spermien zu verhindern.
- Die Pipettenspitze berührt vorsichtig die untere Kante einer der Zählkammern im Bereich der V-förmigen Kerbe.
- Langsam den Kolben der Pipette drücken, damit die Kammer durch Kapillarkraft befüllt wird. Das Deckglas sollte während der Befüllung nicht bewegt werden, damit die Kammer weder überfüllt wird (wenn das Deckglas sich zu bewegen scheint), noch zu wenig befüllt wird (wenn Luft einen Teil der Kammer besetzt).

- Die 2. Verdünnung wie oben beschrieben mischen und 10 µl für die Doppelbestimmung entnehmen, um die 2. Zählkammer des Hämozytometers wie oben beschrieben zu füllen.
- Das Hämozytometer horizontal für mindestens 4 Minuten bei Raumtemperatur in einer Feuchtkammer (z.B. nasses Filterpapier in einer abgedeckten Petrischale) lagern, um ein Austrocknen zu verhindern. Die immobilisierten Zellen werden in dieser Zeit auf das Raster sedimentieren.

Anmerkung
Manche Zählkammern sind mit Mattglas-Säulen ausgestattet, bei denen keine Newton-Ringe zu erkennen sind. In diesem Fall müssen die Säulen mit ca. 1,5 µl Wasser befeuchtet werden, damit das Deckglas gut anhaften kann (Brazil et al. 2004a); es muss aber darauf geachtet werden, dass kein Wasser in die Zählkammer gelangt.

Anmerkung
Die Anwendung von Hämozytometer-Klammern, um das Deckglas in Position zu halten, sorgt für eine konstante Tiefe (Christensen et al. 2005).

Anmerkung
Bei sehr viskösen Proben kann das Ejakulat in der Verdünnungslösung aggregieren, wenn man 5–10 Sekunden zu spät mischt. In diesem Fall muss die verdünnte Probe sofort nach der Zugabe des Ejakulats in das Fixans für 10 Sekunden mittels Vortexen gemischt werden.

2.8.3 Bestimmung der Spermienzahl in den Zählkammern

Die Spermienzahl sollte in beiden Kammern des Hämozytometers bestimmt werden. Wenn beide Werte ausreichend übereinstimmen, gilt die Probe als repräsentativ für das ganze Ejakulat (▶ Abschn. 2.4.1).

- Beurteilung des Hämozytometers unter dem Phasenkontrastmikroskop bei 200- oder 400facher Vergrößerung.
- Mindestens 200 Spermien pro Doppelbestimmung auszählen, um einen akzeptabel niedrigen Stichprobenfehler zu erhalten (▶ Kasten 2.7 und ❑ Tab. 2.2).
- Zuerst in der einen Zählkammer des Neubauer-improved-Hämozytometers das zentrale Rasterquadrat (Nr. 5 in ❑ Abb. 2.7) Reihe für Reihe beurteilen.
- Fortfahren, bis mindestens 200 Spermien gesichtet wurden und eine komplette Reihe (aus 5 größeren Teilquadraten) ausgezählt wurde. Es müssen immer komplette Reihen ausgezählt werden, niemals in der Mitte einer Reihe aufhören. Wenn keine 200 Spermien in allen 5 Reihen des zentralen Rasterquadrates gesichtet werden können, muss in den Reihen (bestehend aus 4 größeren Teilquadraten) von den angrenzenden Rasterquadraten (Nr. 4 und 6 in ❑ Abb. 2.7) weitergezählt werden.
- Die Zahl der ausgezählten Reihen bis zum Erreichen von 200 Spermien muss dokumentiert werden, und die gleiche Anzahl an Reihen in der anderen Kammer des Hämozytometers ausgezählt werden.
- Zahl der Spermien und ausgezählten Reihen mit Hilfe eines Laborcounters festhalten.
- Zuwendung zur 2. Zählkammer des Hämozytometers und Doppelbestimmung in derselben Zahl an Reihen (gleiches Volumen) wie bei der ersten Probe, auch wenn nicht 200 Spermien erreicht werden.
- Summe und Differenz der beiden Ergebnisse errechnen.
- Ermitteln, ob die Differenz akzeptabel ist, mittels ❑ Tab. 2.4 oder ▶ Abb. 14.1 (dort wird die maximale Differenz zwischen 2 Zählungen dargestellt, die in 95% der Proben nur wegen des Stichprobenfehlers zu erwarten ist).
- Wenn die Differenz akzeptabel ist, wird die Konzentration errechnet (▶ Abschn. 2.8.4). Wenn die Differenz zu groß ist, müssen zwei neue Verdünnungen, wie in ▶ Abschn. 2.8.2 beschrieben, vorbereitet werden und die Zählungen wiederholt werden (▶ Kasten 2.10).
- Durchschnitt der Spermienkonzentration bis auf eine Stelle nach dem Komma runden.
- Spermiengesamtzahl pro Ejakulat errechnen (▶ Abschn. 2.8.7).

Anmerkung
Wenn weniger als 200 Spermien in den Rasterquadraten 4, 5 und 6 gesichtet werden, darf nicht in den Quadraten 1, 2, 3, 7, 8 oder 9 weitergezählt werden, da sich das Volumen jeder Reihe in diesen Quadraten von den Rasterquadraten 4, 5 und 6 unterscheidet (▶ Abschn. 2.7.2). In diesem Fall müssen

■ **Tab. 2.4** Akzeptable Differenz zwischen zwei Doppelbestimmungen für eine gegebene Summe

Summe	Akzeptable Differenz*
144–156	24
157–169	25
170–182	26
183–196	27
197–211	28
212–226	29
227–242	30
243–258	31
259–274	32
275–292	33
293–309	34
310–328	35
329–346	36
347–366	37
367–385	38
386–406	39
407–426	40
427–448	41
449–470	41
471–492	43
493–515	44
516–538	45
539–562	46
563–587	47

* Basierend auf dem gerundeten 95%-Konfidenzintervall.

zwei niedrigere Verdünnungen angesetzt und ausgezählt werden. Falls eine 1+1(1:2)-Verdünnung notwendig wird, wie in ▶ Abschn. 2.11 fortfahren.

Anmerkung
Eine Kammer zweimal auszählen oder beide Kammern mit einer Probe aus einer einzigen Verdünnung befüllen gilt nicht als echte Wiederholungsprobe, da so kein Stichprobenfehler, Mischfehler oder Verdünnungsfehler ausfindig gemacht werden kann.

Anmerkung
Selten können bei einer sehr inhomogenen Probe selbst nach einer 3. Doppelbestimmung nicht akzeptable Unterschiede auftreten. In diesem Fall muss der Mittelwert aus allen ausgezählten Proben ermittelt und der Vorfall dokumentiert werden.

2.8.4 Berechnung der Spermienkonzentration im Ejakulat

Es wird vorgeschlagen, die Spermienkonzentration zu errechnen und zu dokumentieren. Obwohl die Konzentration kein spezifisches Maß für die Hodenfunktion ist, steht sie dennoch in Relation zu Fertilisation und Schwangerschaftsraten.

Die Konzentration ergibt sich aus der Anzahl der Spermien (N) geteilt durch das Volumen, in dem sie gefunden wurden; d.h. das Volumen der Anzahl der ausgezählten Reihen (n) der untersuchten Doppelbestimmungen (jeweils 20 nl in jedem Rasterquadrat Nr. 4, 5 und 6) multipliziert mit dem Verdünnungsfaktor. So ergibt sich $C = (N/n) \times (1/20) \times$ Verdünnungsfaktor.

Bei einer 1+4(1:5)-Verdünnung, bei der die Rasterquadrate 4, 5 und 6 ausgezählt wurden, erhält man eine Konzentration von $C = (N/n) \times (1/20) \times 5$ Spermien pro nl $= (N/n) \times (1/4)$ Spermien pro nl (oder 10^6 pro ml Ejakulat).

Bei einer 1+19(1:20)-Verdünnung, bei der die Rasterquadrate 4, 5 und 6 ausgezählt wurden, erhält man eine Konzentration von $C = (N/n) \times (1/20) \times 20$ Spermien pro nl $= (N/n)$ Spermien pro nl (oder 10^6 pro ml Ejakulat).

Bei einer 1+49(1:50)-Verdünnung, bei der die Rasterquadrate 4, 5 und 6 ausgezählt wurden, erhält man eine Konzentration von $C = (N/n) \times (1/20) \times 50$ Spermien pro nl $= (N/n) \times 2,5$ Spermien pro nl (oder 10^6 pro ml Ejakulat).

2.8.5 Berechnungsbeispiele

Beispiel 1: Bei einer 1+19(1:20)-Verdünnung enthält die 1. Doppelbestimmung 201 Spermien in 7 Reihen und die 2. Doppelbestimmung 245 Spermien in 7 Reihen. Die Summe (201+245) beider Werte ergibt 446 in 14 Reihen und die Differenz (245-201) beträgt 44. Aus ■ Tab. 2.4 geht hervor,

Kasten 2.10 Vergleich der Doppelbestimmungen

Der Unterschied zwischen zwei unabhängigen Zählungen liegt erwartungsgemäß bei Null mit einer Standardabweichung gleich der Quadratwurzel aus der Summe der beiden Zählungen. Daher sollte allein zufallsbedingt (N1-N2)/[√(N1+N2)] <1,96 sein, um eine 95%-Konfidenzgrenze einhalten zu können.

Wenn die Differenz kleiner ist oder dem angegebenen Wert aus ◼ Tab. 2.4 oder 2.5 entspricht, kann die Schätzung akzeptiert und die Konzentration aus dem Mittelwert errechnet werden.

Größere Differenzen weisen auf einen Zähl- oder Pipettierfehler hin oder können durch ein schlecht gemischtes Ejakulat bedingt sein, wodurch es zu ungleichmäßigen Verteilungen in der Zählkammer oder auf dem Objektträger kommt.

Wenn die Differenz größer als akzeptabel ist, müssen die ersten beiden Werte verworfen werden und zwei neue Ejakulatverdünnungen hergestellt und ausgezählt werden. (Keine 3. Probe auszählen und den Mittelwert aus den 3 Werten ermitteln oder den Mittelwert

aus den zwei ähnlichsten Werten ermitteln.)

Die beschriebene Anleitung gilt für die Auszählung von Spermien und Peroxidase-positiven Zellen (▶ Abschn. 2.18). Für die Zählung von CD45-positiven Zellen (▶ Abschn. 3.2) und unreifen Keimzellen (▶ Abschn. 2.19) sollten bereits gefärbte Präparate verwendet werden.

Mit diesen 95%-Konfidenzintervall-Grenzwerten werden ungefähr 5% der Doppelbestimmungen zufallsbedingt außerhalb der erlaubten Grenze liegen.

---

dass dieser Wert den erwarteten nur durch Zufall bedingten Unterschied (41) überschreitet. Daher müssen zwei neue Verdünnungspräparate angelegt werden.

Beispiel 2: Bei einer 1+19(1:20)-Verdünnung enthält die 1. Doppelbestimmung 220 Spermien in 4 Reihen und die 2. Doppelbestimmung 218 Spermien in 4 Reihen. Die Summe (220+218) beider Werte ergibt 438 in 8 Reihen und die Differenz (220-218) beträgt 2. Aus ◼ Tab. 2.4 geht hervor, dass dieser Wert geringer ist als der nur durch Zufall bedingte Unterschied (41). Also können die Werte akzeptiert werden.

Die Konzentration der Doppelbestimmung mit einer 1+19(1:20)-Verdünnung beträgt C = (N/n)×1,0 Spermien pro nl, d. h. (438/8)×1,0=54,75 Spermien/nl oder 55×10^6 Spermien pro ml Ejakulat (auf 1 Stelle nach dem Komma gerundet).

Anmerkung

Bei 1+19(1:20)-Verdünnungen und den ausgezählten Rasterquadraten 4, 5 und 6 ist die Konzentration leicht zu errechnen. Die Anzahl der gezählten Spermien geteilt durch die Anzahl aller beurteilten Reihen ergibt die Spermienkonzentration in 10^6/ml. Im Beispiel oben ist der Rechenweg (220+218)/(4+4)=438/8=55×10^6 Spermien/ml Ejakulat.

Beispiel 3: Bei einer 1+19(1:20)-Verdünnung enthält die 1. Doppelbestimmung (replicate 1) 98 Spermien in 15 Reihen (Rasterquadrate 5, 4 und 6) und die 2. Doppelbestimmung (replicate 2) 114

Spermien in 15 Reihen (Rasterquadrate 5, 4 und 6). Die Summe (98+114) beider Werte ergibt 212 in 30 Reihen und die Differenz (114-98) beträgt 16. Aus ◼ Tab. 2.4 geht hervor, dass dieser Wert geringer ist als der nur durch Zufall bedingte Unterschied (29). Also können die Werte akzeptiert werden.

Die Konzentration der Doppelbestimmung mit einer 1+19(1:20)-Verdünnung beträgt C = (N/n)×1,0 Spermien pro nl, d. h. (212/30)×1,0=7,07 Spermien/nl oder 7,1×10^6 Spermien pro ml Ejakulat (auf 1 Stelle nach dem Komma gerundet). Da weniger als 400 Spermien gezählt wurden, muss der Stichprobenfehler für 212 Spermien aus ◼ Tab. 2.2 angegeben werden (ungefähr 7%).

Anmerkung

In diesem Beispiel wurde die Probe zu hoch verdünnt, da weniger als 200 Spermien in den Rasterquadraten 5, 4 und 6 gefunden wurden; eine 1+4(1:5)-Verdünnung wäre geeigneter gewesen.

Beispiel 4: Bei einer 1+4(1:5)-Verdünnung enthält die 1. Doppelbestimmung 224 Spermien in 4 Reihen und die 2. Doppelbestimmung 268 Spermien in 4 Reihen. Die Summe (224+268) beider Werte ergibt 492 in 8 Reihen und die Differenz (268-224) beträgt 44. Aus ◼ Tab. 2.4 geht hervor, dass dieser Wert den erwarteten nur durch Zufall bedingten Unterschied (43) überschreitet. Daher müssen zwei neue Verdünnungspräparate angelegt werden.

Beispiel 5: Bei einer $1+4(1:5)$-Verdünnung enthält die 1. Doppelbestimmung 224 Spermien in 8 Reihen und die 2. Doppelbestimmung 213 Spermien in 8 Reihen. Die Summe $(224+213)$ beider Werte ergibt 437 in 16 Reihen und die Differenz $(224-213)$ beträgt 11. Aus ◘ Tab. 2.4 geht hervor, dass dieser Wert geringer ist als der nur durch Zufall bedingte Unterschied (41). Also können die Werte akzeptiert werden.

Die Konzentration der Doppelbestimmung mit einer $1+4(1:5)$-Verdünnung beträgt $C=(N/n)\times(1/4)$ Spermien pro nl oder $(437/16)/4=6,825$ Spermien/nl oder $6,8\times10^6$ Spermien pro ml Ejakulat (auf 1 Stelle nach dem Komma gerundet).

Anmerkung
Bei $1+4(1:5)$-Verdünnungen ist die Konzentration auch leicht zu errechnen, aber die Anzahl der gezählten Spermien geteilt durch die Anzahl aller beurteilten Reihen muss noch zusätzlich durch 4 geteilt werden. Im Beispiel oben ist der Rechenweg $[(224+213)/(8+8)]/4=(437/16)/4=27,3/4=6,8\times10^6$ Spermien/ml Ejakulat.

2.8.6 Unterer Referenzwert für die Spermienkonzentration

Der untere Referenzwert für die Spermienkonzentration liegt bei 15×10^6 Spermien/ml (5. Perzentile, 95% CI $12-16\times10^6$).

2.8.7 Berechnung der Spermiengesamtzahl im Ejakulat

Es wird vorgeschlagen, die Spermiengesamtzahl zu errechnen und zu dokumentieren, da sie ein Maß für die Leistungsfähigkeit des Hodens Spermien zu produzieren und für die Durchgängigkeit der ableitenden Samenwege ist. Man errechnet die Gesamtzahl durch Multiplikation der Spermienkonzentration mit dem Gesamtvolumen des Ejakulates.

2.8.8 Unterer Referenzwert für die Spermiengesamtzahl

Der untere Referenzwert für die Spermiengesamtzahl liegt bei 39×10^6 Spermien/Ejakulat (5. Perzentile, 95% CI $33-46\times10^6$).

2.9 Niedrige Spermienzahl: Kryptozoospermie und vermutete Azoospermie

Wenn keine Spermien in beiden Nativpräparaten gefunden werden können, kann eine Azoospermie vermutet werden. Obwohl vorgeschlagen wurde, die Definition zu ändern (Sharif 2000; Ezeh u. Moore 2001), bleibt der Begriff »Azoospermie« eine Beschreibung des Ejakulates, anstatt eine Erklärung des Ursprungs oder eine Basis für Diagnose und Therapie. Es wird allgemein anerkannt, dass der Begriff »Azoospermie« nur verwendet wird, wenn keine Spermien im Sediment einer zentrifugierten Probe gefunden werden (Eliasson 1981).

Es sollte jedoch beachtet werden,
- ob Spermien im Pellet gefunden werden oder nicht, von der Zentrifugationszeit und -geschwindigkeit abhängt (Lindsay et al. 1995; Jaffe et al. 1998) und davon, wie gründlich das Pellet untersucht wird,
- dass die Zentrifugation bei 3000 g für 15 Minuten nicht alle Spermien aus einer Probe pelletiert (Corea et al. 2005) und
- dass nach der Zentrifugation die Motilität verloren gehen (Mortimer 1994a) und die Konzentration unterschätzt werden kann (Cooper et al. 2006).

Wie mit einer Probe umgegangen wird, ist abhängig davon, ob bloße subjektive Daten über das Vorhandensein und zur Motilität von Spermien ausreichend sind, oder ob eine exakte Bestimmung der Spermienzahl benötigt wird (▶ Abschn. 2.11).

2.10 Wenn eine exakte Bestimmung einer niedrigen Spermienzahl nicht notwendig ist

Wenn die Spermienanzahl pro HPF im initialen Nativpräparat niedrig ist (0–4 Spermien pro HPF bei 400facher Vergrößerung oder 0–16 bei 200facher Vergrößerung), gibt es mehrere Möglichkeiten.

2.10.1 Keine weiteren Maßnahmen ergreifen

Bei weniger als 4 Spermien pro HPF bei 400facher Vergrößerung (z.B. $<1 \times 10^6$/ml) ist es für den klinischen Gebrauch in den meisten Fällen ausreichend, die Spermienkonzentration als $<2 \times 10^6$/ml anzugeben (unter Berücksichtigung des hohen Stichprobenfehlers bei niedriger Spermienanzahl) und zu dokumentieren, ob motile Spermien gesehen wurden oder nicht.

2.10.2 Untersuchung von zentrifugierten Proben, um Spermien zu finden

Wenn keine Spermien in beiden Nativpräparaten gefunden werden, kann das Ejakulat zentrifugiert werden, um zu beurteilen, ob überhaupt Spermien in einer größeren Probe vorhanden sind.

- Ejakulat gut mischen (▶ Kasten 2.3). Wenn die Probe viskös ist, muss die Viskosität zunächst reduziert werden wie in ▶ Abschn. 2.3.1, Verzögerte Liquifizierung beschrieben.
- 1 ml Ejakulat entnehmen und bei 3000 g für 15 Minuten zentrifugieren.
- Den Überstand abnehmen und das Spermien-Pellet in den ungefähr 50 μl des verbleibenden Seminalplasmas resuspendieren.
- Jeweils 10 μl des Pellets auf jeden der 2 Objektträger geben und mit einem 22 × 22 mm Deckglas abdecken. So entstehen 2 Nativpräparate von 20 μm Tiefe (▶ Kasten 2.4).
- Beide Objektträger unter dem Phasenkontrastmikroskop bei 200- oder 250facher Vergrößerung untersuchen.

- Den gesamten Objektträger systematisch Gesichtsfeld für Gesichtsfeld durchsuchen. In einer Ecke beginnen und entlang der X-Achse zur gegenüberliegenden Seite weitergehen; dann ein Feld in Richtung Y-Achse bewegen und die gesamte X-Achse zurück durchsuchen. In diesem Zick-Zack-Verfahren fortfahren, um das gesamte Aliquot komplett und systematisch abzusuchen (◘ Abb. 2.9). Mit den Augen auf dem Objektträger bleiben, wenn das Gesichtsfeld gewechselt wird.
- Bei einer 20fachen Objektivvergrößerung und einer 10fachen Okularvergrößerung mit einer 20 mm Öffnung hat das mikroskopische Gesichtsfeld einen Durchmesser von ungefähr 1000 μm (▶ Kasten 2.9). So müssen ungefähr 484 Gesichtsfelder (22 × 22) pro 22 × 22 mm Deckglas untersucht werden.
- Das Vorhandensein von Spermien in einer der beiden Doppelbestimmungen zeigt eine Kryptozoospermie an.
- Die Abwesenheit von Spermien in beiden Doppelbestimmungen lässt eine Azoospermie vermuten.

Anmerkung
Viele Tischzentrifugen, die 15-ml-Röhrchen fassen, erreichen nicht 3000 G; daher muss eine Hochgeschwindigkeitszentrifuge benutzt werden, die 1,5–2,0-ml-Röhrchen fasst. Das Ejakulat muss vor Aliquot-Entnahme gut gemischt worden sein.

Anmerkung
Das Durchsuchen der Objektträger kann bis zu 10 Minuten dauern, da die Proben einen starken Hintergrund haben werden.

Anmerkung
Bei der Zentrifugation von Proben für die assistierte Reproduktion kann es nötig werden, die gesamte Ejakulatprobe und den größten Anteil des Pellets zu untersuchen (z.B. vier 10-μl-Aliquots des Pellets), um Spermien zu finden.

Kommentar
Das Fehlen beweglicher Spermien im untersuchten Aliquot muss nicht unbedingt bedeuten, dass nirgendwo im Ejakulat bewegliche Spermien vorhanden sind.

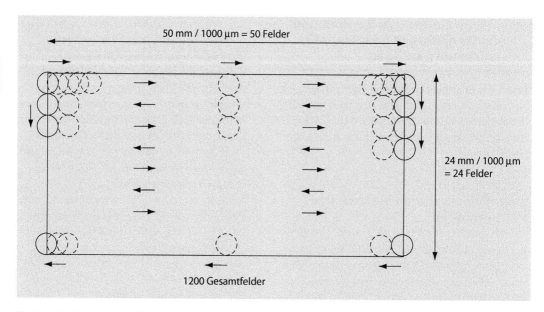

50 mm / 1000 µm = 50 Felder

24 mm / 1000 µm = 24 Felder

1200 Gesamtfelder

◘ Abb. 2.9 Den gesamten Objektträger nach motilen Spermien absuchen. Dieses umfasst eine Untersuchung von 1200 HPF bei 200facher Vergrößerung bei einem 24×50 mm Deckglas, und ungefähr 484 HPF bei 200facher Vergrößerung bei einem 22×22 mm Deckglas

Kommentar

Da durch Zentrifugation nicht alle Spermien pelletiert werden, kann mittels dieser Methode nicht die Gesamtspermienzahl bestimmt werden. Für die Quantifizierung ▶ Abschn. 2.11.1 oder 2.11.2 beachten.

2.10.3 Untersuchung von nicht zentrifugierten Proben, um bewegliche Spermien zu finden

Wenn nach motilen Spermien gesucht wird (z.B. nach einer Vasektomie), darf die Samenprobe nicht mit Diluent verdünnt werden oder bei hoher Geschwindigkeit zentrifugiert werden. In diesem Fall kann nur ein Aliquot des unverdünnten Ejakulats untersucht werden.

- Ejakulat gut mischen (▶ Kasten 2.3).
- 40 µl Aliqout entnehmen und mit einem 24×50 mm Deckglas abdecken. So entsteht ein Nativpräparat von 33 µm Tiefe (▶ Kasten 2.4).
- Den Objektträger bei 200- oder 250facher Vergrößerung unter dem Phasenkontrastmikroskop untersuchen.
- Den gesamten Objektträger systematisch Gesichtsfeld für Gesichtsfeld durchsuchen. In

einer Ecke beginnen und entlang der X-Achse zur gegenüberliegenden Seite weitergehen; dann ein Feld in Richtung Y-Achse bewegen und die gesamte X-Achse zurück durchsuchen. In diesem Zick-Zack-Verfahren fortfahren, um das gesamte Aliquot komplett und systematisch abzusuchen (◘ Abb. 2.9). Mit den Augen auf dem Objektträger bleiben, wenn das Gesichtsfeld gewechselt wird.

- Bei einer 20fachen Objektivvergrößerung und einer 10fachen Okularvergrößerung mit einer 20 mm Öffnung hat das mikroskopische Gesichtsfeld einen Durchmesser von ungefähr 1000 µm (▶ Kasten 2.9). So müssen ungefähr 1200 Gesichtsfelder (24×50) pro 24×50 mm Deckglas untersucht werden.

Anmerkung

Das Durchsuchen der Objektträger kann bis zu 10 Minuten dauern, da die Proben einen starken Hintergrund haben.

Kommentar

Wenn keine motilen Spermien im untersuchten Aliquot gefunden werden, bedeutet das nicht unbedingt, dass in der gesamten Ejakulatprobe keine motilen Spermien vorhanden sind.

2.11 Wenn eine genaue Bestimmung auch bei wenigen Spermien notwendig ist

Dieser Abschnitt beschreibt Methoden, mit denen eine Bestimmung niedriger Spermienkonzentration auch ohne Zentrifugation möglich ist. Die Alternative zur Pelletierung von Spermien ist eine niedrige Verdünnung des Ejakulats, um so ein größeres Volumen zu untersuchen.

Eine Präzision von 20% ist akzeptabel, wenn es um Untergrenzen der Quantifizierung (lower limits of quantification = LLQ) geht (Shah et al. 2000). Bei der Untersuchung des kompletten zentralen Rasterquadrates (Nr. 5 in ◘ Abb. 2.7) des Neubauer-improved-Hämozytometers kann theoretisch eine Konzentration von 250.000 Spermien pro ml mit einem Stichprobenfehler von 20% gefunden werden, wenn das Hämozytometer mit 1+1(1:2)-verdünntem Ejakulat befüllt wurde. Wenn alle 9 Rasterquadrate untersucht werden, kann mindestens eine Spermienkonzentration von 27.800 pro ml gezählt werden. Großvolumige Einweg-Zählkammern, die 25 µl fassen, können verwendet werden, um Spermienkonzentrationen von 1.000 Spermien pro ml bei demselben Stichprobenfehler zu messen (Cooper et al. 2006). Bei 1+1(1:2)-verdünntem Ejakulat, wie hier empfohlen, entsprechen diese Werte einer unverdünnten Spermienkonzentrationen von 500.000 pro ml, 55.600 und 2.000 pro ml. Dennoch können so gering verdünnte Ejakulatproben einen starken Hintergrund aufweisen. Die Untersuchung von großvolumigen Kammern kann bis zu 10–20 Minuten dauern. Zum schnellen Nachweis von Spermien kann zur Erleichterung eine Fluoreszenzfärbung verwendet werden (▶ Abschn. 2.11.1.1).

2.11.1 Die Bestimmung einer niedrigen Spermienzahl im gesamten Neubauer-improved-Hämozytometer (Phasenkontrast-Mikroskopie)

Um den Stichprobenfehler gering zu halten, muss eine gewisse Zahl von Spermien (am besten eine Gesamtzahl von 400 aus Doppelbestimmungen

---

> **Kasten 2.11 Erzielen von 200 Spermien pro Doppelbestimmung in allen 9 Rasterquadraten des Neubauer-improved-Hämozytometers**
>
> Bei 2 Spermien pro HPF auf 4 nl im initialen Nativpräparat ergibt sich theoretisch eine Anzahl von 0,5 Spermien pro nl (500 Spermien pro µl oder 500.000 Spermien pro ml).
>
> Da alle 9 Rasterquadrate der Neubauer-improved-Zählkammer zusammen 900 nl fassen, ergibt sich ein Inhalt von 450 Spermien. Bei einer empfohlenen 1+1(1:2)-Verdünnung wird der Hintergrund und die Spermienzahl auf 225 pro Kammer reduziert, so dass der Stichprobenfehler immer noch akzeptabel ist.

von ungefähr 200) gezählt werden (▶ Kasten 2.7 und ◘ Tab. 2.2).

- Ejakulat gut mischen (▶ Kasten 2.3).
- Aliquot entnehmen und 1+1 (1:2) mit Diluent verdünnen (▶ Abschn. 2.7.5) unter Berücksichtigung der Vorsichtsmaßnahmen aus ▶ Abschn. 2.8.2.
- Eine 1+1(1:2)-Verdünnung bei Proben mit weniger als 2 Spermien pro HPF im initialen Nativpräparat (◘ Tab. 2.3) ist für mehrere Spermienkonzentrationen angemessen, wobei der obere Grenzwert bei 200 Spermien im Hämozytometer liegt (▶ Kasten 2.11). Zwischen 1 und 9 Rasterquadraten müssen ausgezählt werden.

Anmerkung
Dieser Wert ist nur eine grobe Schätzung, da sehr wenige Spermien ausgezählt werden und die Volumina ungenau sein könnten.

Durchführung

1. Zwei Aliquots aus dem Ejakulat mit Diluent 1+1 (1:2) wie oben beschrieben verdünnen.
2. Beide Hämozytometerkammern mit je einer verdünnten Doppelbestimmung befüllen.
3. Das Hämozytometer horizontal für mindestens 4 Minuten bei Raumtemperatur in einer Feuchtkammer (z.B. nasses Filterpapier in einer abgedeckten Petrischale) aufbewahren, um ein Austrocknen zu verhindern. Die im-

2

◘ **Tab. 2.5** Akzeptable Unterschiede zwischen zwei Zählungen für eine bestimmte Summe: niedrige Konzentrationen

Summe	Akzeptable Differenz*
35–40	12
41–47	13
48–54	14
55–62	15
63–70	16
71–79	17
80–89	18
90–98	19
99–109	20
110–120	21
121–131	22
132–143	23
144–156	24
157–169	25
170–182	26
183–196	27
197–211	28
212–226	29
227–242	30
243–258	31
259–274	32
275–292	33
293–309	34
310–328	35
329–346	36
347–366	37
367–385	38
386–406	39
407–426	40
427–448	41
449–470	42
471–492	43
493–515	44

◘ **Tab. 2.5** Fortsetzung

Summe	Akzeptable Differenz*
516–538	45
539–562	46
563–587	47

* basierend auf dem 95%-Konfidenzintervall

mobilisierten Zellen werden währenddessen auf dem Raster sedimentieren.

4. Das Hämozytometer unter dem Phasenkontrastmikroskop bei 200- oder 400facher Vergrößerung untersuchen.

5. Mindestens 200 Spermien pro Doppelbestimmung auszählen, um einen akzeptabel niedrigen Stichprobenfehler zu erhalten (▸ Kasten 2.7 und ◘ Tab. 2.2).

6. Zuerst die eine Zählkammer Rasterquadrat für Rasterquadrat untersuchen und fortfahren, bis mindestens 200 Spermien gesichtet wurden und eine komplette Reihe ausgezählt wurde. Es müssen immer komplette Rasterquadrate ausgezählt werden, niemals in der Mitte einer Rasterquadrates aufhören.

7. Die Anzahl der ausgezählten Rasterquadrate bis zum Erreichen von 200 Spermien muss dokumentiert werden. Die gleiche Anzahl muss auch in der anderen Kammer des Hämozytometers ausgezählt werden.

8. Anzahl der Spermien und der ausgezählten Rasterquadrate mit Hilfe eines Laborcounters festhalten.

9. Auswertung der 2. Zählkammer des Hämozytometers und Doppelbestimmung in derselben Anzahl an Rasterquadraten (gleiches Volumen) wie bei der ersten Probe, auch wenn nicht 200 Spermien erreicht werden.

10. Summe und Differenz der beiden Ergebnisse errechnen.

11. Ermitteln, ob die Differenz akzeptabel ist, mittels ◘ Tab. 2.5 (Erweiterung von ◘ Tab. 2.4 um niedrigere Spermienanzahl) oder ▸ Abb. 14.1. (Dort wird die maximal erlaubte Differenz zwischen 2 Zählungen dargestellt, die in 95%

der Proben nur wegen des Stichprobenfehlers zu erwarten ist.)

12. Wenn die Differenz akzeptabel ist, wird die Konzentration errechnet. Wenn die Differenz zu groß ist, müssen zwei neue Präparate, wie oben beschrieben, vorbereitet werden und die Doppelbestimmungen wiederholt werden (▶ Kasten 2.10).
13. Durchschnitt der Spermienkonzentration bis auf eine Stelle nach dem Komma runden.
14. Spermiengesamtzahl pro Ejakulat errechnen.

Berechnung niedriger Spermienkonzentrationen im Ejakulat

Die Konzentration ergibt sich aus der Anzahl der Spermien (N) geteilt durch das Volumen, in dem sie gefunden wurden, d.h., das Volumen der Anzahl aller ausgezählten Rasterquadrate (n) der untersuchten Doppelbestimmungen (wobei das Volumen eines Rasterquadrates 100 nl beträgt) multipliziert mit dem Verdünnungsfaktor. So ergibt sich $C = (N/n) \times (1/100) \times$ Verdünnungsfaktor.

Bei einer 1+1(1:2)-Verdünnung ergibt sich einer Konzentration $C = (N/n) \times (1/100) \times 2$ Spermien pro nl $= (N/n) \times (1/50)$ Spermien pro nl.

Wenn alle 9 Rasterquadrate in jeder Zählkammer des Hämozytometers ausgezählt wurden, wird die Gesamtzahl der Spermien durch das Gesamtvolumen beider Kammern (1,8 µl) geteilt und mit dem Verdünnungsfaktor (2) multipliziert, um die Konzentration von Spermien pro µl zu erhalten (in Tausend pro ml Ejakulat).

Sensitivität der Methode

Bei weniger als 200 Spermien pro Zählkammer liegt der Stichprobenfehler über 5%. Wenn weniger als 400 Spermien in beiden Zählkammern gefunden werden können, muss der Stichprobenfehler für die gezählte Spermienzahl angegeben werden (◻ Tab. 2.2).

Wenn weniger als 25 Spermien pro Kammer gezählt werden, liegt die Konzentration bei <56.000 Spermien pro ml. Das ist die Untergrenze der Quantifizierung (LLQ) für einen Stichprobenfehler von 20%, wenn alle 9 Rasterquadrate des Neubauer-improved-Hämozytometers ausgezählt wurden und eine 1+1(1:2)-Verdünnung benutzt wurde (Cooper at al. 2006). Die Spermienanzahl

mit dem Vermerk versehen: »Zu wenige Spermien für eine exakte Konzentrationsbestimmung gezählt (<56.000/ml)«.

Kommentar

Wenn keine Spermien in einem Aliquot gefunden werden können, bedeutet dies nicht, dass im gesamten Ejakulat keine Spermien vorhanden sind.

Berechnungsbeispiele

Beispiel 1: Bei einer 1+1(1:2)-Verdünnung enthält die 1. Doppelbestimmung 200 Spermien in 2 Rasterquadraten und die 2. Doppelbestimmung 250 Spermien in 2 Rasterquadraten. Die Summe (200+250) beider Werte ergibt 450 in 4 Rasterquadraten und die Differenz (250-200) beträgt 50. Aus ◻ Tab. 2.5 geht hervor, dass dieser Wert den erwarteten nur durch Zufall bedingten Unterschied (42) überschreitet. Daher müssen zwei neue Verdünnungspräparate angelegt werden.

Beispiel 2: Bei einer 1+1(1:2)-Verdünnung enthält die 1. Doppelbestimmung) 210 Spermien in 3 Rasterquadraten und die 2. Doppelbestimmung 200 Spermien in 4 Rasterquadraten. Die Summe (210+200) beider Werte ergibt 410 in 6 Rasterquadraten und die Differenz (210-200) beträgt 10. Aus ◻ Tab. 2.5 geht hervor, dass dieser Wert geringer ist als der nur durch Zufall bedingte Unterschied (40). Also können die Werte akzeptiert werden.

Die Konzentration der Proben mit einer 1+1(1:2)-Verdünnung beträgt $C = (N/n) \times 1/50$ Spermien pro nl, d.h. $(410/6) \times 50 = 1,37$ Spermien/nl oder $1,4 \times 10^6$ Spermien pro ml Ejakulat (auf 1 Stelle nach dem Komma gerundet).

Beispiel 3: Bei einer 1+1(1:2)-Verdünnung enthält die 1. Doppelbestimmung 120 Spermien in allen 9 Rasterquadraten und die 2. Doppelbestimmung 140 Spermien in allen 9 Rasterquadraten. Die Summe (120+140) beider Werte ergibt 260 in 18 Rasterquadraten und die Differenz (140-120) beträgt 20. Aus ◻ Tab. 2.5 geht hervor, dass dieser Wert geringer ist als der nur durch Zufall bedingte Unterschied (32). Also können die Werte akzeptiert werden.

Wenn alle 9 Rasterquadrate beider Zählkammern (Gesamtvolumen 1,8 µl) ausgezählt wurden, ist die Spermienkonzentration der Probe mit einer 1+1(1:2)-Verdünnung $C = (N/1,8) \times 2$ Spermien pro µl = (260/1,8)×2=288,8 Spermien/µl oder 290×10^3 Spermien pro ml Ejakulat (auf 1 Stelle nach dem Komma gerundet). Da weniger als 400 Spermien gezählt wurden, muss der Stichprobenfehler für 260 Spermien aus ◘ Tab. 2.2 angegeben werden (ungefähr 6%).

Beispiel 4: Bei einer 1+1(1:2)-Verdünnung enthält die 1. Doppelbestimmung 10 Spermien in allen 9 Rasterquadraten und die 2. Doppelbestimmung 8 Spermien in allen 9 Rasterquadraten. Da weniger als 25 Spermien gezählt wurden, liegt die Konzentration bei <56.000/ml; es wird dokumentiert »18 Spermien wurden in der Doppelbestimmung gefunden, zu wenige für eine exakte Konzentrationsbestimmung (<56.000/ml)«.

Beispiel 5: Bei einer 1+1(1:2)-Verdünnung werden in keiner der Doppelbestimmung Spermien gefunden. Da weniger als 25 Spermien gezählt wurden, liegt die Konzentration bei <56.000/ml. Es wird dokumentiert: »Keine Spermien wurden in der Doppelbestimmung gefunden, zu wenige für eine exakte Konzentrationsbestimmung (<56.000/ml)«.

Berechnung der Spermiengesamtzahl im Ejakulat

Es wird vorgeschlagen, die Spermiengesamtzahl zu errechnen und zu dokumentieren, da sie ein Maß für die Leistungsfähigkeit des Hodens, Spermien zu produzieren, und für die Durchgängigkeit der ableitenden Samenwege ist. Man erhält die Gesamtzahl durch Multiplikation der Spermienkonzentration mit dem Gesamtvolumen des Ejakulates.

2.11.2 Erfassung einer niedrigen Spermienzahl in großvolumigen Einweg-Zählkammern (Fluoreszenzmikroskopie)

Die Verwendung von großvolumigen, 100 µm tiefen Zählkammern kann die Sensitivität der Konzentrationsbestimmung erhöhen (Cooper et al. 2006). Das großvolumige Hämozytometer hat zwei 100 µm tiefe Kammern, von denen jede 25 µl fasst. Um den Stichprobenfehler zu reduzieren, muss eine gewisse Anzahl an Spermien (am besten 400

> **Kasten 2.12 Erreichen von 200 Spermien pro Doppelzählung in einer 100 µm tiefen, großvolumigen Einweg-Zählkammer**
>
> Wenn nur 1 Spermium pro HPF auf 4 nl im initialen Nativpräparat zu finden ist, ergibt sich theoretisch eine Menge von 0,25 Spermien pro nl (250 pro µl oder 250.000 pro ml).
> Eine großvolumige Zählkammer fasst 25 µl, sodass sich 6.250 Spermien in ihr finden ließen. Eine 1+1(1:2)-Verdünnung würde den Hintergrund und die Spermienanzahl auf 3.125 pro Kammer reduzieren, so dass immer noch ein akzeptabel niedriger Stichprobenfehler vorliegt.

aus Doppelbestimmungen von ungefähr 200) gezählt werden (► Kasten 2.7 und ◘ Tab. 2.2).

- Ejakulat gut mischen (► Kasten 2.3)
- Aliquot entnehmen und 1+1 (1:2) mit Hoechst 33342 Bisbenzimid Fluorochrom enthaltendem Diluent (1 mg/l) verdünnen (► Abschn. 2.7.5) und dabei die Sicherheitsvorschriften aus Abschnitt 2.8.2. beachten.

Eine 1+1(1:2)-Verdünnung bei Proben mit weniger als 2 Spermien in der initialen Beurteilung (◘ Tab. 2.3) ist für unterschiedliche Spermienkonzentrationen geeignet, bis zu einer Obergrenze von 200 Spermien innerhalb der gesamten Zählkammer (► Kasten 2.12).

Durchführung

1. Zwei Aliquots der Ejakulatprobe 1+1 (1:2) mit Diluent, wie oben beschrieben, verdünnen.
2. Jede der beiden Zählkammern mit je 25 µl der verdünnten Doppelbestimmungen befüllen.
3. Das Hämozytometer horizontal für 10–15 Minuten im Dunkeln bei Raumtemperatur in einer Feuchtkammer (z.B. nasses Filterpapier in einer abgedeckten Petrischale) aufbewahren, um ein Austrocknen zu verhindern. Die immobilisierten Zellen werden währenddessen auf dem Raster sedimentieren.
4. Das Hämozytometer unter einem Fluoreszenzmikroskop und einem entsprechendem dichroitischen Spiegel und Farbfilter bei 250facher Vergrößerung untersuchen.

5. Mindestens 200 Spermien pro Doppelbestimmung auszuzählen, um einen akzeptabel niedrigen Stichprobenfehler zu erhalten (▶ Kasten 2.7 und ◘ Tab. 2.2).

6. Zuerst die eine Zählkammer Gesichtsfeld für Gesichtsfeld untersuchen. In einer Ecke beginnen und entlang der X-Achse zur gegenüberliegenden Seite weitergehen; dann ein Feld in Richtung Y-Achse bewegen und die gesamte X-Achse zurück durchsuchen. In diesem Zick-Zack-Verfahren fortfahren, um das gesamte Aliquot komplett und systematisch abzusuchen (◘ Abb. 2.9). Mit den Augen auf dem Objektträger bleiben, wenn das Gesichtsfeld gewechselt wird.

7. Die Anzahl der ausgezählten Gesichtsfelder bis zum Erreichen von 200 Spermien muss dokumentiert werden. Die gleiche Anzahl muss auch in der anderen Kammer des Hämozytometers ausgezählt werden.

8. Anzahl der Spermien und der ausgezählten Gesichtsfelder mit Hilfe eines Laborcounters festhalten.

9. Zuwendung zur 2. Zählkammer des Hämozytometers und Doppelbestimmung in derselben Anzahl an Gesichtsfeldern (gleiches Volumen) wie bei der ersten Probe, auch wenn nicht 200 Spermien erreicht werden.

10. Summe und Differenz der beiden Ergebnisse errechnen.

11. Ermitteln, ob die Differenz akzeptabel, ist mittels ◘ Tab. 2.5 (Erweiterung von ◘ Tab. 2.4 um niedrigere Spermienanzahl) oder ▶ Abb. 14.1. (Dort wird die maximal erlaubte Differenz zwischen 2 Zählungen dargestellt, die in 95% der Proben nur wegen des Stichprobenfehlers zu erwarten ist.)

12. Wenn die Differenz akzeptabel ist, wird die Konzentration errechnet. Wenn die Differenz zu groß ist, müssen zwei neue Präparate, wie oben beschrieben, vorbereitet werden und die Doppelbestimmungen wiederholt werden (▶ Kasten 2.10).

13. Durchschnitt der Spermienkonzentration bis auf eine Stelle nach dem Komma runden.

14. Spermiengesamtzahl pro Ejakulat errechnen.

Anmerkung
Spermien sind als helle fluoreszierende Punkte (kondensierte Zellkerne) zu erkennen im Gegensatz zu Leukozyten und Zellen, die keine Spermien sind, welche eine diffuse Fluoreszenz (bedingt durch größere Zellkerne) aufweisen (Zinaman et al. 1996).

Anmerkung
Wenn man sich bezüglich des Fluoreszenzsignals unsicher ist, kann auf ein Phasenkontrastmikroskop gewechselt werden, in dem der Spermienschwanz zu sehen ist.

Berechnung niedriger Spermienkonzentrationen im Ejakulat

Die Konzentration ergibt sich aus der Anzahl der Spermien (N) geteilt durch das Volumen der Anzahl aller ausgezählten mikroskopischen Gesichtsfelder (n), wobei das Volumen eines Gesichtsfeldes (v) wie in ▶ Kasten 2.13 berechnet wird, multipliziert mit dem Verdünnungsfaktor. So ergibt sich C = $(N/n) \times (1/v) \times$ Verdünnungsfaktor.

Bei 250facher Vergrößerung ergibt sich ein Gesichtsfeldvolumen von 80 nl (▶ Kasten 2.13); bei einer 1+1(1:2)-Verdünnung ergibt sich so eine Konzentration von C = $(N/n) \times (1/80) \times 2$ Spermien pro nl = $(N/n) \times (1/40)$ Spermien pro nl (10^6 Spermien pro ml Ejakulat).

Bei 400facher Vergrößerung ergibt sich ein Gesichtsfeldvolumen von 20 nl (▶ Kasten 2.13). Bei einer 1+1(1:2)-Verdünnung ergibt sich so eine Konzentration von C = $(N/n) \times (1/20) \times 2$ Spermien pro nl = $(N/n) \times (1/10)$ Spermien pro nl (10^6 Spermien pro ml Ejakulat).

Wenn die gesamte Fläche beider Zählkammern des Hämozytometers ausgezählt wurde, wird die Gesamtzahl der Spermien durch das Gesamtvolumen beider Kammern (50 µl) geteilt und mit dem Verdünnungsfaktor (2) multipliziert, um die Konzentration von Spermien pro µl zu erhalten (in Tausend pro ml Ejakulat).

Sensitivität der Methode

Bei weniger als 200 Spermien pro Zählkammer liegt der Stichprobenfehler über 5%. Wenn weniger als 400 Spermien in beiden Zählkammern gefunden werden können, muss der Stichprobenfehler für die gezählte Spermienzahl angegeben werden (◘ Tab. 2.2).

Kasten 2.13 Gemessenes Volumen pro HPF in einer 100 µm tiefen, großvolumigen Einweg-Zählkammer

Das Ejakulatvolumen pro mikroskopischem Gesichtsfeld ist abhängig von dem Flächeninhalt des Gesichtsfeldes (πr^2, wobei π ungefähr 3,142 und r der Radius des mikroskopischen Gesichtsfeldes ist) und der Kammertiefe (in diesem Fall 100 µm).

Der Durchmesser eines mikroskopischen Gesichtsfeldes kann entweder mit dem Objektmikrometer gemessen werden oder

errechnet werden, indem man den Durchmesser der Okularlinsenöffnung durch die Vergrößerung der Objektivlinse teilt.

Bei einer 40fachen Objektiv- und einer 10fachen Okularvergrößerung mit einer Öffnung von 20 mm ergibt sich ein Gesichtsfeld-Durchmesser von ungefähr 500 µm (20 mm/40). In diesem Fall ist r = 250 µm, r^2 = 62.500 µm², πr^2 = 196.375 µm²

und das Volumen beträgt 19.637.500 µm³ oder ungefähr 20 nl.

Bei einer 25fachen Objektiv- und einer 10fachen Okularvergrößerung mit einer Öffnung von 25 mm ergibt sich im Gesichtsfeld-Durchmesser von ungefähr 1.000 µm (25 mm/25). In diesem Fall ist r = 500 µm, r^2 = 250.000 µm², πr^2 = 785.500 µm² und das Volumen beträgt 78.550.500 µm³ oder ungefähr 80 nl.

Wenn weniger als 25 Spermien pro Kammer gezählt werden, liegt die Konzentration bei <2.000 Spermien pro ml; das ist die Untergrenze der Quantifizierung (LLQ) für einen Stichprobenfehler von 20%, wenn gesamte Zählkammer (25 µl) ausgezählt wurde und eine 1 + 1(1:2)-Verdünnung benutzt wurde (Cooper et al. 2006). Die Spermienanzahl ist mit dem Vermerk zu versehen: »Zu wenige Spermien für eine exakte Konzentrationsbestimmung gezählt (<2.000/ml)«.

Kommentar

Wenn keine Spermien im untersuchten Aliquot zu finden sind, bedeutet dies nicht unbedingt, dass im gesamten Ejakulat keine Spermien vorhanden sind.

Berechnungsbeispiele

Beispiel 1: Bei einer 1 + 1(1:2)-Verdünnung enthält die 1. Doppelbestimmung 210 Spermien in 300 Gesichtsfeldern und die 2. Doppelbestimmung 300 Spermien in 300 Gesichtsfeldern. Die Summe (210 + 300) beider Werte ergibt 510 in 600 Gesichtsfeldern und die Differenz (300-210) beträgt 90. Aus ◻ Tab. 2.5 geht hervor, dass dieser Wert den erwarteten nur durch Zufall bedingten Unterschied (44) überschreitet. Daher müssen neue Verdünnungspräparate angelegt werden.

Beispiel 2: Bei einer 1 + 1(1:2)-Verdünnung enthält die 1. Doppelbestimmung 200 Spermien in 400 Gesichtsfeldern und die Doppelbestimmung 230 Spermien in 400 Gesichtsfeldern. Die Summe (200 + 230) beider Werte ergibt 430 in 600 Gesichts-

feldern und die Differenz (230-200) beträgt 30. Aus ◻ Tab. 2.5 geht hervor, dass dieser Wert geringer ist als der nur durch Zufall bedingte Unterschied (41). Also können die Werte akzeptiert werden.

Die Konzentration der Proben mit einer 1 + 1(1:2)-Verdünnung beträgt C = (N/n)×(2/v) Spermien pro nl. Wenn v = 20 nl entspricht (bei 400facher Vergrößerung, ▶ Kasten 2.13), ist C = (430/800)×(2/20) = 0,0538 Spermien/nl oder 54000 Spermien pro ml Ejakulat (auf 1 Stelle nach dem Komma gerundet).

Beispiel 3: Bei einer 1 + 1(1:2)-Verdünnung enthält die 1. Doppelbestimmung 50 Spermien in der gesamten Zählkammer und die 2. Doppelbestimmung 70 Spermien in der gesamten Zählkammer. Die Summe (50 + 70) beider Werte ergibt 120 in 2 Kammern und die Differenz (70-50) 20. Aus ◻ Tab. 2.5 geht hervor, dass dieser Wert geringer ist als der nur durch Zufall bedingte Unterschied (21). Also können die Werte akzeptiert werden.

Wenn das gesamte Gebiet beider Zählkammern (Gesamtvolumen 50 µl) ausgezählt wurde, ist die Spermienkonzentration der Probe mit einer 1 + 1(1:2)-Verdünnung C = (N/50)×2 Spermien pro µl = (120/50)×2 = 4,8 Spermien/µl 4.800 Spermien pro ml Ejakulat (auf 1 Stelle nach dem Komma gerundet). Da weniger als 400 Spermien gezählt wurden, muss der Stichprobenfehler für 120 Spermien aus ◻ Tab. 2.2 angegeben werden (ungefähr 10%).

Beispiel 4: Bei einer 1 + 1(1:2)-Verdünnung enthält die 1. Doppelbestimmung 20 Spermien in der gesamten Zählkammer und die 2. Doppelbestimmung 18 Spermien in der gesamten Zählkammer. Da weniger als 25 Spermien gezählt wurden, liegt die Konzentration bei <2.000 Spermien/ml. Es wird dokumentiert: »38 Spermien wurden in der Doppelbestimmung gefunden, zu wenige für eine exakte Konzentrationsbestimmung (<2.000/ml)«.

Beispiel 5: Bei einer 1 + 1(1:2)-Verdünnung werden in keiner der Doppelbestimmung Spermien gefunden. Da weniger als 25 Spermien gezählt wurden, liegt die Konzentration bei <2.000/ml. Es wird dokumentiert »In der Doppelbestimmung wurden keine Spermien gefunden, zu wenige für eine exakte Konzentrationsbestimmung (<2.000/ml)«.

Berechnung der Spermiengesamtzahl im Ejakulat

Es wird vorgeschlagen, die Spermiengesamtzahl zu errechnen und zu dokumentieren, da sie ein Maß für die Leistungsfähigkeit des Hodens, Spermien zu produzieren und für die Durchgängigkeit der ableitenden Samenwege ist. Man erhält die Gesamtzahl durch Multiplikation der Spermienkonzentration mit dem Gesamtvolumen des Ejakulates.

2.12 Zählung von Zellen, die keine Spermien sind

Das Vorhandensein von Zellen, die keine Spermien sind, kann auf einen testikulären Schaden (unreife Keimzellen), einen pathologischen Prozess in den ableitenden Samenwegen (abgeschilferte Epithelzellen) oder eine Entzündung der akzessorischen Drüsen (Leukozyten) hinweisen. Die Anzahl der Zellen im Ejakulat, die keine Spermien sind (Epithelzellen, isolierte Spermienköpfe und -schwänze sowie »Rundzellen« = Keimzellen und Leukozyten), kann im fixierten Nativpräparat mittels Hämozytometers wie bei der Spermienzählung, abgeschätzt werden (▶ Abschn. 2.8.3). Allerdings ist die Ejakulatprobe, die für die Spermienzählung adäquat verdünnt wurde, für die Zählung von anderen Zellen oft zu hoch verdünnt, es sei denn, sie liegen in einer hohen Anzahl vor. Die Prävalenz von Rundzellen in Relation zu Spermien kann mittels der gefärbten Präparate berechnet werden (▶ Abschn. 2.12.1). Alternativ kann die Konzentration auch während

der Beurteilung der peroxidasepositiven Zellen bestimmt werden.

2.12.1 Berechnung der Konzentration von Rundzellen im Ejakulat

Die Konzentration von Rundzellen wird relativ zu Spermien berechnet, indem fixierte und gefärbte Ausstriche aus unverdünntem Ejakulat beurteilt werden (▶ Abschn. 2.13.2). Wenn N die Anzahl von Rundzellen ist, die in derselben Anzahl von Gesichtsfeldern wie 400 Spermien gezählt wurden, und S die Konzentration von Spermien (10^6 pro ml) ist, dann kann die Konzentration C von Rundzellen mit der Formel $C = S \times (N/400)$ berechnet werden.

2.12.2 Sensitivität der Methode

Wenn weniger Rundzellen als Spermien in der vorliegenden Probe gezählt werden (z.B. <400), übersteigt der Stichprobenfehler 5%. In diesem Fall wird der Stichprobenfehler für den entsprechenden Wert angegeben (◻ Tab. 2.2). Wenn weniger als 25 Rundzellen gezählt werden, wird die Spermienanzahl mit dem Vermerk versehen: »Zu wenige Rundzellen für eine exakte Konzentrationsbestimmung gezählt«.

2.12.3 Berechnungsbeispiele

Beispiel 1: Die 1. Doppelbestimmung enthält 21 Rundzellen auf 200 Spermien und die 2. Doppelbestimmung 39 Rundzellen auf 200 Spermien. Die Summe (21 + 39) beider Werte ergibt 60 und die Differenz (39-21) beträgt 18. Aus ◻ Tab. 2.5 geht hervor, dass dieser Wert den erwarteten nur durch Zufall bedingten Unterschied (15) überschreitet. Daher müssen die Ergebnisse verworfen und neue Berechnungen durchgeführt werden.

Beispiel 2: Die 1. Doppelbestimmung enthält 24 Rundzellen auf 200 Spermien und die 2. Doppelbestimmung 36 Rundzellen auf 200 Spermien. Die Summe (24 + 36) beider Werte ergibt 60 und die Differenz (36-24) beträgt 12. Aus ◻ Tab. 2.5 geht hervor, dass dieser Wert geringer ist als der nur durch Zufall bedingte Unterschied (15). Also können die Werte akzeptiert werden.

Bei 60 Rundzellen auf 400 Spermien und einer Spermienkonzentration von 70×10^6 pro ml ist die Konzentration der Rundzellen $C = S \times (N/400)$ Zellen pro ml $= 70 \times 10^6 \times (60/400) = 10{,}5 \times 10^6$ Zellen pro ml oder 10×10^6 Zellen pro ml (auf 1 Stelle nach dem Komma gerundet). Da weniger als 400 Zellen gezählt wurden, muss der Stichprobenfehler für 60 Zellen aus ◘ Tab. 2.2 angegeben werden (ungefähr 13%).

Kommentar

Wenn die Konzentration von Rundzellen einen Wert von 1×10^6 pro ml überschreitet, sollte die Ursache für das vermehrte Vorkommen mittels Peroxidase-Aktivität (▶ Abschn. 2.18) oder Leukozytenmarkern (▶ Abschn. 3.2) geklärt werden und die exakte Konzentration angegeben werden. Es ist möglich, unreife Keimzellen in gut gefärbten Präparaten zu identifizieren (▶ Abschn. 2.19).

Kommentar

Die Gesamtzahl der Rundzellen im Ejakulat kann den Schweregrad einer Entzündung oder den Spermienzustand widerspiegeln. Man erhält sie durch Multiplikation der Konzentration der Rundzellen mit dem Volumen des gesamten Ejakulates.

2.13   Spermienmorphologie

Die Bestimmung der Spermienmorphologie umfasst die folgenden Schritte (die detailliert in den folgenden Unterabschnitten beschrieben werden):

- Anfertigen eines Ausstrichs des Ejakulates auf dem Objektträger (▶ Abschn. 2.13.2)
- Lufttrocknen, Fixieren und Färben des Objektträgers (▶ Abschn. 2.14)
- Bedecken des Objektträgers mit einem Deckglas, wenn er für eine längere Zeit aufbewahrt werden soll (▶ Abschn. 2.14.2 und 2.14.2.5)
- Beurteilung des Objektträgers mit Hellfeldoptik bei 1000facher Vergrößerung mit Ölimmersion (▶ Abschn. 2.15 und 2.16)
- Analyse von rund 200 Spermien pro Durchgang zur Bestimmung des Prozentanteils normaler Formen (▶ Abschn. 2.15.1) oder des Pro-

zentanteils normaler und abnormaler Formen (▶ Abschn. 2.15.2)
- Vergleich der Doppelbestimmungsergebnisse zur Beurteilung der Abweichungen. Bei akzeptabler Abweichung Fortsetzen der Kalkulation, bei zu hoher Abweichung Wiederholung der Analyse.

2.13.1   Das Konzept normaler Spermien

Die variable Morphologie menschlicher Spermien macht die Beurteilung schwierig, aber die sorgfältige Analyse von Spermien aus dem weiblichen reproduktiven Trakt, insbesondere im postkoitalen endozervikalen Mukus (Fredricsson u. Björk 1977; Menkveld et al. 1990) sowie von der Oberfläche der Zona pellucida (Menkveld et al. 1991; Liu u. Baker 1992a) (◘ Abb. 2.10) hat dazu beigetragen, das Aussehen eines potenziell fertilisierungsfähigen (und damit morphologisch normalen) Spermiums zu definieren. Durch die strikte Anwendung bestimmter Kriterien auf die Spermienmorphologie konnten Korrelationen zwischen dem Prozentsatz normaler Spermienformen und einiger Fertilitätsparameter (Zeit bis zum Eintritt einer Schwangerschaft [time to pregnancy: TTP], Schwangerschaftsraten in vivo und in vitro) nachgewiesen werden, die für die Prognose der Fertilität hilfreich sein können (Eggert-Kruse et al. 1996; Jouannet et al. 1988; Toner et al. 1995; Coetzee et al. 1998; Menkveld et al. 2001; Van Waart et al. 2001; Garrett et al. 2003; Liu et al. 2003).

Die zugrunde liegende Philosophie des Klassifikationssystems, das hier beschrieben wird, hat das Ziel, nur diejenigen Spermien als normal zu identifizieren, die der potenziell fertilisierungsfähigen Subpopulation von Spermien, die im endozervikalen Mukus nachgewiesen werden können, entsprechen. Bei Anwendung dieser Richtlinie wird die Spannweite des Prozentanteils normaler Spermien sowohl für fertile als auch infertile Männer zwischen 0 und 30% liegen, wobei nur wenige Proben über 25% normale Spermien hinaus kommen (Menkveld et al. 2001). Dieser an sich niedrige Wert wird unweigerlich zu niedrigen Untergrenzen führen. In der Tat sind Referenz- und Grenzbereiche von 3–5% Normalformen sowohl in Studien zur In-vitro-Fertilisation (Coetzee et al. 1998), in-

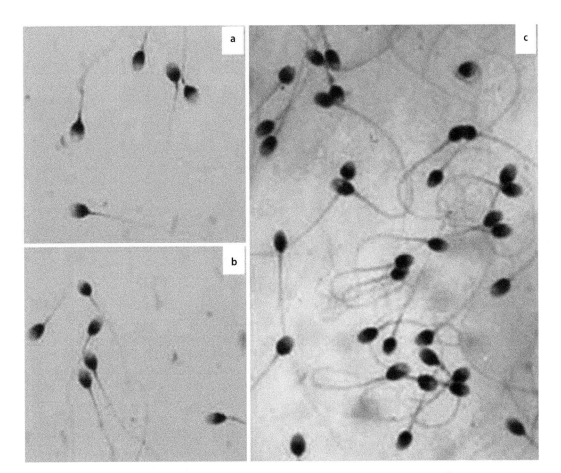

■ **Abb. 2.10a–c** Morphologisch »normale« Spermien. **a, b** Shorr-Färbung von Spermien der Zona pellucida in vitro. **c** Papanicolaou-Färbung von Spermien aus dem postkoitalen endozervikalen Mukus. Sehr wenige Defekte am Spermienkopf, Mittelstück oder Halsstück werden beobachtet. Schwänze dürfen gebogen, aber nicht scharf anguliert sein (a, b: Reproduziert von Liu et al. (2003) mit Erlaubnis der European Society of Human Reproduction and Embryology. c: mit Erlaubnis reproduziert von Menkveld u. Kruger 1990)

trauterinen Insemination (Van Waart et al. 2001) und In-vivo-Fertilität (Van der Merwe et al. 2005) nachgewiesen.

Die menschliche Zona pellucida selektiert ebenfalls eine Subpopulation morphologisch ähnlicher Spermien, wenngleich diese von der Zona bevorzugten Spermien eine deutlich höhere Variabilität der Formen aufweisen (Liu et al. 1990; Garrett et al. 1997). Der Prozentanteil motiler Spermien im Ejakulat von Vätern, die eine überwiegend von der Zona »bevorzugte« Spermienmorphologie aufweisen, ist ebenfalls niedrig (7–25%) (Liu et al. 2004).

2.13.2 Vorbereitung des Ejakulatausstriches

Die rasche Zugabe von Fixans zum Ejakulat erlaubt keine adäquate Darstellung der Spermien, da ihre Morphologie durch denaturierte Seminalproteine verfälscht wird. Für die morphologische Analyse wird üblicherweise zunächst ein luftgetrockneter Ausstrich vorbereitet, der dann fixiert und gefärbt wird. Allerdings führt dieses Prozedere zu morphologischen Artefakten, da das Lufttrocknen von Ejakulatausstrichen mit folgenden Veränderungen assoziiert ist:

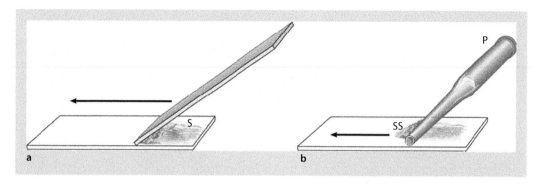

Abb. 2.11a, b Ejakulatausstrichmethoden für die Spermienmorphologie. **a** Fahnenausstrichmethode für unverdünntes Ejakulat. Ein Ejakulattropfen (S) verteilt sich entlang der Rückkante des aufgesetzten Objektträgers und wird vorwärts über den anderen Objektträger ausgezogen, um den Ausstrich anzufertigen. **b** Pipettenmethode für gewaschene Ejakulatproben. Ein Tropfen der Spermiensuspension (SS) wird durch eine horizontal aufgelegte Pipette (P) über die Oberfläche des Objektträgers ausgezogen

— Veränderungen der Spermiendimensionen: getrocknete, fixierte und gefärbte Spermien sind kleiner als lebendige Spermien im Ejakulat (Katz et al. 1986),

— Expansion immaturer Spermienköpfe (Soler et al. 2000) und

— Verlust der osmotisch sensitiven zytoplasmatischen Tropfen (Abraham-Peskir et al. 2002; Cooper et al. 2004), wenngleich große Mengen von überschüssigem residualen Zytoplasma zurückbehalten werden.

Zwei oder mehr Ausstriche sollten von der frischen Ejakulatprobe für den Fall angefertigt werden, dass Probleme mit der Färbung auftreten oder ein Objektträger zerbricht. Die Analyse erfolgt als Doppelbestimmung, vorzugsweise an jedem der beiden Objektträger, da durchaus erhebliche Unterschiede zwischen den Objektträgern in der Spermienmorphologie vorliegen können.

— Das Ejakulat gut mischen (▶ Kasten 2.3).

— Sofort ein Aliquot entnehmen, um den Spermien keine Möglichkeit zu geben, in der Suspension zu sedimentieren.

— Erneutes Mischen der Probe vor Entnahme des nächsten Aliquots.

— Unterschiedliche Ausstrichmethoden können in Abhängigkeit von den Bedingungen zur Anwendung kommen (Abb. 2.11).

Normale Ejakulatproben

Hierbei wird ein Aliquot des Ejakulates über die gesamte Oberfläche des Objektträgers mit der Ausstrichmethode verteilt (Abb. 2.11a und Abb. 2.12).

1. Reinigen Sie zunächst die Oberflächen der beiden mattierten Objektträger durch starkes Rubbeln mit fusselfreiem Reinigungspapier.

2. Beschriften Sie den Objektträger auf der mattierten Fläche mit den Identifikationsangaben (z.B. Identifikationsnummer, Datum) mit einem Bleistift mit mittelharter Mine (HB oder Nr. 2).

3. Tragen Sie ein 5–10-µl-Aliquot des Ejakulates, in Abhängigkeit von der Spermienkonzentration, auf ein Ende des Objektträgers auf. Nehmen Sie ein zweiten Objektträger und ziehen Sie den Tropfen entlang der Oberfläche des Objektträgers (Abb. 2.11a und Abb. 2.12). Wenn es sich um einen nicht mattierten Objektträger handelt, dann können mit diesem insgesamt von beiden Enden des Objektträgers aus 4 verschiedene Ausstriche ausgezogen werden.

4. Lassen Sie die Objektträger an der Luft trocknen und färben Sie wie in ▶ Abschn. 2.14 beschrieben.

Anmerkung

Bleistiftbeschriftung bleibt beim Fixieren und Färben stabil, Tinte und einige Permanentmarker dagegen nicht.

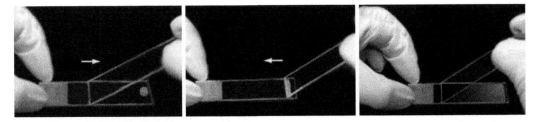

■ **Abb. 2.12** Vorbereitung eines normalen Ejakulatausstrichs. Um ein Gefühl für die Bewegung zu bekommen, platzieren Sie den Ausstreichobjektträger in einem 45°-Winkel und bewegen Sie ihn, bis Sie Kontakt mit dem Ejakulattropfen bekommen (linker Bildabschnitt), der entlang der Objektträgerkante verläuft (mittlerer Bildabschnitt). Ziehen Sie den Ausstreichobjektträger langsam zurück (ungefähr während einer Sekunde) entlang der gesamten Länge des Objektträgers, um den gewünschten Ausstrich anzufertigen (rechter Bildabschnitt) (Fotos freundlicherweise überlassen von C. Brazil)

Anmerkung
Lassen Sie den Ejakulattropfen nicht länger als ein paar Sekunden auf dem Objektträger liegen, bevor Sie ihn ausstreichen.

Anmerkung
Vergewissern Sie sich, dass Sie mit dem zweiten Objektträger den Tropfen ausziehen und nicht ausschieben.

Die Qualität des Ausstriches (möglichst geringes Überlagern der Spermien auf dem Objektträger) hängt ab:

- vom Volumen des Ejakulates und der Spermienkonzentration: je weniger Spermien, desto geringer ist die Wahrscheinlichkeit, dass sie einander überlagern;
- vom Winkel des aufliegenden, ausziehenden Objektträgers (Hotchkiss 1945): je kleiner der Winkel, desto dünner der Ausstrich;
- von der Geschwindigkeit des Ausstreichens (Eliasson 1971): je rascher die Bewegung, desto dicker der Ausstrich.

Beginnen Sie mit einem Volumen von 10 μl, einem Winkel von 45° und einer Ausstrichzeit von 1 Sekunde. Diese Parameter können, wenn nötig, variiert werden, um die Überlagerung von Spermien zu reduzieren (Menkveld et al. 1990). Die Ausstrichmethode funktioniert gut, wenn die Viskosität des Ejakulates niedrig ist. Für sehr viskös Ejakulate ist sie ungeeignet (■ Abb. 2.12).

Bei geringen Spermienkonzentrationen ($<2 \times 10^6$/ml), viskösen oder zellreichen Ejakulaten oder bei computerunterstützter Morphologieanalyse (▶ Abschn. 3.5.4) können unterschiedliche Vorgehensweisen sinnvoll sein.

Proben mit geringen Spermienkonzentrationen

Bei geringen Spermienkonzentrationen ($<2 \times 10^6$/ml) konzentrieren Sie die Probe:

1. Zentrifugieren Sie die Probe bei 600 g für 10 Minuten.
2. Entfernen Sie den Überstand.
3. Resuspendieren Sie das Pellet in einem Rest des Überstandes durch sanftes Pipettieren.
4. Versuchen Sie, die höchstmögliche Spermienkonzentration zu erreichen, die allerdings nicht 50×10^6/ml überschreiten sollte.
5. Behandeln Sie die Probe dann wie eine normale Probe.

Anmerkung
Zentrifugation kann die Spermienmorphologie verändern und muss dokumentiert werden.

Visköse Ejakulatproben

Manchmal ist es aufgrund einer erhöhten Ejakulatviskosität schwierig, einen guten Ausstrich anzufertigen. Die erhöhte Viskosität kann zu ungleichmäßig dicken Ausstrichen führen. Visköse Ejakulatproben können entweder wie schlecht liquifizierte Proben behandelt oder gewaschen werden.

Anmerkung
Diese Prozeduren können die Spermienmorphologie verändern und müssen dokumentiert werden.

Waschen von zellreichen oder viskösen Ejakulaten und Reduzieren von Hintergrundartefakten für die computerunterstützte Spermienmorphometrie

Zellen und größere zusammenhängende Partikel im Ejakulat (wie in viskösen Proben) können dazu führen, dass die Spermien mit ihren Köpfen an Ecken aufliegen und ihre Beurteilung erschwert wird. Diese Proben können wie folgt gewaschen werden:

1. Verdünnen Sie ein Aliquot des Ejakulates (0,2–0,5 ml, abhängig von der Spermienkonzentration) mit 10 ml normaler Kochsalzlösung (0,9 g Natriumchlorid, NaCl, auf 100 ml destilliertes Wasser) bei Raumtemperatur.
2. Zentrifugieren Sie bei 800 g für 10 Minuten.
3. Dekantieren Sie den Überstand.
4. Resuspendieren Sie das Pellet mit dem restlichen Überstand (typischerweise 20–40 µl) durch sanftes Pipettieren.
5. Fertigen Sie den Ausstrich an, indem Sie 5–10 µl der Spermiensuspension mit einer Pasteurpipette auf einem Objektträger ausstreichen (◘ Abb. 2.11b).
6. Analysieren Sie den Objektträger mit einem Phasenkontrastmikroskop bei 400facher Vergrößerung, um sicherzustellen, dass der Ausstrich gleichmäßig verteilt ist.
7. Überprüfen Sie, ob wenigstens 40 Spermien bei 400facher Vergrößerung ohne Verklumpung oder Überlagerung vorhanden sind.
8. Trocknen Sie den Objektträger an der Luft und färben Sie wie in Abschnitt 2.14 beschrieben.

Anmerkung
Wenn zu viele Spermien auf dem Objektträger sich überlagern, fertigen Sie einen neuen Ausstrich mit einem kleineren Aliquot der Ejakulatprobe an.

Anmerkung
Wenn zu wenige Spermien auf dem Objektträger sind, fertigen Sie einen neuen Ausstrich mit einem größeren Aliquot der Ejakulatprobe an.

Anmerkungen
Das Waschen der Probe kann die Spermienmorphologie verändern und muss dokumentiert werden.

Kommentar
Die Hintergrundfärbung beim Ausstrich kann reduziert werden, indem man die Ejakulatprobe länger als 30 Minuten liquifizieren lässt, bevor der Ausstrich angefertigt wird.

2.14 Färbemethoden

Wenn die Ausstriche luftgetrocknet sind, sollten sie fixiert und gefärbt werden, um die Details der Spermien darzustellen. Die Verwendung der Papanicolaou-, der Shorr- oder der Diff-Quik-Färbung wird empfohlen.

Alle drei Methoden färben in der Auflichtmikroskopie den Spermienkopf schwach blau in der Akrosomenregion und dunkelblau in der postakrosomalen Region. Das Mittelstück kann eine gewisse Rotfärbung zeigen, und der Schwanz ist entweder blau oder rötlich gefärbt. Überschüssiges residuales Zytoplasma, das gewöhnlich hinter dem Kopf und um das Mittelstück herum lokalisiert ist, wird pink oder rot (Papanicolaou-Färbung) oder rötlichorange (Shorr-Färbung) angefärbt.

Kommentar
Rasche Färbemethoden, bei denen ein Tropfen Ejakulat einem Fixans und einer Färbung bereits auf dem Objektträger beigemengt werden, sind kommerziell erhältlich. Diese sind jedoch nicht empfehlenswert, da sie aufgrund der fehlenden gleichmäßigen Ausstrichtechnik der Spermien auf dem Objektträger eine Beurteilung der Spermiendetails, die für die hier beschriebene Klassifikation der Spermienmorphologie Voraussetzung sind, nicht erlauben.

2.14.1 Traditionelle Fixierung und sequentielle Färbung

Dieser Prozess besteht aus den folgenden Schritten:

– Ethanol	um die Zellen zu fixieren und gleichzeitig zu dehydrieren;
– Aufsteigende bzw. absteigende Ethanolreihe	zur schrittweisen Rehydrierung der fixierten Ausstriche, um eine Färbung mit dem wasserlöslichen Haematoxylin zu ermöglichen

– Destilliertes Wasser	zur Rehydrierung getrockneter Ausstriche, um eine Färbung mit dem wasserlöslichen Haematoxylin zu ermöglichen;
– Haematoxylin	um den Kern blau zu färben
– Leitungswasser	um ungebundenes nukleäres Haematoxylin zu entfernen
– verdünnte Salzsäure (HCl)	um nichtspezifisch gebundenes Färbemittel aus dem Zytoplasma zu entfernen (entfärben)
– Leitungswasser	um den Säuregehalt zu reduzieren und den Kern wieder blau zu färben
– Scott-Lösung	um die Blaufärbung des Kernes wieder herzustellen (falls Leitungswasser nicht ausreichend ist)
– Ethanol	um die Ausstriche zu dehydrieren und die Färbung mit dem Ethanol-löslichen Orange G/ EA-50 zu ermöglichen
– Orange G	um das Zytoplasma pink zu färben
– EA-50 (Polychrom)	um das Zytoplasma pink zu färben
– Aufsteigende bzw. absteigende Ethanolreihe	um die gefärbten Ausstriche schrittweise zu dehydrieren für die Verwendung von Ethanol-löslichen Einbettmedien
– Xylen	zur Verwendung von Ethanol-löslichem Einbettmedium

2.14.2 Papanicolaou-Färbung für die Spermienmorphologie

Die Papanicolaou-Färbung erlaubt eine gute Färbung von Spermien und anderen Zellen. Sie färbt das Akrosom und die postakrosomale Region des Kopfes, das überschüssige residuale Zytoplasma, das Mittelstück und das Hauptstück an. Die modifizierte Färbetechnik, die hier beschrieben wird, ist nachweislich für die Analyse der Spermienmorphologie und die Beurteilung immaturer Keimzellen sowie anderer Zellen (► Bildtafeln 1–14) verwendbar. Routineverfahren wurden modifiziert, um ohne Äther (als Fixans) oder Xylen (zum Einbetten) zu arbeiten (ESHRE/NAFA 2002). Objekt-

> **Kasten 2.14 Einbettmedien**
>
> Objektträger können eingebettet oder nicht eingebettet (mit oder ohne Deckglas) mikroskopiert werden. Das Einbetten der Objektträger erlaubt eine langfristige Aufbewahrung, so dass eine erneute Beurteilung, falls erforderlich, möglich ist, sowie die Nutzung in der internen Qualitätskontrolle. Der Refraktionsindex (RI) der Einbettmedien nach dem Trocknen (1,50–1,55) ist ähnlich wie der von Glas (1,50–1,58). Die beste optische Qualität wird mit der Ölimmersionsmikroskopie erreicht (ähnlicher RI 1,52).

träger, die mit der Papanicolaou-Technik gefärbt wurden, können langfristig eingebettet und für zukünftige Verwendung in internen Qualitätskontrollprogrammen aufgehoben werden. Wenn sie im Dunkeln gelagert werden, sind sie für Monate bis Jahre stabil.

Die folgende Methode wurde verwendet, um die Bildtafeln von Objektträgern in diesem Manual anzufertigen, die in Ethanol-unlöslichem Einbettmedium eingedeckt wurden.

Reagenzien

1. Papanicolaou-Färbebestandteile: Kommerziell erhältlich oder ► Kap. 11, ► Abschn. 11.10.
2. Verdünnte Salzsäure (HCl): Fügen Sie 1,0 ml konzentrierter Salzsäure zu 200 ml des 70% (v/v) Ethanols hinzu.
3. Xylen: Ethanol, 1 + 1 (1 : 2): Mischen Sie gleiche Anteile 100% Ethanol und Xylen.

Anmerkung
Xylen ist ein gesundheitsschädliches Agens und sollte nur unter einer Dunstabzugshaube verwendet werden.

Anmerkung
Ausstriche sollten mindestens 4 Stunden luftgetrocknet werden. Sie können bis zu 1 Woche aufbewahrt werden, bevor sie fixiert und gefärbt werden.

Fixierung der luftgetrockneten Ejakulatausstriche

1. Eintauchen der Objektträger in 95% (v/v) Ethanol für mindestens 15 Minuten.

Färbung der fixierten Ejakulatausstriche

Die Objektträger werden sukzessive eingetaucht in:

1. Ethanol 80% (v/v)	30 Sekunden
2. Ethanol 50% (v/v)	30 Sekunden
3. Aquadest	30 Sekunden
4. Harris-Haematoxylin	4 Minuten
5. Aquadest	30 Sekunden
6. Verdünnte Salzsäure (Salzsäure, 0,25%)	4- bis 8-mal eintauchen*
7. Kaltes Leitungswasser	5 Minuten
8. Ethanol 50% (v/v)	30 Sekunden
9. Ethanol 80% (v/v)	30 Sekunden
10. Ethanol 95% (v/v)	mindestens 15 Minuten
11. Orange G	1 Minute
12. Ethanol 95% (v/v)	30 Sekunden
13. Ethanol 95% (v/v)	30 Sekunden
14. Ethanol 95% (v/v)	30 Sekunden
15. Polychrom, EA-50	30 Sekunden
16. Ethanol 95%	30 Sekunden
17. Ethanol 95%	30 Sekunden
18. Ethanol 99%	30 Sekunden
19. Ethanol 99%	30 Sekunden
* Einmal Eintauchen für jeweils ca. 1 Sekunde	

Anmerkung
Ethanolfixierung dehydriert Zellen. Deshalb brauchen Ausstriche, die direkt von der Fixierung in 95% Ethanol in die Färbung genommen werden, nur 10 Sekunden in 80% Alkohol, während Ausstriche, die nach der Fixierung luftgetrocknet sind, deutlich länger (2–3 Minuten) in 50% Ethanol verbleiben müssen.

Anmerkung
Bei Schritt 6 beginnen Sie zunächst mit 4-mal Eintauchen und fahren fort, bis die Ergebnisse zufriedenstellend sind. Es handelt sich hierbei um einen kritischen Schritt, da die Dauer des Entfärbens erheblich das endgültige Färbeergebnis beeinflusst. Wird dieser Schritt ausgelassen, werden die Spermien und der Hintergrund dunkel. Eine Erhöhung der Eintauchvorgänge färbt Spermien und Hintergrund schwächer.

Anmerkung
Die Objektträger können mit oder ohne Einbettung beurteilt werden.

Behandlung der gefärbten Ausstriche vor dem Einbetten

Es gibt zwei Arten von Flüssigkeiten für das Einbetten der Präparate: Ethanol-lösliche und Ethanol-unlösliche Einbettmedien.

- Verwenden Sie Ethanol-lösliches Einbettmedium direkt auf den noch mit Ethanol befeuchteten Objektträgern.
- Für die Ethanol-unlöslichen Einbettmedien werden die Objektträger direkt nach Schritt 19 unter einer Dunstabzugshaube wie folgt bearbeitet:
  1. Xylen : Ethanol, 1+1 (1 : 2): für 1 Minute
  2. Xylen 100%: für 1 Minute

Entfernen Sie einen nach dem anderen Objektträger aus dem Xylenbad und lassen Sie nur ein kurzes Ablaufen für 1–2 Sekunden zu. Der Objektträger sollte noch feucht sein, wenn er eingebettet wird.

Einbetten der gefärbten Ejakulatausstriche

1. Geben Sie zwei oder drei Tropfen des Einbettmediums auf den Objektträger.
2. Platzieren Sie ein Deckglas (24 × 50 mm oder 24 × 60 mm sind am einfachsten zu handhaben) direkt auf dem Ausstrich.
3. Positionieren Sie das Deckglas von einer der Längsseiten mit Kontakt zum Einbettmedium, sodass Lufteinschlüsse vermieden werden.
4. Falls notwendig, drücken Sie sanft auf das Deckglas, um Luftblasen zu den Ecken zu manövrieren.
5. Wischen Sie überschüssiges Xylen unterhalb des Objektträgers weg.
6. Lassen Sie den eingebetteten und eingedeckten Objektträger waagerecht in einem entsprechenden Ständer oder auf einem absorbierenden Papier für 24 Stunden unter einer Dunstabzugshaube trocknen.

2.14.3 Shorr-Färbung für die Spermienmorphologie

Die Shorr-Färbung liefert vergleichbare Prozentanteile normaler Spermien wie die Papanicolaou-Färbung (Meschede et al. 1993).

Reagenzien

1. Harris-Haematoxylin: Papanicolaou Nr. 1.
2. Shorr-Lösung: Fertig kaufen oder selber herstellen wie folgt: Lösen Sie 4 g Shorr-Pulver in 220 ml warmem 50% Ethanol. Lassen Sie die Lösung abkühlen, fügen Sie 2,0 ml Eisessig im Abzug hinzu und filtrieren.
3. Verdünnte Salzsäure: 25 ml Eisessig zu 75 ml 95% (v/v) Ethanol hinzugeben.
4. Ammonium-Alkohol: Fügen Sie 5 ml von 25% (v/v) Ammoniumhydroxid zu 95 ml 75% (v/v) Ethanol hinzu.

Fixierung der luftgetrockneten Ejakulatausstriche

Tauchen Sie die Objektträger in verdünnte Salzsäure oder 75% (v/v) Ethanol für 1 Stunde.

Färbung der fixierten Ejakulatausstriche

Sukzessives Eintauchen der Objektträger in:

1. Fließendes Leitungswasser	12- bis 15-mal eintauchen*
2. Haematoxylin	1–2 Minuten
3. Fließendes Leitungswasser	12- bis 15-mal eintauchen*
4. Ammonium-Alkohol	10mal eintauchen
5. Fließendes Leitungswasser	12- bis 15-mal eintauchen*
6. Ethanol 50% (v/v)	5 Minuten
7. Shorr-Färbung	3–5 Minuten
8. Ethanol 50% (v/v)	5 Minuten
9. Ethanol 75% (v/v)	5 Minuten
10.Ethanol 85% (v/v)	5 Minuten
* Einmal eintauchen für jeweils ca. 1 Sekunde	

Anmerkung
Die Objektträger können eingebettet oder uneingebettet mikroskopisch beurteilt werden.

Einbetten der gefärbten Ejakulatausstriche

Siehe ▸ Abschn. 2.14.2, »Behandlung der gefärbten Ausstriche vor dem Einbetten« und »Einbetten der gefärbten Ejakulatausstriche«.

2.14.4 Schnellfärbemethoden für die Spermienmorphologie

Schnellfärbemethoden sind insbesondere für Labore sinnvoll, die die Ergebnisse am Tag der Ejakulatanalyse benötigen. Es gibt verschiedene Färbesets (Kruger et al. 1987). Einige Ausstriche, die mit Schnellfärbemethoden gefärbt wurden, haben eine hohe Hintergrundfärbung und eine geringere Qualität als die mit Papanicolaou gefärbten.

Reagenzien

1. Das Diff-Quik-Schnellfärbekit besteht aus:
   a. Fixierreagenz (Triarylmethan-Färbemittel, aufgelöst in Methanol)
   b. Färbelösung 1 (eosinophiles Xanthen)
   c. Färbelösung 2 (basophiles Thiazin)
2. Fixans: 1,8 mg Triarylmethan, aufgelöst in 1000 ml 95% (v/v) Ethanol, optional
3. Fixans: Methanol 95% (v/v), optional

Fixierung der luftgetrockneten Ejakulatausstriche

Tauchen Sie die Objektträger in Triarylmethanfixans (wie im Diff-Quik-Kit beigefügt oder hergestellt wie oben angegeben) für 15 Sekunden ein oder in 95% Methanol allein für 1 Stunde. Überschüssige Lösung ablaufen lassen, indem die Objektträger senkrecht auf einem absorbierenden Papier abgestellt werden.

Färbung der fixierten Ejakulatausstriche

Sukzessives Eintauchen der Objektträger in:

1. Schnellfärbelösung 1	10 Sekunden
2. Schnellfärbelösung 2	5 Sekunden
3. Fließendes Leitungswasser	10- bis 15-mal, um überschüssige Farbe abzuspülen

Überschüssige Flüssigkeit bei jedem Schritt ablaufen lassen, indem die Objektträger senkrecht auf einem absorbierenden Papier platziert werden.

Anmerkung
Die Objektträger können eingebettet oder uneingebettet mikroskopisch beurteilt werden.

Anmerkung
Liegt eine hohe Hintergrundfärbung vor, dann sollte ein Aliquot des Ejakulates gewaschen sowie ein neuer Objektträger vorbereitet und gefärbt werden. Waschen kann die Spermienmorphologie beeinträchtigen und muss dokumentiert werden.

Einbetten der gefärbten Ejakulatausstriche

Siehe ▶ Abschn. 2.14.2, »Behandlung der gefärbten Ausstriche vor dem Einbetten« und »Einbetten der gefärbten Ejakulatausstriche«.

2.15   Beurteilung der gefärbten Präparate

Bei gefärbten Präparaten sollte mindestens ein ×100 Ölimmersions-Hellfeld-Objektiv und wenigstens ein ×10 Okular verwendet werden. Klarere Bilder werden mit einem Fluid mit ähnlichem Refraktionsindex (RI) der Zellen (von ungefähr 1,5) und des Glases (1,50–1,58) erreicht, wenn dieses zwischen der Linse und dem nicht eingebetteten Präparat oder dem Deckglas verwendet wird. Hierfür eignet sich normalerweise Immersionsöl (RI 1,52). Einbettmedien haben einen ähnlichen Refraktionsindex (1,50–1,55; ▶ Kasten 2.14).

2.15.1 Klassifizierung der normalen Spermienmorphologie

Die Beurteilung der Spermienmorphologie ist mit zahlreichen Schwierigkeiten behaftet, die durch fehlende Objektivität, Variation in der Interpretation oder schlechtes Abschneiden in der externen Qualitätskontrolle verursacht werden (▶ Abschn. 7.13.2). Die hier empfohlene Methode ist eine einfache Unterscheidung in normal/abnormal mit der Option, die Abweichungen von der Norm genau zu lokalisieren. Die nachfolgenden Kriterien sollten Anwendung finden bei der Beurteilung der normalen Morphologie der Spermien (Kruger et al. 1986; Menkveld et al. 1990; Coetzee et al. 1998). Der angegebene Referenzbereich (▶ Abschn. 2.17.3) ist nur valide, wenn die angegebene Technik verwendet wird.

Spermien bestehen aus einem Kopf, Hals, Mittelstück und Schwanz (Anmerkung: Die WHO kennt im Original auch die Unterteilung in Kopf,

Hals, Mittelstück, Hauptstück und Endstück, die jedoch in der praktischen üblichen morphologischen Beurteilung keine Relevanz besitzt und deswegen im Folgenden keine Anwendung findet.). Da der Schwanz mit einem Lichtmikroskop schwer zu sehen ist, könnte man sagen, die Zelle setzt sich zusammen aus Kopf (und Hals) und Schwanz (Mittelstück und Schwanz). Um als normal eingestuft zu werden, muss ein Spermium sowohl einen normalen Kopf als auch einen normalen Schwanz aufweisen. Alle grenzwertigen Formen sollten als abnormal betrachtet werden.

– Der Kopf sollte glatt, mit regelmäßigen Konturen und allgemein von ovaler Form sein. Es sollte eine klar abgegrenzte Akrosomregion vorhanden sein, die 40–70% des Kopfbereiches umfasst (Menkveld et al. 2001). Die Akrosomregion sollte keine großen Vakuolen und nicht mehr als zwei kleine Vakuolen enthalten, die nicht mehr als 20% des Spermienkopfes einnehmen sollten. Die Postakrosomalregion sollte keine Vakuolen enthalten.

– Das Mittelstück sollte schlank, regelmäßig und etwa von derselben Länge wie der Spermienkopf sein. Die Hauptachse des Mittelstücks sollte in einer Linie mit der Hauptachse des Spermienkopfes verlaufen. Residuales Zytoplasma wird lediglich dann als Anomalie betrachtet, wenn übermäßig viel davon vorhanden ist, d.h. wenn mehr als ein Drittel der Spermienkopfgröße davon eingenommen wird (Mortimer u. Menkveld 2001).

– Der Schwanz sollte ein einheitliches Kaliber über seine gesamte Länge aufweisen, dünner als das Mittelstück und etwa 45 µm lang sein (ca. 10fache Kopflänge). Er kann eine Schleife mit sich selbst bilden (◘ Abb. 2.10c), darf jedoch keinen scharfen Winkel als Hinweis auf einen Geißelbruch aufweisen.

Kommentar
Bei dieser Beurteilungstechnik ist die Form des Spermienkopfes wichtiger als seine Größe, es sei denn, diese ist eindeutig abnormal.

Kommentar
Bei der Unterscheidung normal und abnormal großer Spermienköpfe kann ein Okular-Mikrometer nützlich sein.

Kommentar

Die Kopfausmessung von 77 Papanicolaou-gefärbten Spermien (gefärbt entsprechend des Protokolls aus ▶ Abschn. 2.14.2 und als normal klassifiziert nach den hier angegebenen Kriterien), die mit einem computergestützten System ausgemessen wurden (Variationskoeffizient für wiederholte Messungen 2–7%) ergab die folgenden Maße: mediane Länge 4,1 μm, 95% CI 3,7–4,7; mediane Breite 2,8 μm, 95% CI 2,5–3,2; medianes Verhältnis Länge zu Breite 1,5, 95% CI 1,3–1,8.

Kommentar

Die Mittelstück-Ausmessung von 74 Papanicolaou-gefärbten Spermien (gefärbt entsprechend des Protokolls aus ▶ Abschn. 2.14.2 und als normal klassifiziert nach den hier angegebenen Kriterien), die mit demselben computergestützten System ausgemessen wurden, ergab die folgenden Maße: mediane Länge 4,0 μm, 95% CI 3,3–5,2; mediane Breite 0,6 μm, 95% CI 0,5–0,7.

Kommentar

Aufgerollte Schwänze (>360°; ▣ Abb. 2.13m) können ein Hinweis auf eine Nebenhodendysfunktion sein (Pelfrey et al. 1982).

Die Beurteilung einer normalen Spermienmorphologie kann am besten erfolgen, wenn man die feinen Formvariationen beim gesamten Spermium erlernt (normale/grenzwertige Spermienköpfe und -schwänze; siehe ▶ Abschn. 2.16, Tafel 1–12 und die Kommentare dazu).

2.15.2 Klassifikation der abnormalen Spermienmorphologie

Humane Samenproben enthalten Spermien mit verschiedensten Fehlbildungen. Eine fehlerhafte Spermatogenese und einige Nebenhodenpathologien werden gewöhnlich mit einem erhöhten Prozentsatz abnormal geformter Spermien in Verbindung gebracht. Die morphologischen Defekte treten üblicherweise kombiniert auf. Abnormale Spermien verfügen im Allgemeinen in Abhängigkeit von der Art der Anomalietypen über ein geringeres Fertilisierungspotential und können auch

eine abnormale DNA aufweisen. Morphologische Defekte sind mit einer erhöhten DNA-Fragmentierung (Gandini et al. 2000), einer erhöhten Inzidenz struktureller Chromosomenaberrationen (Lee et al. 1996), immaturem Chromatin (Dadoune et al. 1988) und Aneuploidie (Devillard et al. 2002; Martin et al. 2003) assoziiert. Daher wird der Beurteilung der Kopfform besondere Bedeutung beigemessen, wenngleich auch der Spermienschwanz (Mittelstück und Schwanz) beurteilt wird.

Die folgenden Defektkategorien sollten Beachtung finden (▣ Abb. 2.13):

- **Kopfdefekte:** groß oder klein, kegelförmig, birnenförmig, rund, amorph, vakuolisiert (mehr als zwei Vakuolen oder >20% des Kopfbereichs werden von ungefärbten Vakuolenbereichen eingenommen), Vakuolen in der Postakrosomalregion, kleine oder große Akrosomenbereiche (<40% oder >70% des Kopfbereiches), doppelte Köpfe oder jegliche Kombination all dessen.
- **Hals- und Mittelstückdefekte:** asymmetrischer Ansatz des Mittelstücks am Kopf, dick oder unregelmäßig, scharf gebogen, abnormal dünn oder jegliche Kombination all dessen.
- **Schwanzdefekte:** kurz, mehrfach vorhanden, gebrochen, glatte Haarnadelkurven, scharf abgewinkelte Kurven, unregelmäßige Breite, aufgerollt oder jegliche Kombination all dessen.
- **Überschüssiges residuales Zytoplasma (excess residual cytoplasm: ERC):** Dies wird assoziiert mit abnormalen Spermien, die aus einem fehlerhaften Spermatogeneseprozess hervorgehen. Spermien, die charakterisiert sind durch große Mengen unregelmäßig gefärbten Zytoplasmas (≥ ein Drittel der Spermienkopfgröße), die häufig assoziiert sind mit fehlerhaften Mittelstücken (Mortimer u. Menkveld 2001), sind abnormal. Dieser abnormale Überschuss an Zytoplasma sollte nicht Zytoplasmatröpfchen genannt werden (Cooper 2005).

Kommentar

Zytoplasmatröpfchen (membrangebundene Vesikel auf dem Mittelstück im Bereich des Kopf-Hals-Übergangs) sind normaler Bestandteil physiologisch arbeitender menschlicher Spermien. Sind sie angeschwollen, so können sie sich entlang der

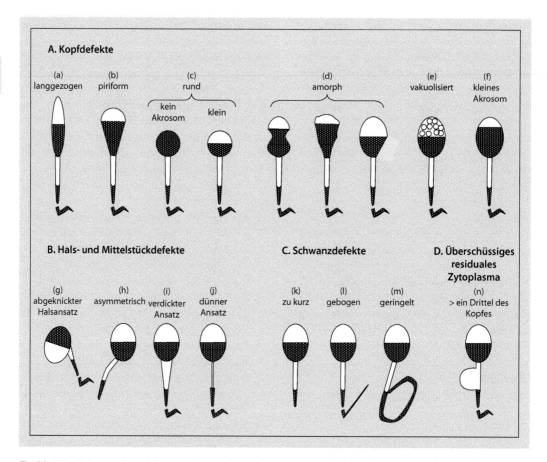

Abb. 2.13   Schematische Zeichnungen einiger abnormaler Formen menschlicher Spermien (modifiziert nach Kruger et al. 1993, reproduziert mit Erlaubnis von MQ Medical)

Länge des Mittelstücks ausbreiten, wie durch Phasenkontrast-, Differenzialinterferenzkontrast- und Röntgenmikroskopie lebender Zellen im Ejakulat, im Zervikalmukus und im Medium zu beobachten ist (Abraham-Peskir et al. 2002; Fetic et al. 2006).

Kommentar
Zytoplasmatröpfchen sind osmotisch empfindlich und bleiben bei routinemäßigen Lufttrocknungsprozeduren nicht gut erhalten (Chantler u. Abraham-Peskir 2004; Cooper et al. 2004). Sie sind in gefärbten Präparaten nicht deutlich zu erkennen und können dort als kleine Ausdehnungen des Mittelstücks erscheinen. Zytoplasmatröpfchen sind weniger als ein Drittel so groß wie der Spermienkopf in fixierten und gefärbten Präparaten (Mortimer u. Menkveld 2001) und werden nicht als abnormal betrachtet.

2.16 Abbildungen zur Spermienmorphologie

Alle mikroskopischen Bildtafeln 1–14 wurden nach der strikten Anwendung der oben geschilderten strengen morphologischen Kriterien beurteilt. Die Analyse der Spermienmorphologie ist subjektiv und ganz besonders schwierig zu standardisieren. Sie zielt auf die artifizielle Unterscheidung zwischen normalen und abnormalen Zellen, und zwar auf der Basis einer Vielzahl von Charakteristika von Spermienköpfen und -schwänzen. Die Bildtafeln wurden von einem einzigen Experten, Dr. Thinus Kruger, analysiert. Die Analysen wurden unterfüttert mit zusätzlichen Kommentaren, um eine Einheitlichkeit der Beschreibungen aller Abnormalitäten sicherzustellen.

◘ Tab. 2.6 Erläuterungen, die in den Kommentaren zu den Bildtafeln 1–14 Verwendung finden	
<40% acr	weniger als 40% des Spermienkopfes sind vom Akrosom eingenommen
>70% acr	mehr als 70% des Spermienkopfes sind vom Akrosom eingenommen
>ein Drittel	abnormales Zytoplasma (mehr als ein Drittel der Kopfgröße) (ERC = excess residual cytoplasm)
<ein Drittel	abnormales Zytoplasma (weniger als ein Drittel der Kopfgröße) (ERC)
>2 vac	mehr als 2 Vakuolen
abgeflacht	Basis des Spermienkopfes nicht oval
abnormal	selbsterklärend
amorph	Kopfform (◘ Abb. 2.13d)
Ansatz	der Ansatz des Schwanzes ist zu einer Seite der Längsachse des Kopfes verschoben
bacilli	Bakterien
CD	Zytoplasmatropfen
geringelt	selbsterklärend
defekt	selbsterklärend
degenerierender Leukozyt	selbsterklärend
degenerierendes Spermium	selbsterklärend
dick	selbsterklärend
doppelt	selbsterklärend
epitheliale Zelle	aus dem männlichen duktalen System
ERC	überschüssiges residuales Zytoplasma (excess residual cytoplasm)
falls PP O.K.	nicht das gesamte Hauptstück des Spermiums ist in der Abbildung zu sehen (aber falls es normal wäre, würde das gesamte Spermium als normal beurteilt)
Fokus	außerhalb des Fokus (nicht beurteilt)
gebogen	unnatürlich scharfe Abknickung (siehe Abb. 2.13 g und j)
irreg	unregelmäßig in den Umrissen

◘ Tab. 2.6 Fortsetzung	
kein Akrosom	fehlendes Akrosom
klein	Kopfgröße
Makrophage	phagozytierender Leukozyt
Monozyt	agranulärer Leukozyt
nicht beurteilt	wegen Überlagerung oder schlechtem Fokus
normal	denen im endozervikalen Mukus ähnlich
PA vac	Vakuole in der postakrosomalen Region
Pinhead	kein Spermium; kein Chromatin vorhanden
piriform	Kopfform (◘ Abb. 2.13b)
polymorph	polymorphkerniger Leukozyt
rund	Kopfform (◘ Abb. 2.13c)
Seitenbild	Spermium von der Seite gesehen
Spermatide	immature Keimzelle
Spermatozyte	immature Keimzelle
langgestreckt	Kopfform
überlappend	Überlagerung der Köpfe durch Schwänze
umgeschlagen	der Schwanz ist um sich selbst nach oben gebogen
vac	Vakuole
zu lang	selbsterklärend
Zytoplasma	entweder überschüssiges residuales Zytoplasma oder Zytoplasmatropfen, abhängig von der Größe

Gegenüber jeder farbigen Bildtafel findet sich eine Tabelle, die die Morphologieanalyse eines jeden abgebildeten Spermiums beschreibt. Die Tabelle gibt an, ob die Kopfform normal oder abnormal ist, gibt Detailangaben zu den Kopfabnormalitäten zusätzlich zur Form. Sie gibt Informationen darüber, ob das Mittelstück oder Halsstück normal in der Form ist und ob das Spermium insgesamt als normal angesehen werden kann. Weitere relevante Anmerkungen sind unter »Kommentare« aufgeführt. Die Kommentare sind in der ◘ Tab. 2.6 genauer erläutert.

10 Mikrometer

Bildtafel 1

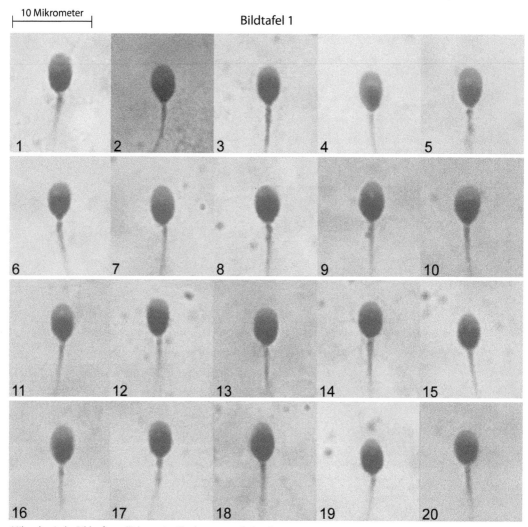

Mikroskopische Bilder freundlicherweise überlassen von C. Brazil.

Morphologiebeurteilung der Spermien in Bildtafel 1

Spermium	Kopfform	Andere Kommentare zum Kopf	Mittelstück Kommentare	Hauptstück Kommentare	Gesamtspermien-klassifikation	Kommentare
1	normal		normal		normal	falls PP O.K.
2	normal		normal		normal	falls PP O.K.
3	normal		normal		normal	falls PP O.K.
4	normal		normal		normal	falls PP O.K.
5	normal		normal		normal	falls PP O.K.
6	normal		normal		normal	falls PP O.K.
7	normal		normal		normal	falls PP O.K.
8	normal		normal		normal	falls PP O.K.
9	normal		normal		normal	falls PP O.K.
10	normal		normal		normal	falls PP O.K.
11	normal		normal		normal	falls PP O.K.
12	normal		normal		normal	falls PP O.K.
13	normal		normal		normal	falls PP O.K.
14	normal		normal		normal	falls PP O.K
15	normal		normal		normal	falls PP O.K.
16	normal		normal		normal	falls PP O.K.
17	normal		normal		normal	falls PP O.K.
18	normal		normal		normal	falls PP O.K.
19	normal		normal		normal	falls PP O.K.
20	normal		normal		normal	falls PP O.K.

2

10 Mikrometer

Bildtafel 2

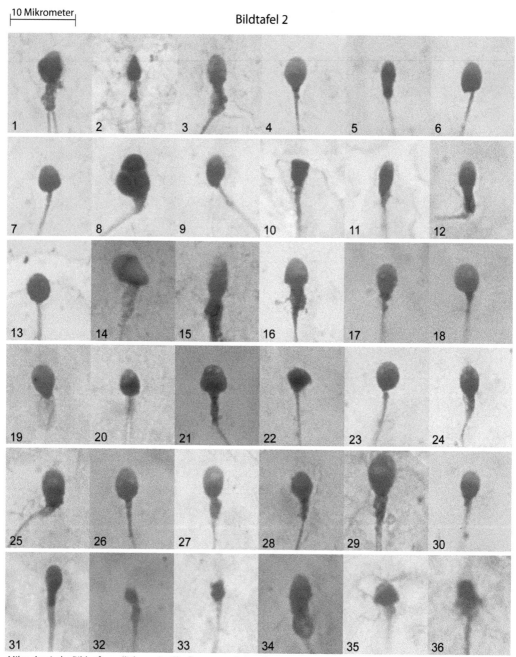

Mikroskopische Bilder freundlicherweise überlassen von C. Brazil.

Morphologiebeurteilung der Spermien auf Bildtafel 2

Sper-mium	Kopfform	Andere Kommentare zum Kopf	Mittelstück Kommentare	Hauptstück Kommentare	Gesamtspermien-klassifikation	Kommen-tare
1	abnormal		dick	doppelt	abnormal	
2	abnormal		irreg		abnormal	Seitenbild
3	abnormal	piriform	gebogen, irreg, ERC		abnormal	> ein Drittel
4	abnormal				abnormal	
5	abnormal	piriform			abnormal	
6	abnormal				abnormal	
7	abnormal				abnormal	
8	abnormal		dick		abnormal	
9	abnormal		Ansatz		abnormal	
10	abnormal				abnormal	
11	abnormal				abnormal	
12	abnormal	piriform		gebogen	abnormal	
13	abnormal	>2 vac, PA vac			abnormal	
14	abnormal		dick		abnormal	
15	abnormal	piriform	dick, ERC		abnormal	> ein Drittel
16	abnormal	piriform	ERC		abnormal	> ein Drittel
17	normal	PA vac			abnormal	
18	abnormal		dick, Ansatz		abnormal	
19	abnormal		abnormal		abnormal	
20	abnormal		dick		abnormal	
21	abnormal		dick		abnormal	
22	abnormal				abnormal	
23	abnormal				abnormal	
24	normal	>2 vac	dick		abnormal	
25	abnormal		dick, gebogen		abnormal	
26	abnormal		dick		abnormal	
27	abnormal	>70% acr	dick		abnormal	
28	abnormal		dick		abnormal	
29	abnormal		dick		abnormal	
30	abnormal		dick		abnormal	
31	abnormal	piriform	dick		abnormal	
32	abnormal	klein	dick		abnormal	
33	abnormal	klein	dick		abnormal	
34	abnormal		ERC		abnormal	> ein Drittel
35	abnormal		dick		abnormal	
36	abnormal		dick		abnormal	

10 Mikrometer

Bildtafel 3

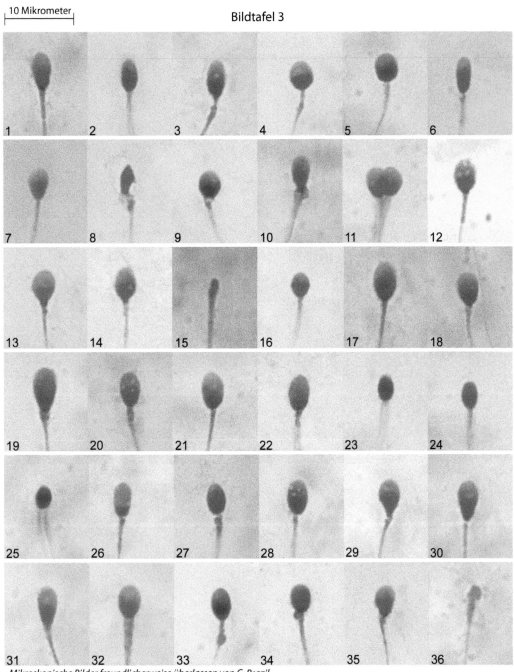

Mikroskopische Bilder freundlicherweise überlassen von C. Brazil.

Morphologiebeurteilung der Spermien auf Bildtafel 3

Sper-mium	Kopfform	Andere Kommen-tare zum Kopf	Mittelstück Kommentare	Hauptstück Kommentare	Gesamtspermien-klassifikation	Kom-mentare
1	abnormal	langgestreckt	dick		abnormal	
2	abnormal				abnormal	
3	abnormal		irreg		abnormal	
4	abnormal	rund			abnormal	
5	abnormal	rund			abnormal	
6	abnormal	langgestreckt			abnormal	
7	abnormal	langgestreckt			abnormal	
8	abnormal	amorph	dick		abnormal	
9	abnormal	rund	dick		abnormal	
10	abnormal	langgestreckt	irreg, dick		abnormal	
11	–				–	2 Zellen
12	abnormal	>2 vac, PA vac			abnormal	
13	abnormal				abnormal	
14	normal	PA vac			abnormal	
15	–				–	Pinhead
16	abnormal	klein			abnormal	
17	abnormal	groß			abnormal	
18	normal		dick		abnormal	
19	abnormal		dick		abnormal	
20	abnormal	>2 vac	Ansatz		abnormal	
21	normal	>70% acr			abnormal	
22	abnormal	>70% acr			abnormal	
23	abnormal	<40% acr, klein			abnormal	
24	abnormal	<40% acr, klein			abnormal	
25	abnormal	<40% acr, klein			abnormal	
26	abnormal	>70% acr			abnormal	
27	abnormal	<40% acr, >2 vac	irreg		abnormal	
28	normal	>2 vac			abnormal	
29	abnormal	langgestreckt			abnormal	
30	abnormal	langgestreckt			abnormal	
31	abnormal	langgestreckt			abnormal	
32	normal		dick		abnormal	
33	normal		dick		abnormal	
34	abnormal	<40% acr	dick		abnormal	
35	abnormal		dick, gebogen		abnormal	
36	–				–	Pinhead

10 Mikrometer

Bildtafel 4

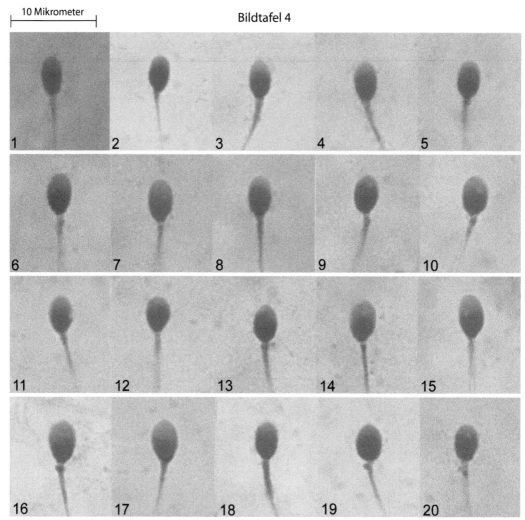

Mikroskopische Bilder freundlicherweise überlassen von C. Brazil.

Morphologiebeurteilung der Spermien auf Bildtafel 4

Spermium	Kopfform	Andere Kommentare zum Kopf	Mittelstück Kommentare	Hauptstück Kommentare	Gesamtspermienklassifikation	Kommentare
1	abnormal	abgeflacht	dick		abnormal	
2	normal		dick, gebogen		abnormal	
3	normal		dick		abnormal	
4	normal		dick, gebogen		abnormal	
5	normal		dick		abnormal	
6	normal		dick		abnormal	
7	abnormal	irreg			abnormal	
8	normal		dick		abnormal	
9	normal		Ansatz, gebogen		abnormal	
10	normal		dick, gebogen		abnormal	
11	abnormal	PA vac			abnormal	
12	abnormal				abnormal	
13	abnormal	<40% acr, >2 vac	dick		abnormal	
14	normal		irreg		abnormal	
15	normal		Ansatz		abnormal	
16	normal		dick		abnormal	
17	normal		Ansatz, dick		abnormal	
18	normal		dick, zu lang		abnormal	
19	normal	<40% acr	Ansatz		abnormal	
20	normal	<40% acr	irreg		abnormal	

10 Mikrometer

Bildtafel 5

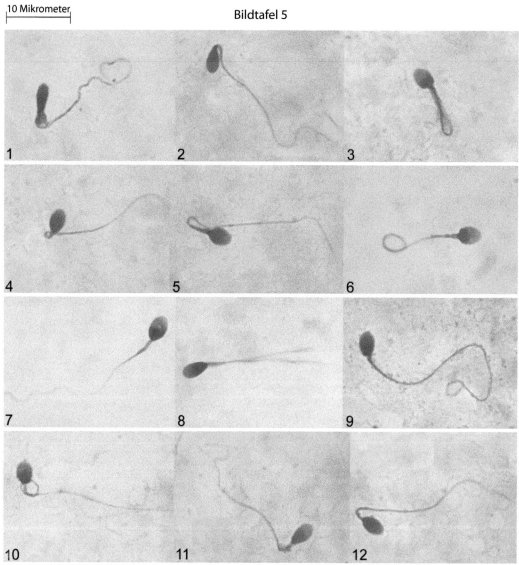

Mikroskopische Bilder freundlicherweise überlassen von C. Brazil.

Morphologiebeurteilung der Spermien auf Bildtafel 5

Spermium	Kopfform	andere Kommentare zum Kopf	Mittelstück Kommentare	Hauptstück Kommentare	Gesamtspermienklassifikation	Kommentare
1	abnormal		ERC		abnormal	> ein Drittel
2	normal		gebogen	normal	abnormal	
3	abnormal	>70% acr		umgeschlagen	abnormal	
4	normal		gebogen	normal	abnormal	
5	normal		dick	umgeschlagen	abnormal	
6	abnormal	PA vac		geringelt	abnormal	
7	normal				normal	
8	normal			doppelt	abnormal	
9	abnormal			geringelt	abnormal	
10	abnormal		gebogen, Ansatz	geringelt	abnormal	
11	normal		dick	gebogen	abnormal	
12	normal		gebogen	normal	abnormal	

10 Mikrometer

Bildtafel 6

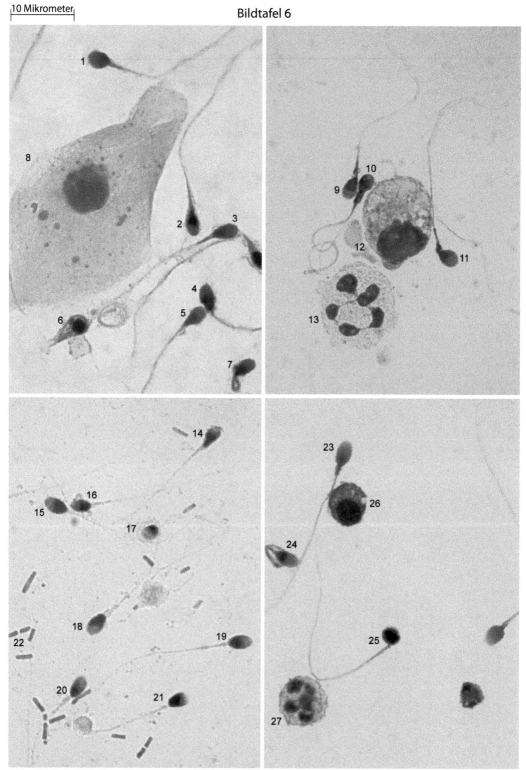

Mikroskopische Bilder freundlicherweise überlassen von C. Brazil.

Morphologiebeurteilung der Spermien auf Bildtafel 6

Spermium	Kopfform	Andere Kommentare zum Kopf	Mittelstück Kommentare	Hauptstück Kommentare	Gesamtspermien- klassifikation	Kommentare
1	normal	<40% acr	dick	normal	abnormal	
2	normal		dick		abnormal	
3	normal				normal	
4	abnormal		dick		abnormal	
5	abnormal	langgestreckt			abnormal	
6					nicht klassifizierbar	abnormales Spermium
7	abnormal		dick	geringelt	abnormal	
8						Epithelzelle
9	normal		dick, Ansatz		abnormal	
10	abnormal	<40% acr	dick		abnormal	
11	normal		dick		abnormal	
12						degenerierende Makrophage?
13						polymorph
14	abnormal	piriform			abnormal	
15	normal				normal	
16	abnormal	<40% acr			abnormal	
17	abnormal	rund		nicht gesehen	abnormal	freier Kopf?
18	abnormal		dick		abnormal	
19	normal				normal	
20	normal				normal	falls PP O.K.
21	abnormal	abgeflacht			abnormal	
22						bacilli
23	normal		dick		abnormal	
24	normal		dick	geringelt	abnormal	
25	abnormal	amorph			abnormal	
26						Spermatide
27						polymorph

2

10 Mikrometer

Bildtafel 7

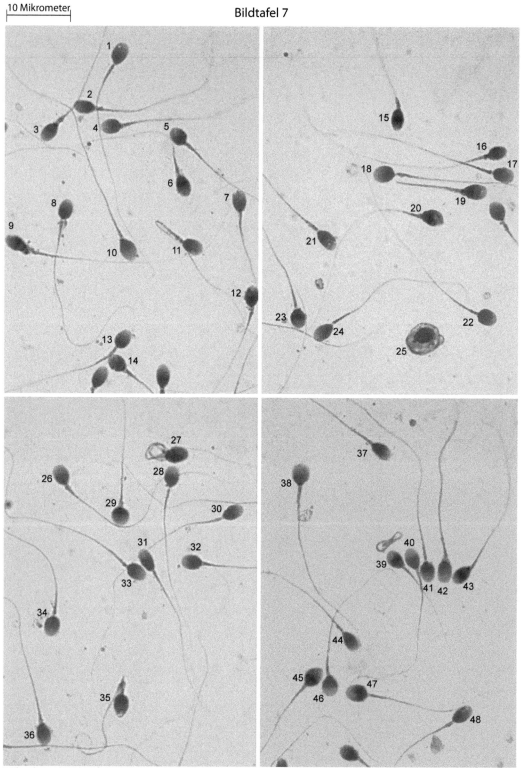

Mikroskopische Bilder freundlicherweise überlassen von C. Brazil.

Morphologiebeurteilung der Spermien auf Bildtafel 7

Sper-mium	Kopf-form	Andere Kom-mentare zum Kopf	Mittelstück Kommentare	Hauptstück Kommentare	Gesamtspermien-klassifikation	Kommen-tare
1	normal	2 vac			normal	
2	normal				normal	
3	normal		dick		abnormal	
4	normal				normal	
5	normal				normal	falls PP O.K.
6	normal		dick		abnormal	
7	normal	vac an Ober-fläche			normal	
8	normal		CD		normal	<ein Drittel
9	abnormal		dick, ERC		abnormal	> ein Drittel
10	normal				normal	
11	normal	PA vac		umgeschlagen	abnormal	
12	normal				normal	falls PP O.K.
13	normal	PA vac			abnormal	
14	normal	PA vac			abnormal	
15	abnormal	<40% acr	dick		abnormal	
16	abnormal	<40% acr			abnormal	
17	normal				normal	
18	normal				normal	falls PP O.K.
19	normal		dick	kurz	abnormal	
20	abnormal		dick		abnormal	
21	normal	>2 vac			abnormal	
22	abnormal	rund			abnormal	
23	abnormal	rund			abnormal	
24	normal				normal	
25						Spermien-kopf in Zy-toplasma?
26	normal				normal	
27	normal	kein Akrosom		geringelt	abnormal	
28	normal				normal	
29	abnormal	rund			abnormal	
30	normal	PA vac			abnormal	

2

Fortsetzung						
Spermium	**Kopfform**	**Andere Kommentare zum Kopf**	**Mittelstück Kommentare**	**Hauptstück Kommentare**	**Gesamtspermienklassifikation**	**Kommentare**
31	abnormal	langgestreckt, PA vac			abnormal	
32	normal				normal	falls PP O.K.
33	normal				normal	
34	normal				normal	falls PP O.K.
35	abnormal		dick	gebogen	abnormal	
36	normal				normal	falls PP O.K.
37	normal				normal	falls PP O.K.
38	abnormal	rund			abnormal	
39	normal				normal	
40	normal				normal	
41	normal				normal	
42	normal		dick		abnormal	
43	normal	<40% acr			abnormal	
44		nicht fokussiert				nicht beurteilt
45	abnormal	rund			abnormal	
46	abnormal	rund			abnormal	
47	normal				normal	
48	normal				normal	falls PP O.K.

2.16 · Abbildungen zur Spermienmorphologie

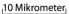

Bildtafel 8

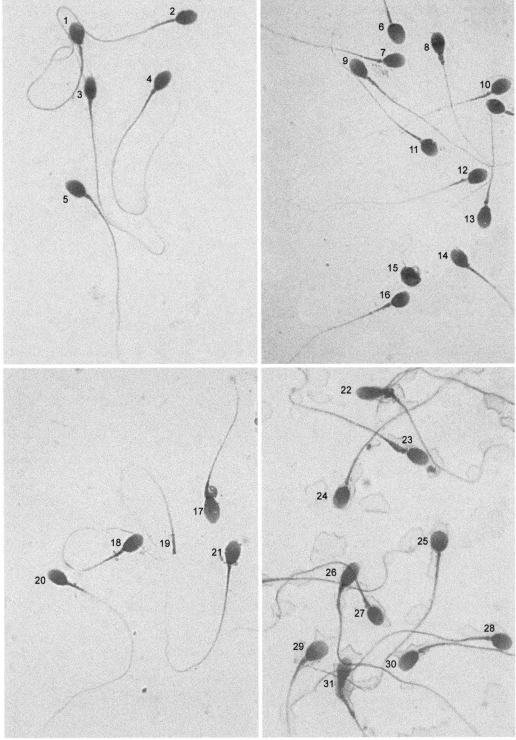

Mikroskopische Bilder freundlicherweise überlassen von C. Brazil.

Morphologiebeurteilung der Spermien auf Bildtafel 8

Spermium	Kopfform	Andere Kommentare zum Kopf	Mittelstück Kommentare	Hauptstück Kommentare	Gesamtspermienklassifikation	Kommentare
1	normal			normal	normal	
2	normal	>2 vac		normal	abnormal	
3	abnormal	langgestreckt			abnormal	
4	normal			normal	normal	
5	normal				normal	
6	normal				normal	falls PP O.K.
7	normal				normal	falls PP O.K.
8	normal		dick		abnormal	
9	normal				normal	
10	normal				normal	
11	normal	PA vac			abnormal	
12	normal				normal	
13	abnormal				abnormal	
14	normal				normal	falls PP O.K.
15	abnormal	amorph		defekt	abnormal	
16	normal				normal	falls PP O.K.
17	abnormal	>70% acr	dick, ERC		abnormal	>ein Drittel
18	normal				normal	
19						Pinhead
20	normal				normal	
21	normal	PA vac			abnormal	
22	abnormal	langgestreckt	dick, ERC		abnormal	> ein Drittel
23	abnormal	abgeflacht	dick		abnormal	
24	normal	>2 vac			abnormal	
25	abnormal	rund			abnormal	
26	normal		dick		abnormal	
27	normal		dick		abnormal	
28	normal	>2 vac, >70% acr			abnormal	
29	abnormal				abnormal	
30	normal	>70% acr			abnormal	
31	abnormal	piriform			abnormal	

2.16 • Abbildungen zur Spermienmorphologie

|10 Mikrometer|

Bildtafel 9

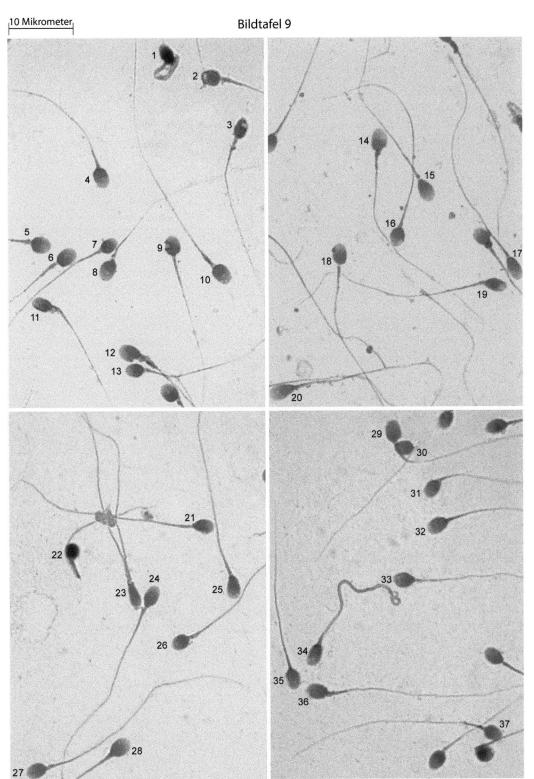

Mikroskopische Bilder freundlicherweise überlassen von C. Brazil.

Morphologiebeurteilung der Spermien auf Bildtafel 9

Sper-mium	Kopfform	Andere Kommentare zum Kopf	Mittelstück Kommentare	Hauptstück Kommentare	Gesamtspermien-klassifikation	Kommentare
1	abnormal			geringelt	abnormal	
2		überlappend				nicht beurteilt
3	abnormal	<40% acr			abnormal	
4	normal				normal	falls PP O.K.
5	normal				normal	falls PP O.K.
6	normal	>70% acr	Ansatz		abnormal	
7	normal		Ansatz		abnormal	
8	normal	>70% acr	Ansatz		abnormal	
9	abnormal	PA vac			abnormal	
10	normal	>2 vac	dick		abnormal	
11	abnormal		dick, ERC		abnormal	> ein Drittel
12	abnormal		dick, Ansatz, ERC		abnormal	> ein Drittel
13	normal				normal	falls PP O.K.
14	abnormal		dick		abnormal	
15	normal			normal	normal	
16	abnormal				abnormal	
17	abnormal	langgestreckt, 3 vac, PA vac			abnormal	
18	normal				normal	
19	abnormal	vac >20%			abnormal	
20	abnormal	langgestreckt			abnormal	
21	normal	PA vac			abnormal	
22	abnormal	amorph		gebogen	abnormal	
23	abnormal	langgestreckt		doppelt	abnormal	
24	abnormal	PA vac			abnormal	
25	normal	>2 vac			abnormal	
26	normal				normal	falls PP O.K.
27	normal				normal	
28	normal				normal	falls PP O.K.
29		überlappend				nicht beurteilt
30		überlappend				nicht beurteilt
31	normal				normal	falls PP O.K.
32	normal				normal	falls PP O.K.
33	normal				normal	falls PP O.K.
34	normal		dick	dick, geringelt	abnormal	
35	abnormal	1 Seite nicht oval			abnormal	
36	normal	<40% acr			abnormal	
37		überlappend				nicht beurteilt

2.16 · Abbildungen zur Spermienmorphologie

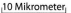

Bildtafel 10

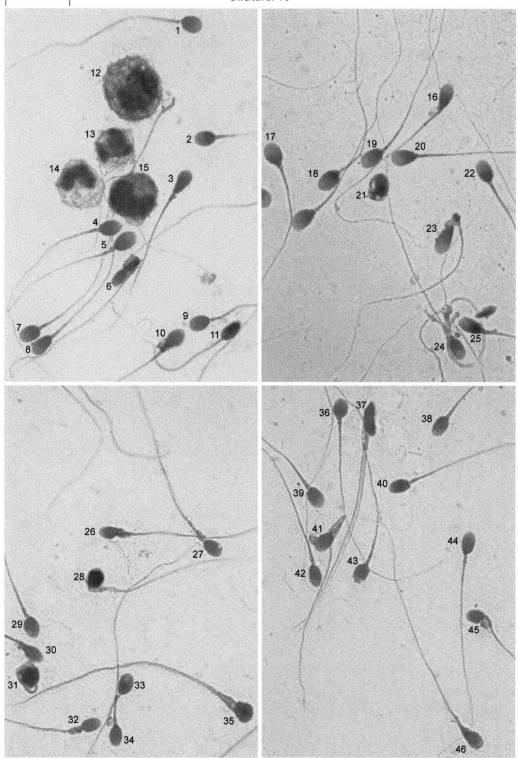

Mikroskopische Bilder freundlicherweise überlassen von C. Brazil.

Morphologiebeurteilung der Spermien auf Bildtafel 10

Spermium	Kopfform	andere Kommentare zum Kopf	Mittelstück Kommentare	Hauptstück Kommentare	Gesamtspermienklassifikation	Kommentare
1	normal		Ansatz		abnormal	
2	normal				normal	falls PP O.K.
3	abnormal	piriform			abnormal	
4	normal				normal	
5	normal		dick		abnormal	
6	abnormal	piriform	ERC	gebogen	abnormal	> ein Drittel
7	normal				normal	
8	normal				normal	
9	normal	3 vac			abnormal	
10	abnormal	langgestreckt	dick, ERC		abnormal	> ein Drittel
11	abnormal	langgestreckt, <40% acr		gebogen	abnormal	
12						Monozyt
13						polymorph
14						polymorph
15						Monozyt
16	abnormal	langgestreckt			abnormal	
17	normal				normal	falls PP O.K.
18	normal				normal	
19	normal				normal	
20	normal				normal	falls PP O.K.
21	abnormal	amorph			abnormal	
22	normal				normal	falls PP O.K.
23	abnormal	langgestreckt	dick	gebogen	abnormal	
24		überlappend				nicht beurteilt
25	abnormal	langgestreckt			abnormal	
26	abnormal	amorph	dick, ERC		abnormal	> ein Drittel
27	normal		dick		abnormal	
28	abnormal	amorph	dick		abnormal	
29	abnormal	PA vac			abnormal	
30	abnormal		dick		abnormal	

Fortsetzung						
Spermium	Kopfform	andere Kommentare zum Kopf	Mittelstück Kommentare	Hauptstück Kommentare	Gesamtspermien-klassifikation	Kommentare
31	abnormal		dick	geringelt	abnormal	
32	normal		dick		abnormal	
33		überlappend				nicht beurteilt
34		überlappend				nicht beurteilt
35	abnormal	amorph, kein Akrosom	dick		abnormal	
36	normal	<40% acr			abnormal	
37	abnormal	piriform	dick	doppelt	abnormal	
38	normal				normal	falls PP O.K.
39	normal		dick		abnormal	
40	abnormal	<40% acr			abnormal	
41	abnormal		dick	gebogen	abnormal	
42	normal				normal	falls PP O.K.
43	normal	2 vac, <40% acr			abnormal	
44	normal				normal	
45	abnormal		dick, ERC		abnormal	> ein Drittel
46	abnormal		dick		abnormal	

Bildtafel 11

10 Mikrometer

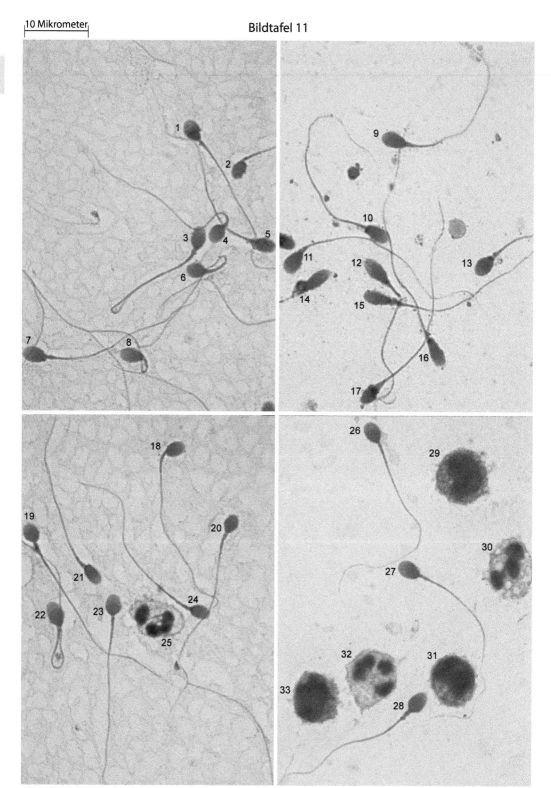

Mikroskopische Bilder freundlicherweise überlassen von C. Brazil.

Morphologiebeurteilung der Spermien auf Bildtafel 11

Spermium	Kopfform	andere Kommentare zum Kopf	Mittelstück Kommentare	Hauptstück Kommentare	Gesamtspermienklassifikation	Kommentare
1	abnormal		Ansatz		abnormal	
2	abnormal		Ansatz		abnormal	
3	normal		dick	umgeschlagen	abnormal	
4	normal				normal	
5	abnormal	>2 vac, <40% acr	dick		abnormal	
6	normal			umgeschlagen	abnormal	
7	abnormal		Ansatz		abnormal	
8	normal			umgeschlagen	abnormal	
9	abnormal	>70% acr, langgestreckt			abnormal	
10	abnormal	langgestreckt			abnormal	
11	normal		dick		abnormal	
12	abnormal	langgestreckt			abnormal	
13	normal	<40% acr	dick		abnormal	
14	abnormal	langgestreckt	dick, ERC		abnormal	> ein Drittel
15	abnormal	langgestreckt	dick		abnormal	
16	abnormal	langgestreckt			abnormal	
17	abnormal	amorph	dick		abnormal	
18	normal				normal	
19	normal				abnormal	
20	abnormal				abnormal	
21	abnormal				abnormal	
22	normal	>70% acr		umgeschlagen	abnormal	
23	normal				normal	
24	normal				normal	
25						polymorph
26	normal				normal	
27	normal				normal	
28	normal	>70% acr			abnormal	
29						Monozyt
30						polymorph
31						Monozyt
32						polymorph
33						Monozyt

10 Mikrometer

Bildtafel 12

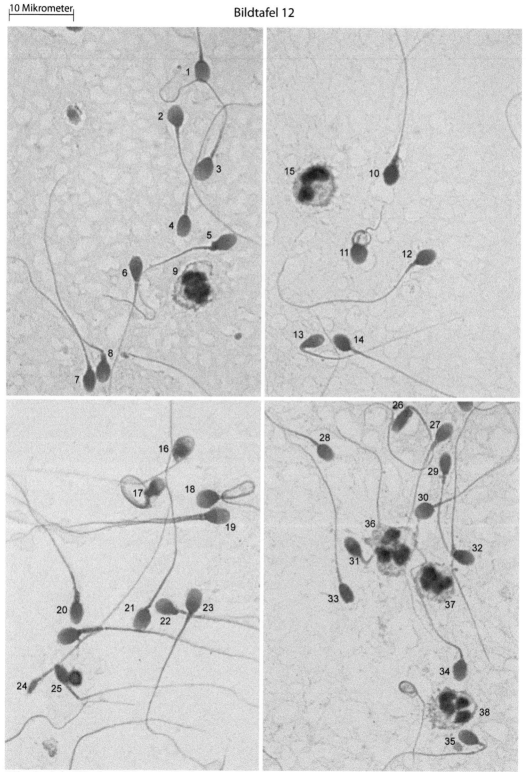

Mikroskopische Bilder freundlicherweise überlassen von C. Brazil.

Morphologiebeurteilung der Spermien auf Bildtafel 12

Spermium	Kopfform	andere Kommentare zum Kopf	Mittelstück Kommentare	Hauptstück Kommentare	Gesamtspermienklassifikation	Kommentare
1	normal	>70% acr			abnormal	
2	abnormal				abnormal	
3	abnormal	>70% acr			abnormal	
4	normal				normal	falls PP O.K.
5	abnormal		dick		abnormal	
6	abnormal	langgestreckt			abnormal	
7		nicht fokussiert	dick			nicht beurteilt
8	abnormal		dick, gebogen		abnormal	
9						degenerierender Leukozyt
10	abnormal		dick		abnormal	
11	abnormal	rund		geringelt	abnormal	
12	normal				normal	
13	abnormal	langgestreckt	gebogen		abnormal	
14	abnormal		Ansatz		abnormal	
15						polymorph
16	abnormal	amorph			abnormal	
17	abnormal			geringelt	abnormal	
18	abnormal		dick	geringelt	abnormal	
19	normal			doppelt	abnormal	
20	abnormal		dick		abnormal	
21		überlappend				nicht beurteilt
22	abnormal	piriform			abnormal	
23	normal				normal	
24	abnormal				abnormal	Pinhead
25	abnormal	amorph		gebogen	abnormal	
26	abnormal	amorph	dick, gebogen		abnormal	
27	normal		dick		abnormal	
28	normal				normal	falls PP O.K.
29	abnormal	langgestreckt			abnormal	
30	abnormal	rund			abnormal	
31	normal		gebogen	Überlappung		nicht beurteilt
32	normal		dick, gebgen		abnormal	
33	abnormal				abnormal	
34	abnormal				abnormal	
35	normal		gebogen		abnormal	
36						polymorph
37						polymorph
38						polymorph

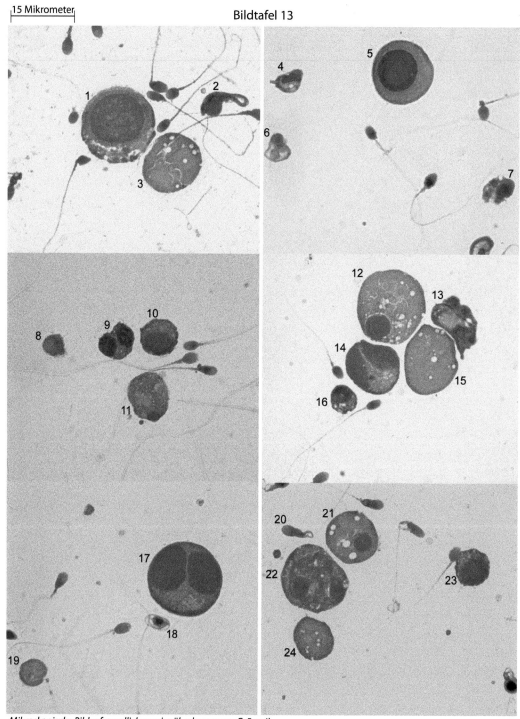

15 Mikrometer

Bildtafel 13

Mikroskopische Bilder freundlicherweise überlassen von C. Brazil.

Morphologiebeurteilung der Spermien auf Bildtafel 13

Zelle	Zelltyp
1	Makrophage
2	abnormales Spermium
3	Zytoplasma
4	abnormales Spermium
5	Spermatozyt
6	abnormales Spermium
7	abnormales Spermium? Loser Kopf auf Zytoplasma?
8	Zytoplasma
9	sich teilende Spermatide
10	Spermatozyt
11	degenerierende Spermatide
12	Spermatide
13	degenerierende Spermatide
14	sich teilende Spermatozyte
15	Zytoplasma
16	degenerierende Spermatide
17	sich teilende Spermatozyte
18	abnormales Spermium
19	Zytoplasma
20	abnormales Spermium
21	Spermatide
22	phagozytierende Makrophage
23	Spermatozyte
24	Zytoplasma

15 Mikrometer

Bildtafel 14

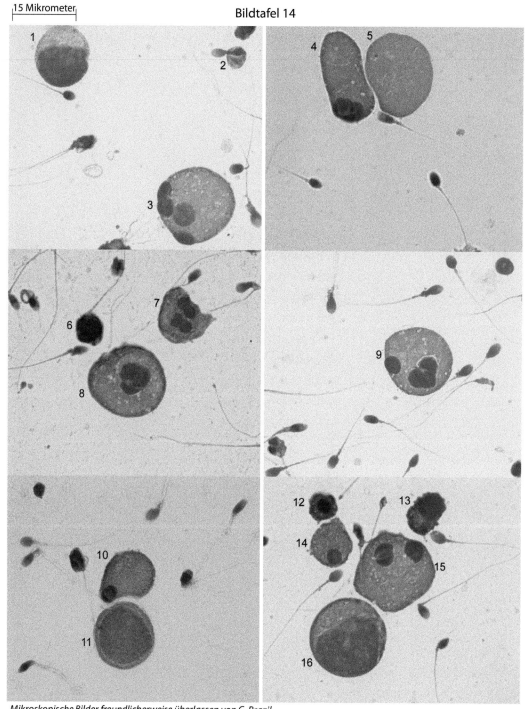

Mikroskopische Bilder freundlicherweise überlassen von C. Brazil.

Morphologiebeurteilung der Spermien auf Bildtafel 14

Zelle	Zelltyp
1	Makrophage
2	abnormales Spermium
3	(sich teilende) Spermatide
4	(sich teilende) Spermatide
5	Zytoplasma
6	nicht klassifizierbar
7	degenerierende Spermatide
8	degenerierende Spermatide?
9	degenerierende Spermatide
10	degenerierende Spermatide
11	Makrophage
12	degenerierende Spermatide
13	degenerierende Spermatide
14	degenerierende Spermatide
15	degenerierende Spermatide
16	Makrophage

2.17   Analyse eines Ejakulatausstriches

2.17.1   Beurteilung der normalen Spermienmorphologie

Es kann ausreichend sein, den Anteil normaler Spermien zu bestimmen. Mit diesem Paradigma zur Bestimmung der Spermienmorphologie werden die funktionellen Regionen eines Spermiums betrachtet. Es ist unnötig, zwischen den verschiedenen Variationen der Kopfgröße, den verschiedenen Formen der Mittelstücke und der Defekte des Schwanzes zu unterscheiden.

Jedes auswertbare Spermium in systematisch ausgewählten Ausschnitten des jeweiligen Objektträgers wird morphologisch beurteilt, um eine selektive Auswertung von ausgewählten Spermien zu vermeiden.

- Werten Sie den Objektträger im Hellfeld bei einer ×1000 Vergrößerung mit Immersionsöl aus.
- Werten Sie jedes Spermium in jedem Blickfeld aus, wobei Sie unter dem Mikroskop von Blickfeld zu Blickfeld wandern.
- Werten Sie mindestens 200 Spermien in Doppelbestimmung aus, um einen akzeptabel niedrigen Beurteilungsfehler zu erzielen (▶ Kasten 2.5).
- Zählen Sie die Anzahl normaler und abnormaler Spermien mit Hilfe eines Laborzählers aus.
- Wiederholen Sie die Beurteilung von wenigstens 200 Spermien, vorzugsweise auf dem Objektträger zur Doppelbestimmung, alternativ auf demselben Objektträger.
- Vergleichen Sie die Prozentanteile der Normalformen von zwei unabhängigen Analysen.
- Kalkulieren Sie den Durchschnitt und die Unterschiede zwischen den Prozentanteilen der Normalformen der Doppelbestimmung.
- Bestimmen Sie die Akzeptanz der Unterschiede nach ◻ Tab. 2.1 oder ▶ Kap. 14, ▶ Abb. 14.2. (Diese zeigen jeweils die maximalen Unterschiede zwischen zwei Prozentangaben, die alleine aufgrund eines Probenfehlers in 95% der zu analysierenden Proben auftreten.)
- Wenn der Unterschied zwischen den Prozentangaben akzeptabel ist, wird der durchschnitt-

liche Prozentwert morphologisch normaler Spermien dokumentiert. Wenn der Unterschied zu hoch ist, muss die Messung mit demselben Objektträger wiederholt werden (▶ Kasten 2.6).

- Dokumentieren Sie die durchschnittliche Prozentzahl normaler Formen in ganzen Zahlenwerten.

Anmerkung
Analysien Sie nur vollständige Spermien, die durch das Vorhandensein eines Kopfes und eines Schwanzes (▶ Abschn. 2.7.3) definiert sind, da auch nur vollständige Spermien bei der Bestimmung der Spermienkonzentration berücksichtigt werden. Zählen Sie keine unreifen Keimzellen (runde Spermatiden).

Anmerkung
Beurteilen Sie sich überlappende/überlagernde Spermien und solche, die mit dem Kopf auf der Seite liegen, nicht. Diese können nicht korrekt beurteilt werden. In einem guten Ausstrich sollten diese auch gar nicht vorkommen (▶ Abschn. 2.13.1), können aber vorkommen, wenn Zelldebris oder größere grobkörnige Ejakulatbestandteile vorliegen wie z.B. in viskösem Ejakulat. Diese Proben sollten zunächst gewaschen werden, und die Ausstriche sollten vor dem Färben vorbeurteilt werden.

2.17.2   Arbeitsbeispiel

Beispiel 1: Der Prozentsatz morphologisch normaler Spermien in der Doppelbestimmung von je 200 Spermien sind 18 und 9. Der aufgerundete Mittelwert ist 14% und die Differenz 9%. Von ◻ Tab. 2.1 ist abzulesen, dass bei einem Mittelwert von 14% eine Differenz von 7% als zufällig gegeben zu erwarten ist. Da die bestimmte Differenz höher ist, müssen die Ergebnisse verworfen und die Objektträger neu in einer Doppelbestimmung analysiert werden.

Beispiel 2: Der Prozentsatz morphologisch normaler Spermien in der Doppelbestimmung von 200 Spermien sind 10 und 14. Der Durchschnittswert beträgt 12% und die Differenz 4%. In der ◻ Tab. 2.1 ist abzulesen, dass bei einem Durchschnittwert von 12% eine Differenz bis zu 7% zu erwarten ist. Da die bestimmte Differenz unter diesem Wert liegt, kann das Ergebnis verwertet und der Mittelwert dokumentiert werden, in diesem Fall 12% normale Formen.

2.17.3 Unterer Referenzbereich

Der untere Referenzbereich für normale Formen liegt bei 4% (5te Perzentile, 95% CI 3,0–4,0).

Kommentar
Die Gesamtzahl morphologisch normaler Spermien im Ejakulat hat eine biologische Signifikanz. Diese wird durch die Multiplikation der Gesamtzahl der Spermien im Ejakulat mit dem Prozentsatz der Normalformen bestimmt.

2.17.4 Bestimmung der abnormalen Spermienmorphologie

Die Kategorisierung aller abnormalen Spermienformen ist möglicherweise für die Diagnostik oder Forschung von Vorteil. Falls dies gewünscht wird, so sind die Defekte zu dokumentieren und der Prozentsatz der Kopf- (%H), Mittelstück- (%M) oder Hauptstückdefekte (%P) sowie des überschüssigen residuellen Zytoplasmas (%C) zu kalkulieren.

Ein Mehrfach-Zähler sollte verwendet werden, mit jeweils einer Taste für normale und einer für abnormale Spermien sowie jeweils einer Taste für die vier verschiedenen Kategorien der Abweichungen (H, M, P, C). Ein solcher Zähler erlaubt es, nicht nur jedes Spermium einmal zu zählen, sondern jede Abweichung separat zu zählen.

- Von der endgültigen Gesamtanalyse von 400 Spermien wird der Prozentsatz normaler und abnormaler Spermien (beide Zahlen sollten zusammen 100% ergeben) bestimmt sowie der Prozentsatz für jede Kategorie der Abweichungen, z.B. %H, %M, %P und %C (diese Zahlen addieren sich nicht auf 100%).
- Der Prozentsatz von Spermien in den verschiedenen abnormalen Kategorien wird ermittelt, indem die Gesamtzahl der abnormalen Spermien eines spezifischen Defektes geteilt wird durch die Gesamtzahl der normalen und abnormalen Spermien ×100. Diese Zahlen können auch verwendet werden, um Mehrfach-Anomalieindizes (▶ Abschn. 3.1) zu bestimmen.

2.17.5 Arbeitsbeispiel

Von 200 Spermien, die mittels eines 6fach-Zählers in der ersten Zählung ausgezählt wurden, sind 42 Spermien normal und 158 abnormal. Von den 158 abnormalen Spermien haben 140 Kopfdefekte, 102 Mittelstückdefekte und 30 Hauptstückdefekte sowie 44 überschüssiges residuelles Zytoplasma. Die Ergebnisse der Doppelbestimmung 2 ergeben 36 normale und 164 abnormale Spermien, von denen 122 Kopfdefekte, 108 Mittelstückdefekte und 22 Hauptstückdefekte aufweisen sowie 36 mit überschüssigem residuellen Zytoplasma.

Für die Beurteilung der Validität der Daten werden nur die Normalformen der Doppelbestimmung verwendet. Zählung 1 weist 21% normale Spermien aus und die Zählung 2 18%. Der Mittelwert beträgt 20% (exakt 19,5%, aufgerundet auf 20%), die Differenz beträgt 3%. Die ◘ Tab. 2.1 weist aus, dass bei einem Mittelwert von 20% eine Differenz von bis zu 8% als zufällig erwartet wird. Da die vorliegende Differenz darunter liegt, wird das Ergebnis akzeptiert und die Mittelwerte dokumentiert:

Normale Formen $(42+36)/400=20\%$, abnormale Kopfformen $(140+122)/400=66\%$, Mittelstückdefekte $(102+108)/400=53\%$, abnormale Hauptstücke $(30+22)/400=13\%$ und der Prozentsatz von überschüssigem residuellen Zytoplasma $(44+36)/400=20\%$.

Anmerkung
Diese Kategorieren addieren sich nicht auf 100% auf, da jede Abnormalität separat dokumentiert wird und einige Spermien Mehrfachdefekte aufweisen.

Kommentar
Eine noch detailliertere Analyse der abnormalen Spermien, die mit verschiedenen Indizes die Zahl der Abnormalitäten in jeder Region pro abnormalem Spermium erfassen, wird in ▶ Abschn. 3.1.1 vorgestellt.

2.17.6 Beurteilung spezifischer Spermiendefekte

Gelegentlich haben viele Spermien einen spezifischen strukturellen Defekt. Zum Beispiel kann die Ausbildung des Akrosoms fehlen, so dass ein Defekt des kleinen runden Kopfes bzw. eine Globozoospermie resultieren. Wenn die Basalplatte nicht an den Nukleus gegenüber dem Akrosom bei der Spermiation bindet, dann wird der Spermienkopf absorbiert und nur Spermienschwänze sind im Ejakulat nachweisbar (Pinheads).

Anmerkung
Pinheads (freie Schwänze) werden nicht als Kopfdefekte gewertet, da sie kein Chromatin oder Kopfstrukturen aufweisen.

Anmerkung
Weil Pinheads (freie Schwänze) und freie Köpfe nicht als Spermien gezählt werden (ein Spermium hat definitionsgemäß einen Kopf und einen Schwanz, ▶ Abschn. 2.7.3), werden sie auch nicht als Spermienabnormalität angesehen.

Männer, deren Spermien in ihrer Gesamtheit einen dieser Defekte aufweisen, sind normalerweise infertil. Diese Fälle sind rar, aber sie sollten zuverlässig identifiziert und korrekt dokumentiert werden. Deshalb werden solche spezifischen Spermiendefekte auch entsprechend festgehalten, z.B. als freie Spermienköpfe, Pinheads (freie Schwänze), fehlendes Akrosom.

Wenn viele solcher Defekte vorliegen, dann kann ihre Prävalenz in Bezug auf die Gesamtheit der Spermien festgestellt werden. Wenn N der Zahl der Zellen mit Defekten entspricht und innerhalb der 400 analysierten Spermien gezählt wird und S die Konzentration der Spermien ist (10^6 pro ml), dann ist die Konzentration (10^6 pro ml) der Defekte wie folgt zu berechnen: $C = S \times (N/400)$.

2.18 Beurteilung der Leukozyten im Ejakulat

Leukozyten, vor allem polymorphkernige Leukozyten (PMN, Neutrophile), sind in den meisten menschlichen Ejakulaten vorhanden (Tomlinson et al. 1993; Johanisson et al. 2000). Sie können manchmal in der Papanicolaou-Färbung von Spermatiden und Spermatozyten im Ausstrich differenziert werden (▶ Abschn. 2.14.2). Die Differenzierung basiert auf der unterschiedlichen Anfärbung, der Kerngröße und der Form (Johanisson et al. 2000) (▶ Bildtafel 6, 10, 11, 12, 13, 14). Polymorphkernige Leukozyten können morphologisch leicht mit multinukleären Spermatiden verwechselt werden, färben sich jedoch eher bläulich im Gegensatz zu den eher pinkfarbenen Spermatiden (Johanisson et al. 2000). Die Kerngröße kann ebenfalls bei der Identifikation helfen: Der Kern eines Monozyten weist eine große Variabilität in der Kerngröße auf, von annähernd 7 µm für Lymphozyten bis zu über 15 µm für Makrophagen. Diese Größenangaben sind nur Richtwerte, da die Degeneration und die Zellteilung die Größe des Kerns verändern.

Es gibt verschiedene andere Techniken für die Quantifizierung von Leukozyten im Ejakulat. Da Peroxidase-positive Granulozyten die häufigste Form der Leukozyten im Ejakulat darstellen, ist als Routineverfahren der Assay zur Bestimmung der Peroxidaseaktivität für das initiale Screening nützlich (Wolff 1995; Johanisson et al. 2000) (▶ Abschn. 2.18.1).

Darüber hinaus können Leukozyten mit Hilfe der zeitaufwendigen und teuren Immunhistochemie gegen Leukozyten- und Spermienantigene differenziert werden (Homyk et al. 1990; Eggert-Kruse et al. 1992) (▶ Abschn. 3.2).

2.18.1 Zelluläre Peroxidase-Färbung mit Ortho-Toluidin

Dieser Test geht schnell, ist preiswert, und er ist nützlich beim initialen Screening auf Granulozyten.

Prinzip
Traditionell werden Leukozyten im menschlichen Ejakulat nach histochemischer Aufarbeitung zur Darstellung des Peroxidaseenzyms, das charakteristisch für Granulozyten ist, ausgezählt (◘ Abb. 2.14). Diese Technik hat den Vorteil, relativ einfach durchführbar zu sein, aber sie kann nicht die folgenden Zellformen erkennen:
- aktivierte polymorphkernige Leukozyten, die bereits ihre Granula freigesetzt haben und
- andere Leukozytenformen, wie z.B. Lymphozyten, Makrophagen und Monozyten, die keine Peroxidase enthalten.

Der Test kann sinnvoll sein bei der Unterscheidung polymorphkerniger Leukozyten von Peroxidase-

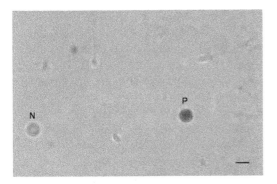

Abb. 2.14   Peroxidase-positive und -negative Zellen im menschlichen Ejakulat. Ein Peroxidase-positiver Granulozyt (P) (braune Färbung) und eine Peroxidase-negative Rundzelle (N). Maßstabsbalken 10 μm (Mikroskopische Aufnahme freundlicherweise überlassen von T.G. Cooper)

freien multinukleären Spermatiden (Johanisson et al. 2000). Der Assay basiert auf der Publikation von Nahoum u. Cardozo (1980). Ein entsprechendes Kit ist kommerziell verfügbar.

Reagenzien

1. Phosphatpuffer, 67 mmol/l, pH 6,0: Lösen Sie 9,47 g Sodiumhydrogenphosphat (Na$_2$HPO$_4$) in 1000 ml destilliertem Wasser und 9,08 g Kaliumdihydrogenphosphat (KH$_2$PO$_4$) in 1000 ml destilliertem Wasser. Fügen Sie die Lösungen zusammen (ca. 12 ml Na$_2$HPO$_4$-Lösung zu 88 ml KH$_2$PO$_4$-Lösung), bis der pH bei 6,0 liegt.
2. Gesättigte Ammoniumchlorid (NH$_4$Cl)-Lö-sung herstellen: Fügen Sie 250 g NH$_4$CL zu 1000 ml destilliertem Wasser hinzu.
3. Disodiumethylendiamintetraacetic-Säure (Na$_2$EDTA) 148 mmol/l: Lösen Sie 50 g/l in Phosphatpuffer (pH 6,0) wie unter Schritt 1 vorbereitet.
4. Substrat: Lösen Sie 2,5 mg O-Toluidin in 10 ml von 0,9% (9 g/l) Salzlösung.
5. Hydrogenperoxidase (H$_2$O$_2$) 30% (v/v): wie vorgegeben.
6. Gebrauchslösung: Fügen Sie zu 9 ml O-Toluidin-Substrat 1 ml gesättigte NH$_4$Cl-Lösung, 1 ml 148 mmol/l Na$_2$EDTA und 10 μl der 30% (v/v) H$_2$O$_2$ und mischen Sie gut. Diese Lösung kann bis zu 24 Stunden nach Vorbereitung verwendet werden.

Anmerkung
Die Internationale Agency for Research on Cancer (IARC 1982) hat festgestellt, dass Ortho-Toluidin aus praktischen Gründen als karzinogen für den Menschen eingestuft werden sollte. Deshalb sollten entsprechende Sicherheitsmaßnahmen eingehalten werden (► Kap. 9).

Durchführung

1. Mischen Sie die Ejakulatprobe gut (► Kasten 2.3).
2. Nehmen Sie ein 0,1 ml Aliquot des Ejakulates und mischen Sie mit 0,9 ml der Gebrauchslösung (1 + 9(1:10) Verdünnung).
3. Vortexen Sie die Spermiensuspension sanft für 10 Sekunden und inkubieren Sie bei Raumtemperatur für 20–30 Minuten. Alternativ kann die Lösung auch kontinuierlich mit einem Schüttler gerüttelt werden.
4. Durchmischen Sie erneut die Ejakulatprobe vor der Entnahme des Aliquots für die Doppelbestimmung und mischen Sie mit der Gebrauchslösung wie zuvor beschrieben.

Bestimmung der Peroxidase-positiven Zellzahl im Hämozytometer

1. Nach 20 bis 30 Minuten mischen Sie die Spermiensuspension erneut und befüllen jede Seite des Hämozytometers mit einer der Doppelbestimmungsproben.
2. Lassen Sie das Hämozytometer horizontal für mindestens 4 Minuten bei Raumtemperatur in einer feuchten Kammer ruhen (z.B. wassergetränktes Filterpapier in einer bedeckten Petrischale), um ein Austrocknen zu verhindern und den Zellen die Möglichkeit zu geben, sich zu setzen.
3. Analysieren Sie die Probe unter einem Phasenkontrastmikroskop mit einer ×200 oder ×400 Vergrößerung.
4. Zählen Sie wenigstens 200 Peroxidase-positive Zellen in jeder Probe, um einen akzeptablen Zählfehler zu erreichen (► Kasten 2.7 und ☐ Tab. 2.2). Peroxidase-positive Zellen sind braun angefärbt, während Peroxidase-negative Zellen ungefärbt sind (☐ Abb. 2.14).
5. Untersuchen Sie eine Kammer, Quadrat für Quadrat, und setzen Sie die Zählung fort, bis

wenigstens 200 Peroxidase-positive Zellen ausgewertet wurden und ein komplettes Zählnetz (25 Quadrate) analysiert wurde. Die Zählung muss ein komplettes Zählnetz erfassen und sollte nicht in der Mitte gestoppt werden.

6. Notieren Sie die Zahl der Quadrate, die erforderlich waren, um wenigstens 200 Peroxidase-positive Zellen auszuzählen. Dieselbe Zahl wird in der zweiten Kammer ausgezählt werden.

7. Notieren Sie die Zahl der Peroxidase-positiven Zellen und die Zahl der Quadrate mit dem Laborzähler.

8. Wechseln Sie zur zweiten Kammer des Hämozytometers und führen Sie die Doppelbestimmung durch mit derselben Zahl an Quadraten, auch wenn weniger als 200 Peroxidase-positive Zellen gefunden werden.

9. Kalkulieren Sie die Summe und die Differenz der beiden Zählergebnisse Peroxidase-positiver Zellen.

10. Bestimmen Sie die Akzeptanz des Zählfehlers aus der Differenz entsprechend ◘ Tab. 2.5 oder ▶ Abb. 14.1. (Hier wird der maximale Unterschied zwischen zwei Zählungen gezeigt, wie er in 95% der Proben allein wegen des Pipettierfehlers zu erwarten ist.)

11. Wenn die Differenz akzeptabel ist, kalkulieren Sie die Konzentration. Wenn der Unterschied zu hoch ist, bereiten Sie eine neue Verdünnung vor und wiederholen Sie die Doppelbestimmung (▶ Kasten 2.10).

12. Geben Sie die mittlere Konzentration der Peroxidase-positiven Zellen an und runden Sie auf zwei volle Zahlen auf.

13. Kalkulieren Sie die Gesamtzahl Peroxidasepositiver Zellen pro Ejakulat (siehe Kommentar ▶ Abschn. 2.18.1, »Referenzwerte«).

Kalkulation der Konzentration der Peroxidase-positiven Zellen im Ejakulat

Die Konzentration Peroxidase-positiver Zellen im Ejakulat entspricht der Zahl (N) geteilt durch das Volumen der gesamten Zahl (n) der Quadrate der Zählkammer, die für die Doppelbestimmung ausgezählt wurden (wobei das Volumen der Zählkammer 100 nl beträgt), multipliziert mit dem Verdünnungsfaktor.

Für eine $1+9$(1:10)-Verdünnung, ist die Konzentration $C = (N/n) \times (1/100) \times 10$ Zellen pro nl $= (N/n) \times (1/10)$ Zellen pro nl. Deshalb wird (N/n) durch 10 geteilt, um die Konzentration der Peroxidase-positiven Zellen pro nl (10^6 Zellen pro ml) zu bestimmen.

Wenn alle neun Zählkammern in jeder Kammer des Hämozytometers ausgezählt wurden, wird die Gesamtzahl der Peroxidase-positiven Zellen durch das Gesamtvolumen beider Kammern (1,8 µl) geteilt und multipliziert mit dem Verdünnungsfaktor (10), um die Konzentration der Zellen pro µl (tausend Zellen pro ml) zu erhalten.

Anmerkung

Dieses Vorgehen kann verwendet werden, um die Konzentration der Rundzellen zu ermitteln, wenn die Gesamtzahl der gezählten Rundzellen (Peroxidase-positiv und -negativ) für die Kalkulation als N eingesetzt wird.

Sensitivität der Methode

Falls weniger als 200 Peroxidase-positive Zellen in der Zählkammer sind, dann überschreitet der Zählfehler 5%. Wenn weniger als 400 Peroxidase-positive Zellen in allen Quadraten beider Kammern gefunden werden, wird der Zählfehler für die Zahl der gezählten Zellen dokumentiert (◘ Tab. 2.2).

Wenn weniger als 25 Peroxidase-positive Zellen in jeder Kammer gezählt werden, beträgt die Konzentration <277.000 Zellen/ml; dies ist der untere Grenzwert der Quantifizierung bei einem Zählfehler von 20%, wenn alle neun Quadrate der Neubauer-improved-Kammer ausgezählt werden und eine $1+9$(1:10)-Verdünnung verwendet wird (Cooper et al. 2006). In diesem Fall wird die Zahl der Peroxidase-positiven Zellen mit dem Kommentar »zu wenig Zellen für eine korrekte Konzentrationsbestimmung (<277.000/ml)« dokumentiert.

Kommentar

Das Fehlen von Peroxidase-positiven Zellen in dem untersuchten Aliquot bedeutet nicht notwendigerweise, dass in der gesamten Probe keine vorhanden sind.

Arbeitsbeispiele

Beispiel 1: In einer $1+9$(1:10)-Verdünnung werden im ersten Zählergebnis 60 Peroxidase-positive Zellen in neun Quadraten gefunden, während in der zweiten Bestimmung 90 Peroxidase-positive Zellen in neun Quadraten gezählt werden. Die Summe der Werte (60 + 90) ist 150 in 18 Quadraten und die Differenz (90 − 60) ist 30. In ◘ Tab. 2.5 ist ersichtlich, dass die Differenz die erwartete zufällige Abweichung übersteigt (24), sodass das Ergebnis verworfen und eine neue Doppelbestimmung durchgeführt werden muss.

Beispiel 2: In einer 1 + 9(1:10)-Verdünnung werden im ersten Zählergebnis 204 Peroxidase-positive Zellen in fünf Quadraten gefunden, während in der zweiten Bestimmung 198 Peroxidase-positive Zellen in fünf Quadraten gezählt werden. Die Summe der Werte (204 + 198) ist 402 in 10 Quadraten und die Differenz (204 − 198) ist 6. In ◘ Tab. 2.5 ist ersichtlich, dass die Differenz kleiner ist als die erwartete zufällige Abweichung (39), sodass das Ergebnis akzeptiert wird.

Die Konzentration der Peroxidase-positiven Zellen in dieser Probe mit einer 1 + 9(1:10)-Verdünnung beträgt C = (n/n)×(1/10) Zellen pro nl oder (402/10)/10 = 4,02 Zellen/nl oder $4{,}0 \times 10^8$-Zellen pro ml (aufrunden auf zwei volle Zahlen).

Beispiel 3: In einer 1 + 9(1:10)-Verdünnung werden im ersten Zählergebnis 144 Peroxidase-positive Zellen in neun Quadraten gefunden, während in der zweiten Bestimmung 162 Peroxidase-positive Zellen in neun Quadraten gezählt werden. Die Summe der Werte (144 + 162) ist 306 in 18 Quadraten, und die Differenz (162 − 144) ist 18. In ◘ Tab. 2.5 ist ersichtlich, dass die Differenz kleiner ist als die erwartete zufällige Abweichung (39), sodass das Ergebnis akzeptiert wird.

Wenn alle neun Quadrate ausgezählt werden, beträgt die Konzentration für die Probe bei einer 1 + 9(1:10)-Verdünnung C = (N/1,8)×10 Zellen pro µl = (306/1,8)×10 = 1700 Zellen pro µl oder $1{,}7 \times 10^6$ Zellen pro ml (aufrunden auf zwei volle Zahlen). Wenn weniger als 400 Zellen ausgezählt wurden, beträgt der Zählfehler für 306 Zellen entsprechend ◘ Tab. 2.2 (ungefähr 6%).

Beispiel 4: In einer 1 + 9(1:10)-Verdünnung werden im Zählergebnis keine Peroxidase-positive Zellen in beiden Zählungen gefunden. Wenn weniger als 25 Peroxidase-positive Zellen in allen neun Quadraten gefunden werden, beträgt die Konzentration <277.000 pro ml; die Zahl der Peroxidase-positiven Zellen wird mit dem Kommentar »zu wenig Zellen für eine korrekte Konzentrationsbestimmung (<277.000/ml)« dokumentiert.

Referenzwerte

Es gibt aktuell keinen Referenzbereich für Peroxidase-positive Zellen im Ejakulat fertiler Männer. Bei fehlender Evidenz behält dieses Manual den bisherigen konsensualen Grenzwert von $1{,}0 \times 10^6$ Peroxidase-positiven Zellen bei.

Kommentar

Die Gesamtzahl Peroxidase-positiver Zellen im Ejakulat kann die Schwere einer Entzündung reflektieren (Wolff 1995) und wird durch die Multiplikation der Konzentration der Peroxidase-positiven Zellen mit dem Volumen des Gesamtejakulates berechnet.

Kommentar

Berichte über Grenzwerte für Peroxidase-positive Zellen bei fertilen Männern reichen von $0{,}5 \times 10^6$ bis $1{,}0 \times 10^6$ PMN Leukozyten pro ml oder von 1×10^6 bis 2×10^6 Gesamtleukozyten pro ml (Wolff 1995). Frühere Ausgaben dieses Manuals haben 1×10^6 Leukozyten pro ml als Grenzwert für eine Leukozytospermie angenommen. Einige fanden diesen Wert zu niedrig (Wolff 1995), während andere ihn für zu hoch hielten (Sharma et al. 2001; Punab et al. 2003), jeweils in Abhängigkeit von den zu beurteilenden Endpunkten (Samenqualität, Ergebnisse der In-vitro-Fertilisierung, Vorhandensein von Bakterien, Spermienreaktion auf reaktive Sauerstoffradikale).

Kommentar

Exzessiv erhöhte Leukozytenwerte im Ejakulat (Leukozytospermie, Pyospermie) können mit Infektionen und schlechter Spermienqualität assoziiert sein.

Kommentar

Leukozytenabhängige Schädigungen von Spermien hängen von der Gesamtzahl der Leukozyten im Ejakulat und der Zahl der Leukozyten relativ zur Spermienzahl ab.

Kommentar

Leukozyten können die Spermienmotilität und die DNA-Integrität der Spermien durch oxidativen Stress beeinträchtigen (► Abschn. 4.1). Allerdings ist das Ausmaß der Schädigung durch eine Leukozyteninfiltration von Faktoren abhängig, die nicht aus der Samenprobe abgeleitet werden können, wie z.B. die Ursache, der Zeitpunkt und die anatomische Lokalisation der Leukozyteninfiltration, ebenso wenig wie die Beschaffenheit der Leukozyten und ihr Aktivitätsstatus (Tomlinson et al. 1993; Aitken u. Baker 1995; Rossi u. Aitken 1997).

2.19 Beurteilung unreifer Keimzellen im Ejakulat

Unreife Keimzellen umfassen runde Spermatiden und Spermatozyten, aber nur selten Spermatogonien im Ejakulat. Diese können im gefärbten Ejakulatausstrich nachgewiesen werden, können aber schwer von Entzündungszellen, die degeneriert sind, unterschieden werden.

Spermatiden und Spermatozyten können normalerweise von Leukozyten im Ejakulatausstrich durch die Papanicolaou-Färbung unterschieden werden (Johanisson et al. 2000) (▶ Abschn. 2.14.2). Die Identifizierung kann durch die Färbung, die Kerngröße und -form (▶ Bildtafeln 6, 10, 11, 12, 13 und 14), das Fehlen von intrazellulärer Peroxidase (▶ Abschn. 2.18) und das Fehlen von leukozytenspezifischem Antigen (▶ Abschn. 3.2) erfolgen. Multinukleäre Spermatiden können morphologisch leicht mit polymorphkernigen Leukozyten verwechselt werden, die eine eher pinke Färbung annehmen im Gegensatz zu den mehr bläulich angefärbten PMN-Leukozyten (Johanisson et al. 2000). Runde Spermatiden können mit spezifischen Färbungen für die Akrosomentwicklung (Couture et al. 1976), für Lektine (▶ Abschn. 4.4.1) oder spezifische Antikörper (Homyk et al. 1990; Ezeh et al. 1998) identifziert werden. Die Kerngröße kann ebenfalls bei der Identifizierung helfen; Spermatogonien (sehr selten im Ejakulat zu sehen) haben einen ca. 8 μm großen Nukleus, Spermatozyten haben einen Nukleus von ca. 10 μm und Spermatiden von ungefähr 5 μm Diese Größenangaben sind nur Richtgrößen, da Degeneration und Mitosen die Größe der Zellkerne beeinflussen.

2.20 Testung auf Spermienantikörper

Wenn Spermien Agglutinationen zeigen (z.B. bewegliche Spermien heften Kopf zu Kopf, Schwanz zu Schwanz aneinander oder zeigen gemischte Formen) (▶ Abschn. 2.4.4), dann können Spermienantikörper die Ursache sein.

Kommentar
Spermienantikörper können auch ohne Spermienagglutinationen vorliegen; umgekehrt können Agglutinationen durch andere Faktoren als Spermienantikörper verursacht werden.

Kommentar
Die alleinige Anwesenheit von Spermienantikörpern ist nicht ausreichend, um die Diagnose einer Autoimmunerkrankung gegen Spermien zu stellen. Es ist notwendig zu zeigen, dass die Spermienantikörper ernsthaft mit der Spermienfunktion interferieren; dies wird üblicherweise mit dem Spermien-Mukus-Penetrationstest gemacht (▶ Abschn. 3.3). Antikörper können darüber hinaus mit der Zona-Bindung und der Akrosomreaktion interferieren.

Anti-Spermien-Antikörper (ASAs) im Ejakulat gehören fast ausschließlich zu den beiden Immunglobulinklassen IgA und IgG. IgM-Antikörper werden aufgrund ihrer erheblichen Größe im Ejakulat sehr selten gefunden. IgA-Antikörper können eine größere klinische Relevanz besitzen als IgG-Antikörper (Kremer u. Jager 1980). Beide Klassen können auf Spermien oder in biologischen Flüssigkeiten mit entsprechenden Screeningtests nachgewiesen werden.

— Spermienantikörpertests (»direkte Tests«). Zwei direkte Tests werden hier beschrieben: der gemischte Antiglobulin-Reaktions-(MAR-) Test (Übersicht bei Bronson et al. 1984) und der Immunobead-(IB-)Test (Bronson et al. 1982; Clarke et al. 1982, 1985). Der MAR-Test (siehe unten) wird mit frischem Ejakulat durchgeführt, der IB-Test mit gewaschenen Spermien. Die Ergebnisse von zwei Tests stimmen nicht immer überein (MacMillan u. Baker 1987; Scarselli et al. 1987; Meinertz u. Bronson 1988; Hellstrom et al. 1989), allerdings stimmen die Ergebnisse des IB-Tests sehr gut mit den Immobilisationstests zur Bestimmung von Serumantikörpern überein. Die experimentellen Protokolle des IB- und des MAR-Tests können variieren, aber beide Tests werden mit dem Mikroskop ausgewertet. Die Immunopartikel heften sich an die motilen und immotilen Spermien mit oberflächengebundenen Antikörpern; der Prozentsatz motiler Spermien mit gebunden Partikeln wird dokumentiert.

— Antispermienantikörper-Tests in spermienfreien Flüssigkeiten, wie z.B. Seminalplasma, Blutserum und verflüssigtem Zervikalmukus (»indirekte Tests«). Bei diesen Tests werden die verdünnten, hitzeinaktivierten Flüssigkeiten, bei denen Antikörper (ASAs) vermutet werden, mit antikörperfreien Spenderspermien, die vom Seminalplasma gereinigt wurden, inkubiert. Jegliche ASAs in der verdächtigen Flüssigkeit werden spezifisch an die Spenderspermien binden, die dann wiederum in einem direkten Test (wie oben beschrieben) analysiert werden. Um verlässliche Ergebnisse zu erzielen, ist es wichtig, der Spermienantikörperinteraktion ausreichend Zeit für die Reaktion zu geben, denn es kann durchaus bis zu 10 Minuten dauern, bis gemischte Agglutinationen sichtbar werden. Jedoch sollte man ebenfalls nicht außer acht lassen, dass mit zunehmender Zeit die Spermienmotilität abnimmt – und der Test ist von dem Vorhandensein der motilen Spermien abhängig.

Anmerkung
Die beiden hier beschriebenen ASA-Tests sind kommerziell erhältlich. Beide sind abhängig von der Anwesenheit motiler Spermien. Wenn nur unzureichend motile Spermien vorliegen, kann der indirekte Test für Seminalplasma oder Blutserum verwendet werden.

Anmerkung
Zytotoxische Antikörper, die die Spermien abtöten oder die Spermienmotilität hemmen, können mit diesen Assays nicht nachgewiesen werden.

2.20.1 Der gemischte Antiglobulin-Reaktions-Test

Der gemischte Antiglobulin-Reaktions-(MAR-) Test ist ein preiswerter, schneller und sensitiver Screening-Test (Rajah et al. 1992), bietet allerdings weniger Informationen als der direkte Immunobead-Test (▶ Abschn. 2.20.2).

Beim MAR-Test wird ein sogenannter »Bridging«-Antikörper (Anti-IgG oder Anti-IgA) verwendet, um die antikörperbeschichteten Partikel mit ungewaschenen Spermien von Ejakulat mit Oberflächen-IgG oder -IgA in Kontakt zu bringen. Der direkte IgG- und IgA-MAR-Test wird durchgeführt, indem frisches, unbehandeltes Ejakulat mit Latexpartikeln (beads) gemischt wird oder indem gewaschene Erythrozyten mit menschlichem IgG oder IgA gemischt werden Zu der Suspension werden Antiseren gegen Humanplasmaproteine (Anti-IgG u. Anti-IgA) gegeben. Die Bildung gemischter Agglutinationen zwischen den Partikeln und motilen Spermien zeigen das Vorhandensein von IgG- oder IgA-Antikörpern auf den Spermien an. (Agglutinationen zwischen den Latexpartikeln dienen als positive Kontrolle für die Antikörper-Antigen-Erkennung).

Durchführung

1. Mischen Sie die Ejakulatprobe gut (▶ Kasten 2.3).
2. Entnehmen Sie zwei Aliquots mit je 3,5 µl des Ejakulates und geben Sie es auf einen separaten Objektträger.
3. Verwenden Sie jeweils einen Objektträger mit 3,5 µl ASA-positivem Ejakulat und einen mit 3,5 µl ASA-negativem Ejakulat als Kontrolle bei jedem direkten Test. Dieses Ejakulat sollte von Männern mit und ohne Spermienautoantikörper stammen, die entsprechend im MAR-Test bereits getestet worden waren. Alternativ können positive Spermien durch die Inkubation mit antikörperhaltigem Serum hergestellt werden (▶ Abschn. 2.20.3).
4. Fügen Sie 3,5 µl IgG-beschichtete Latexpartikel zu jedem Test- und Kontrollejakulat und mischen Sie mit der Pipettenspitze.

5. Fügen Sie 3,5 µl Antiserum gegen humanes IgG zu jeder Ejakulat-Partikel-Mischung und mischen Sie gut mit der Pipettenspitze.
6. Bedecken Sie mit einem Deckglas (22 × 22 mm) um eine Tiefe von ca. 20 µm herzustellen (▶ Kasten 2.4).
7. Lassen Sie den Objektträger horizontal für 3 Minuten bei Raumtemperatur in einer feuchten Kammer (z.B. auf einem wassergesättigten Filterpapier in einer zugedeckten Petrischale) ruhen, um ein Austrocknen zu verhindern.
8. Beurteilen Sie die Präparate mit einem Phasenkontrastmikroskop mit einer Vergößerung von ×200 oder ×400 nach 3 Minuten und erneut nach 10 Minuten.
9. Wiederholen Sie den Vorgang mit IgA- anstelle von IgG-beschichteten Partikeln und Anti-IgA-anstelle der Anti-IgG-Antikörper.

Beurteilung

Wenn Spermien auf ihrer Oberfläche Antikörper haben, dann werden die Latexpartikel an ihnen haften. Die beweglichen Spermien werden sich initial mit einigen wenigen oder Gruppen von anhaftenden Partikeln bewegen. Letztlich können die Agglutinationen so massiv werden, dass eine Bewegung der Spermien erheblich eingeschränkt wird. Spermien, die keine Antikörper haben, werden frei zwischen den Partikeln hindurchschwimmen.

Das Ziel des Assays ist die Bestimmung des Prozentsatzes motiler Spermien mit anhaftenden Partikeln. Ein übliches Problem mit nichtprogressiven Spermien besteht darin, dass sie nahe an den Partikeln liegen, aber nicht an ihnen haften. Ob die Partikel gebunden sind, kann überprüft werden, indem man ganz leicht das Deckglas mit einer Pipettenspitze anstößt: Die Bewegung der Partikel synchron mit den aktiven Spermien zeigt eine positive Bindung an.

1. Bewerten Sie nur die beweglichen Spermien und bestimmen Sie den Prozentsatz der motilen Spermien, die zwei oder mehr anhaftende Latexpartikel haben. Ignorieren Sie Schwanzspitzenbindungen.
2. Bewerten Sie mindestens 200 motile Spermien in jeder Doppelbestimmung, um einen möglichst geringen Zählfehler zu erreichen (▶ Kasten 2.5).
3. Berechnen Sie den Prozentsatz motiler Spermien mit anhaftenden Partikeln.
4. Dokumentieren Sie die Immunglobulinklassen (IgG oder IgA) und die Lokalisation der Bindung der Latexpartikel an die Spermien (Kopf, Mittelstück, Hauptstück). Ignorieren Sie Bindungen an der Schwanzspitze.

Anmerkung
Wenn 100% motile Spermien nach 3 Minuten gebunden sind, dann wird das als Testergebnis dokumentiert und keine Wiederholung nach 10 Minuten durchgeführt.

Anmerkung
Wenn weniger als 100% der motilen Spermien nach 3 Minuten gebunden sind, dann wird der Objektträger nach 10 Minuten erneut ausgelesen.

Anmerkung
Wenn die Spermien nach 10 Minuten immotil sind, dann wird der Wert nach 3 Minuten als Ergebnis dokumentiert.

Referenzwerte

Derzeit gibt es keine Referenzwerte für Spermienantikörper im MAR-Test für die Ejakulate fertiler Männer. Bei noch fehlender zusätzlicher Evidenz behält dieses Manual die Konsensusempfehlung bei, den Grenzwert bei 50% antikörpergebundener motiler Spermien anzusetzen.

Kommentar

Die Spermienpenetration in den Zervikalmukus und die In-vivo-Befruchtung scheinen signifikant beeinträchtigt zu sein, wenn 50% oder mehr der motilen Spermien Antikörperbindungen aufweisen (Abshagen et al. 1998). Partikelbindungen, die nur die Spermienschwanzspitze betreffen, sind nicht mit einer Fertilitätseinschränkung verbunden und können auch bei fertilen Männern gefunden werden (Chiu u. Chamley 2004).

2.20.2 Der direkte Immunobead-Test

Dieser Assay ist wesentlich zeitaufwendiger als der MAR-Test, liefert allerdings auch Informationen über larvierte Antikörper, die durch bestimmte maskierende Seminalplasmakomponenten von den Spermien entfernt werden.

Im direkten Immunobead-(IB-)Test werden Partikel, die mit kovalentgebundenen Kaninchen-Immunglobulinen gegen humanes IgG oder IgA beschichtet sind, direkt mit gewaschenen Spermien gemischt. Die Partikelbindung des antihumanen IgG oder IgA an motile Spermien zeigt das Vorhandensein von IgG- oder IgA-Antikörpern auf der Spermienoberfläche an.

Reagenzien

1. Dulbeccos Glucose-Phosphat-Pufferlösung (PBS) – bovines Serumalbumin (BSA) oder Tyrodes BSA-Lösung: siehe ▶ Abschn. 11.2 und 11.9.
2. Puffer I: Fügen Sie 0,3 g der Cohnfraktion V-BSA zu 100 ml Dulbeccos PBS oder Tyrodes Medium hinzu.
3. Puffer II: Fügen Sie 5 g der Cohnfraktion V-BSA zu 100 ml der Dulbeccos-PBS oder Tyrodes-Medium hinzu.
4. Filtrieren Sie die Lösungen durch jeweils einen 0,45-μm-Filter und wärmen Sie diese auf 25–35 °C vor Gebrauch an.

Vorbereitung der Immunobeads

1. Für jeden Immunobeadtyp (IgG, IgA) fügen Sie 0,2 ml der Partikelstammlösung zu 10 ml der Puffer-I-Lösung in jeweils separate Zentrifugationsröhrchen hinzu.
2. Zentrifugieren Sie bei 500 g oder 600 g für 5–10 Minuten.
3. Dekantieren und verwerfen Sie den Überstand der gewaschenen Immunobeads.
4. Resuspendieren Sie vorsichtig die Partikel in 0,2 ml Puffer II.

Vorbereitung der Spermien

Die Summe der erforderlichen Spermien für diese Assays wird anhand der Spermienkonzentration und -beweglichkeit bestimmt, wie in ◻ Tab. 2.7 gezeigt.

1. Mischen Sie die Ejakulatprobe gut (▶ Kasten 2.3).

◻ **Tab. 2.7** Wie viele Spermien für den Immunobead-Test verwendet werden

Spermien-konzentration (10^6/ml)	Spermien-motilität (PR) (%)	Erforderliches Ejakulatvolumen (ml)
50	–	0,2
21-50	>40	0,4
21-50	<40 >10	0,8
10-20	>40	1,0
10-20	<40 >10	2,0
<10 >5	>10	>2,0

2. Pipettieren Sie die geforderte Ejakulatmenge in ein Zentrifugationsröhrchen und füllen Sie die Probe auf 10 ml mit Puffer I auf.
3. Zentrifugieren Sie bei 500 g für 5–10 Minuten.
4. Dekantieren und verwerfen Sie den Überstand von den gewaschenen Spermien.
5. Resuspendieren Sie vorsichtig das Spermienpellet mit 10 ml frischem Puffer I.
6. Zentrifugieren Sie erneut bei 500 g für 5–10 Minuten.
7. Dekantieren und verwerfen Sie den Überstand.
8. Resuspendieren Sie vorsichtig das Spermienpellet mit 0,2 ml Pufferlösung II.

Anmerkung
Aliquots, die größer als 1 ml sind, benötigen 3 Waschvorgänge.

Anmerkung
Proben mit geringer Spermienmotilität (z.B. 10% oder weniger) können keine eindeutigen Ergebnisse bringen. In diesem Fall ziehen Sie den indirekten Immunobead-Test in Betracht (▶ Abschn. 2.20.3).

Durchführung

ASA-positive Spermien und ASA-negative Spermien sollten bei jedem Test als Kontrollen eingeschlossen werden. Die Ejakulate sollten von Männern mit und ohne Spermienantikörper, die in vorausgegangenen Immunobead-Tests nachgewiesenen wurden, verwendet werden.

1. Platzieren Sie 5 µl der gewaschenen Spermiensuspension auf einem Objektträger.
2. Bereiten Sie separate Objektträger mit 5 µl der ASA-positiven Spermien und 5 µl der ASA-negativen Spermien vor.
3. Fügen Sie 5 µl der Anti-IgG Immunobead-Suspension neben jeden Spermientropfen hinzu.
4. Mischen Sie jeweils die IgG-Immunobeads und den Spermientropfen mit der Pipettenspitze.
5. Platzieren Sie ein 22×22-mm-Deckglas auf dem gemischten Tropfen, um eine Tiefe von ca. 20 µm zu erreichen (▶ Kasten 2.4).
6. Heben Sie den Objektträger waagerecht für 3–10 Minuten in einer feuchten Kammer bei Raumtemperatur auf (z.B. auf einem wassergetränkten Filterpapier in einer bedeckten Petrischale). Warten Sie nicht länger als 10 Minuten bis zur Analyse des Objektträgers, da die Bindung der Immunobeads signifikant während der Inkubation abnimmt (Gould et al. 1994).
7. Beurteilen Sie die Objektträger mit einem Phasenkontrastmikroskop bei einer ×200 oder ×400 Vergrößerung.
8. Beurteilen Sie nur motile Spermien, die mit einem oder mehr Partikeln gebunden sind, wie in ▶ Abschn. 2.20.1, »Beurteilung« beschrieben. Ignorieren Sie Schwanzspitzenbindungen.
9. Interpretieren Sie den Test wie in ▶ Abschn. 2.20.1, »Referenzwerte« beschrieben.
10. Wiederholen Sie die Prozedur mit der Anti-IgA-Immunobead-Suspension.

Ammerkung
Um sicher zu sein, dass alle Bindungen innerhalb von 10 Minuten beurteilt werden, sollten die Präparate schrittweise vorbereitet werden.

Referenzwerte
Derzeit gibt es keine Referenzwerte für Spermienantikörper im IB-Test für die Ejakulate fertiler Männer. Bei noch fehlender zusätzlicher Evidenz behält dieses Manual die Konsensusempfehlung bei, den Grenzwert bei 50% partikelgebundener motiler Spermien anzusetzen.

Kommentar
Die Diagnose einer immunologischen Infertilität wird gestellt, wenn 50% oder mehr der motilen Spermien (progressiv und nichtprogressiv motil) adhärente Partikel aufweisen (Barratt et al. 1992). Partikelbindungen, die nur die Spermienschwanzspitze betreffen, sind nicht mit einer Fertilitätseinschränkung verbunden und können auch bei fertilen Männern gefunden werden (Chiu u. Chamley 2004).

2.20.3 Der indirekte Immunobead-Test

Der indirekte Immunobead-Test wird verwendet, um Antispermienantikörper in hitzeinaktivierten, spermienfreien Flüssigkeiten (Serum, Hodenflüssigkeit, Seminalplasma oder Bromelain-verdünnter Zervikalmukus) nachzuweisen. Antikörperfreie Spenderspermien nehmen Anti-Spermienantikörper auf, die in den getesteten Flüssigkeiten vorhanden sind und werden dann im direkten Immunobead-Test analysiert.

Reagenzien
Siehe ▶ Abschn. 2.20.2 (Reagenzien für den direkten IB-Test).

Falls Zervikalmukus getestet werden soll, bereiten Sie 10 IU/ml Bromelain, ein »Broad-specificity« proteolytisches Enzym (EC 3.4.22.32) vor (▶ Kasten 2.2).

Vorbereitung der Immunobeads
Siehe ▶ Abschn. 2.20.2, »Vorbereitung der Immunobeads«

Vorbereitung der Spenderspermien
Siehe ▶ Abschn. 2.20.2, »Vorbereitung der Spermien«

Vorbereitung der zu testenden Flüssigkeiten
1. Wenn Zervikalmukus getestet werden soll, verdünnen Sie 1+1(1:2) mit 10 IU/ml Bromelain, mischen Sie mit einer Pipettenspitze und inkubieren Sie bei 37 °C für 10 Minuten. Wenn die Liquefizierung vollständig ist, zentrifugieren

Sie bei 2000 g für 10 Minuten. Verwenden Sie den Überstand sofort für den Test, oder frieren Sie ihn bei −70 °C ein.

2. Inaktivieren Sie jegliches Complement im gelösten Zervikalmukus, Serum, Seminalplasma oder Hodenflüssigkeit durch Erhitzen auf 56 °C für 30–45 Minuten.

3. Verdünnen Sie die hitzeinaktivierte Probe 1+4(1:5) mit Puffer II (z.B. 10 µl der zu untersuchenden Stammlösung mit 40 µl Puffer II).

4. Schließen Sie bekannte positive und negative Proben, z.B. Serum von Männern mit und ohne Antispermienantikörpern, wie im indirekten Immunobead-Test jeweils nachgewiesen, als Kontrollen bei jedem indirekten Test ein. Männer, die eine Vasektomie haben durchführen lassen, können als eine Quelle für Serum dienen, falls sie positiv sind (>50% bewegliche Spermien mit Partikelbindung, ausschließlich der Spermienschwanzspitzenbindung).

Inkubation der Spenderspermien mit den zu testenden Flüssigkeiten

1. Mischen Sie 50 µl der gewaschenen Spenderspermiensuspension mit 50 µl der 1+4(1:5) verdünnten zu testenden Flüssigkeiten.

2. Inkubieren Sie bei 37 °C für eine Stunde.

3. Zentrifugieren Sie bei 500 g für 5–10 Minuten.

4. Dekantieren und verwerfen Sie den Überstand.

5. Resuspendieren Sie vorsichtig das Spermienpellet mit 10 ml frischem Puffer I.

6. Zentrifugieren Sie erneut bei 500 g für 5–10 Minuten.

7. Dekantieren und verwerfen Sie den Überstand.

8. Wiederholen Sie die Schritte 5, 6 und 7.

9. Resuspendieren Sie vorsichtig das Spermienpellet mit 0,2 ml Puffer II.

Immunobead-Test

1. Führen Sie den IB-Test, wie in ▶ Abschn. 2.20.2, »Durchführung« beschrieben, mit den flüssigkeitsinkubierten Spenderspermien durch.

2. Beurteilen und interpretieren Sie den Test wie in ▶ Abschn. 2.20.1, »Beurteilung« und ▶ Abschn. 2.20.1, »Referenzwerte« beschrieben.

Fakultative Untersuchungen

Tests, die in diesem Kapitel erläutert werden, sind nicht als Routineuntersuchungen zu verstehen, können aber für die Diagnostik oder Forschung wertvolle Hinweise liefern.

3.1 Index für multiple Spermiendefekte

Morphologisch abnormale Spermatozoen haben häufig multiple Defekte (Kopfdefekte, Mittelstückdefekte und Schwanzdefekte oder Kombinationen daraus). Eine detaillierte Ermittlung des Indexes bietet eine genauere Aussage als die einfache Auswertung der morphologischen Defekte in Prozent (Jouanet et al. 1988; Auger et al. 2001). Werden neben den morphologisch normal geformten Spermatozoen auch alle Defekte und Defektkombinationen ermittelt, lässt sich rechnerisch darstellen, wie viele Defekte jedes einzelne Spermium im Mittel hat.

Drei Indizes stehen für das Erkennen der detaillierten Defekte zur Verfügung:

- Index der multiplen Anomalitäten (MAI) (Jouannet et al. 1988)
- Teratozoospermieindex (TZI) (Menkveld u. Kruger, 1996; Menkveld et al. 2001)
- Index der Spermiendeformationen (SDI) (Axis et al. 1996 2004)

Diese Indizes zeigen Korrelationen mit der In-vivo-Fertilitätsrate (MAI und TZI) (Jouannet et al. 1988; Slama et al. 2002; Menkveld et al. 2001) sowie der In-vitro-Fertilitätsrate (SDI) (Aziz et al. 1996) und helfen bei der Diagnostik pathologischer Prozesse (Auger et al. 2001; Aziz et al. 2004).

3.1.1 Errechnen der Indizes für multiple morphologische Defekte

Jedes abnormale Spermium wird daraufhin untersucht, ob es einen Kopfdefekt, Mittelstückdefekt oder Schwanzdefekt hat oder Kombinationen daraus. Gleichzeitig werden die Spermatozoen erfasst, die einen Zytoplasmatropfen in einer Größe von mehr als ein Drittel des Spermienkopfes aufweisen.

Diese Defekte werden mit Hilfe eines Laborcounters gezählt, wobei für jeden Defekt eine Taste gewählt wird. Steht dieses Zählgerät nicht zur Verfügung, ist die Verwendung einer Strichliste auch möglich (◘ Tab. 3.1).

- Der MAI entspricht dem Mittelwert aller erfassten Defekte pro Spermium. Alle Kopf-, Mittelstück- und Schwanzdefekte gehen mit in die Kalkulation ein. Die morphologischen Kriterien, die hier Anwendung finden, stammen von David et.al. (1975) und wurden 2000 von Auger u. Eustache modifiziert. Sie weichen von der aktuellen Empfehlung dieses Manuals (► Abschn. 2.15.1 und 2.15.2) ab.
- Der TZI entspricht im Wesentlichen dem MAI, umfasst allerdings bis zu vier Defekte pro Spermium: Kopfdefekt, Mittelstückdefekt, Schwanzdefekt und den überdimensionalen Zytoplasmarest und gibt den errechneten Mittelwert der Defekte pro Spermium an. Die morphologischen Kriterien entsprechen diesem Manual.
- Für die Ermittlung des SDI wird die Gesamtzahl der Defekte durch die Gesamtzahl der Spermien (also nicht nur die abnormalen Spermien) geteilt. Er lässt verschiedene Kategorien von Kopfdeformationen einfließen, der Mittelstückdefekt und der Schwanzdefekt werden jedoch nicht weiter kategorisiert, sondern jeweils als ein Defekt angegeben. Grundsätzlich liegen hier wieder die morphologischen Kriterien dieses Manuals zugrunde.

3.1.2 Beispiel

Zweimal 200 Spermien sind mit Hilfe eines 6-Tasten-Laborcounters analysiert worden. Dabei sind in der ersten Analyse 42 Spermien als morphologisch normal und 158 als abnormal klassifiziert worden. In den 158 abnormalen Spermien befanden sich 140 Kopfdefekte, 102 Mittelstückdefekte, 30 Schwanzdefekte und 44 Spermien wiesen zytoplasmatische Reste auf. In der Doppelbestimmung sind dann 36 Normalformen und 164 abnormale Formen gefunden worden. Die abnormalen Formen hatten 122 Kopfdefekte, 108 Mittelstückdefekte, 22 Schwanzdefekte und 36 zytoplasmatische

◻ Tab. 3.1 Errechnen der Indizes von multiplen Spermiendefekten

	MAI	TZI*	SDI
Maximalwert		4,00	3,00
Nennermenge	abnormale Spermien	abnormale Spermien	alle Spermien
(A) Anzahl gezählter Spermien	200	200	200
- normal geformte Spermien (N)	46	46	46
- normal geformte Spermien (%)	23	23	23
(B) Anzahl defekter Spermien (200–46)	154	154	154
(1) Anzahl der Kopfdefekte (MAI, SDI) oder Anzahl der Spermien mit ≥1 Kopfdefekt (TZI)	284	154	212
(2) Anzahl der Mittelstückdefekte (MAI) oder Anzahl der Spermien mit ≥1 Mittelstückdefekt (TZI, SDI)	54	52	52
(3) Anzahl der Schwanzdefekte (MAI) oder Anzahl der Spermien mit ≥1 Schwanzdefekt (TZI, SDI)	54	46	46
(4) Anzahl der Spermien mit übergroßem Zytoplasmaresttropfen	14	14	14
(C) Gesamtdefekte MAI: (1)+(2)+(3)= (C)	392		
(D) Gesamtdefekte TZI, SDI: (1)+(2)+(3)+(4) = (D)		266	324
Kalkulation des Index	C/B	D/B	D/A
Index-Ergebnis	2,55	1,72	1,62

* Diese Beschreibung des TZI beruht auf der Originalpublikation (Menkveld et al. 2001), dem Manual der ESHRE (European Society of Human Reproduction and Embryology) und NAFA (Nodic Association for Andrology) (ESHRE/NAFA 2002) und beschreibt Index-Ergebnisse von 1 bis 4. Hier liegt der Unterschied zu dem vorangehenden WHO-Laborhandbuch (WHO 1999), in dem Index-Ergebnisse von 1 bis 3 beschrieben wurden, weil der exzessive Zytoplasmarest nicht separat, sondern als Mittelstückdefekt gezählt wurde.

Reste. Der TZI wurde ermittelt, indem die Summe aller Defekte $(140+102+30+44+122+108+22+36=604)$ durch die Anzahl der morphologisch abnormalen Spermien $(158+164=322)$ geteilt wurde: $TZI=604/322=1,88$.

Die ◻ Tab. 3.2 zeigt MA- und TZI-Ergebnisse von Patienten aus Kinderwunschzentren und Männern, die innerhalb der letzten 3 Jahre ein Kind gezeugt haben.

3.2 Panleukozyten-Marker CD45

Leukozyten werden im Ortho-Toluidin-Test (▸ Abschn. 2.18.1) anhand der Peroxidase detektiert. Polymorphkernige Leukozyten ohne Granula, bzw. Zellen ohne Peroxidase wie Lymphozyten, Monozyten und Makrophagen können dagegen nur mit Hilfe der immunzytochemischen Färbung erfasst werden. Diese immunochemischen Färbemethoden sind deutlich teurer und zeitaufwendiger als die Peroxidasefärbung, bieten aber eine exakte Differenzierung von Leukozyten zu Stammzellen.

3.2.1 Prinzip

Humane Leukozyten zeigen CD45-Antigen-Expressionen, welche sich mit einem spezifischen monoklonalen Antikörper detektieren lassen.

⬛ Tab. 3.2 Spermiendefekt- Indizes von fertilen und infertilen Paaren

	Fertile MAI[1]	Paare TZI[2]	Infertile MAI[3]	Paare TZI[2]
Mittelwert	1,94	1,81	1,58	1,51
Standardabweichung SD	0,37	0,3	0,2	0,2
Minimum	1,12	1,26	1,04	1,17
Maximum	3,9	2,64	2,38	2,07
Prozentile				
5	1,44		1,27	
10	1,51	1,74	1,34	1,33
25	1,67		1,44	
50	1,88	1,81	1,58	1,54
75	2,14		1,72	
90	2,44		1,86	
95	2,65		1,94	
N	4930	103	994	107

[1] Nichtpublizierte Daten von J Auger, Paris, unter Verwendung der morphologischen Klassifikation nach David (David et al. 1975, modifiziert von Auger u. Eustache 2000)
[2] Menkveld et al. 2001
[3] Jorgensen et al. 2001, unter Verwendung der morphologischen Klassifikation nach David (David et al. 1975; modifiziert von Auger u. Eustache 2000)

Durch Modifikation des primären Antikörpers lassen sich verschiedene Isoformen des CD45-Antigens nachweisen, die wiederum spezifisch für den Zelltyp (Monozyt, Makrophage, B- oder T-Zellen) sind, wenn diese genaue Differenzierung im Fokus des Interesses steht.

3.2.2 Reagenzien

1. Dulbecco's Phosphat-Puffer (▶ Abschn. 11.2)
2. TBS-Puffer, pH 8,2 (▶ Abschn. 11.8)
3. Tetramisol-Hydrochlorid (entspricht Levamisol) 1,0 mol/l: 2,4 g Levamisol in 10 ml Aqua bidest lösen.
4. Substrat: 2 mg Naphthol-AS-MX-Phosphat in 9,7 ml TBS-Puffer pH 8,2 geben. Dazu 0,2 ml Dimethylformamid und 0,1 ml des 1,0 molaren Levamisols. Kurz vor Gebrauch 10 mg Fast Red TR Salz dazugeben und mit Hilfe eines

Laborfilters mit einer Porengröße von 0,45 μm filtrieren.

5. Fixierung: entweder mit purem Aceton oder mit einem Aceton-Methanol-Formalin-Gemisch (95 ml Aceton mit 95 ml reinem Methanol mischen und 10 ml 37%iges (v/v) Formalin hinzufügen.
6. Primär-Antikörper: ein monoklonaler Antikörper gegen CD45-Leukozytenantigene, produziert in der Maus.
7. Sekundär-Antikörper: ein Anti-Maus-Rabbit-Immunglobulin. Die Verdünnung hängt vom Antikörper-Titer ab.
8. Alkalische Phosphatase: ein antialkalischer Phosphatase-Komplex (APAAP).
9. Farbstoff nach Harris (Harris's Hämatoxylin) (▶ Abschn. 11.10).

3.2.3 Durchführung

Vorbereitung des Samens

1. Samenprobe gut mischen (▶ Abschn. 2.3)
2. 0,5 ml der Samenprobe mit 2,5 ml DPBS mischen.
3. Ansatz bei 500 g 5 Minuten zentrifugieren, Überstand verwerfen und das Sediment erneut mit dem ca. fünffachen des Pellets mit DPBS resuspendieren.
4. Zentrifugieren 5 Minuten bei 500 g.
5. Den Vorgang wiederholen und das Sediment so mit DPBS resuspendieren, dass ca. 50 Millionen Spermien pro ml vorhanden sind.

Anfertigen der Spermienausstriche

1. Jeweils 5 µl der Spermiensuspension für die Doppelbestimmung auf 2 Objektträger ausstreichen und an der Luft trocknen lassen.
2. Ausstriche entweder 10 Minuten in absolutem Aceton oder für 90 Sekunden in einem Aceton-Ethanol-Formalin-Gemisch fixieren.
3. Zweimal mit TBS waschen, dann das TBS abfließen lassen.
4. Ausstriche direkt mit den Antikörpern behandeln oder in Aluminiumfolie gewickelt bei –70 °C für spätere Analysen lagern.

Antikörper-Inkubation

1. Mit Hilfe eines Fettstiftes auf jedem Objektträger einen Kreis mit einem Durchmesser von ca. 1 cm markieren. In diesen Kreis 10 µl des primären Antikörpers geben.
2. Objektträger 30 Minuten bei Raumtemperatur in einer feuchten Kammer (eine Petrischale mit einem nassen Zellstoff ausgelegt) inkubieren, um das Austrocknen zu verhindern. Auf waagerechte Lage achten.
3. Zweimal mit TBS waschen, TBS sorgfältig abfließen lassen.
4. 10 µl des Sekundärantikörpers auf den markierten Bereich pipettieren und 30 Minuten in der feuchten Kammer bei Raumtemperatur inkubieren lassen.
5. Zweimal mit TBS waschen, überschüssiges TBS abfließen lassen.

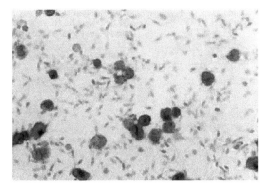

□ **Abb. 3.1** Leukozyten im Ejakulat. CD45-enthaltende Zellen (Leukozyten) färben sich rot an (Foto von RJ Aitken zur Verfügung gestellt)

6. 10 µl des APAAPs in den markierten Kreis pipettieren.
7. 1 Stunde in der feuchten Kammer bei Raumtemperatur inkubieren lassen.
8. TBS-Waschvorgang zweimal und wieder überschüssiges TBS abfließen lassen.
9. Objektträger mit 10 µl Naphthol Phosphat Substrat für 20 Minuten in der feuchten Kammer bei Raumtemperatur inkubieren.

Anmerkung

Um die Intensität der Reaktion zu steigern, ist es auch möglich, die Inkubation mit dem Sekundärantikörper und dem APAAP jeweils 15 Minuten zu wiederholen.

Färbung und Einbettung

1. Sobald die Ausstriche eine rötliche Färbung zeigen, wird die Reaktion durch das Waschen mit TBS (zweimalig) beendet.
2. Ausstriche danach für einige Sekunden in Hämatoxylin nach Harris färben und in Aqua dest tauchen. Anschließend mit Eindeck-Medium konservieren.

Beurteilung der CD45-positiven Zellen

1. Das gefärbte Areal des Ausstriches wird im Hellfeld mit dem 20er oder 40er Objektiv betrachtet. CD45-positive Zellen (Leukozyten) färben sich rot an (□ Abb. 3.1)
2. Die CD45-positiven Zellen werden parallel zu den Spermien erfasst, bis pro Ausstrich 200 Spermien gezählt sind, um die Fehlerquote so

gering wie möglich zu halten (▶ Kasten 2.7 und ◩ Tab. 2.2).

3. Für das Zählen der CD45-positiven Zellen und der Spermien einen Laborcounter verwenden.
4. Den zweiten Objektträger für die Doppelbestimmung ebenso auszählen.
5. Die Summe und die Differenz der beiden Auszählungen der CD45-positiven Zellen ermitteln.
6. Überprüfen, ob aus den Ergebnissen der Doppelbestimmung der Mittelwert gebildet werden darf (◩ Tab. 2.5 oder ▶ Abb. 14.1). (Mit Hilfe dieser Tabellen lässt sich ermitteln, ob die Abweichung zwischen den Einzelmessungen gering genug ist, um innerhalb des 95%-Vertrauensbereiches zu liegen.)
7. Ist die Differenz akzeptabel, wird die Konzentration errechnet (s.u.). Ist die Differenz zu groß, muss die Auszählung beider Duplikate wiederholt werden. (▶ Kasten 2.10).
8. Mittlere CD45-Konzentration ermitteln.
9. Die absolute Anzahl der CD45-positiven Zellen pro Ejakulat wird ermittelt.

Errechnen der CD45-Zell-Konzentration im Ejakulat

Die Relation der CD45-positiven Zellen zu den Spermatozoen dient als Grundlage für die Errechnung der Konzentration. Die Spermienkonzentration wird mit Hilfe des Hämozytometers ermittelt. Wenn N die Anzahl der CD45-positiven Zellen in demselben Areal des Ausstriches ist, in dem 400 Spermatozoen gezählt werden, und S ist die Spermien-Konzentration in Million pro ml, dann lautet die Formel für die Konzentration CD45-positiver Zellen $C = S \times (N/400)$.

Sensitivität der Methode

Beinhaltet die Samenprobe weniger CD45-positive Zellen als Spermien, also weniger als 400, wird möglicherweise die Fehlergrenze von 5% überstiegen. In dem Fall wird der Zählfehler, der sich mit Hilfe der ◩ Tab. 2.2 und der Anzahl ausgewerteter Zellen ermitteln lässt, dokumentiert.

Befinden sich weniger als 25 CD45-positive Zellen pro 400 Spermatozoen in dem Präparat, wird der Befund mit folgendem Hinweis kommentiert:

» Zu wenig Zellen für eine akkurate Ermittlung der Konzentration«.

Beispiele

Beispiel 1: In dem ersten Duplikat werden 20 CD45-positive Zellen pro 200 Spermatozoen und im zweiten 40 CD45-positive Zellen pro 200 Spermatozoen ermittelt. Die Summe der beiden Auswertungen ist 60(20 + 40) und die Differenz beträgt 20(40–20). Die ◩ Tab. 2.5 zeigt, dass diese Doppelwerte zu sehr differieren und die Bildung des Mittelwertes nicht erlauben. Die beiden Duplikate müssen erneut ausgewertet werden.

Beispiel 2: Der Ausstrich 1 zeigt 25 CD45-positive Zellen und das Duplikat 35 CD45-positive Zellen pro 200 Spermien. Die Summe der Doppelbestimmung ist 60(25 + 35) und die Differenz beträgt 10(35–25). Der Blick auf die ◩ Tab. 2.5 zeigt, dass diese Werte gemittelt werden dürfen, da die Abweichung gering genug ist.

60 CD45-positive Zellen pro 400 Spermatozoen und einer Spermienkonzentration von 70 Millionen pro ml, ergibt $C = S \times (N/400) = 70$ Million/ml $\times$ (60/400) = 10,5 Millionen CD45-positive Zellen/ml Ejakulat.

Da weniger als 400 CD45-positve Zellen gezählt wurden, muss der Zählfehler für 60 Zellen aus der ◩ Tab. 2.2 abgelesen werden. Dieser beträgt in diesem Fall ca. 13%.

Referenzbereiche

Für CD45-positve Zellen im Ejakulat fertiler Männer existiert zurzeit kein definierter Normalbereich. Der Normbereich von ≤1,0 Millionen peroxidasepositiver Zellen pro Milliliter Ejakulat kann nicht einfach übernommen werden, da mit der Peroxidase-Reaktion die Granulozyten detektiert, nicht aber die Gesamtheit der Leukozyten erfasst wird.

Anmerkung

Die absolute Leukozytenzahl (Gesamtleukozyten pro Ejakulat) spiegelt möglicherweise am besten den Schweregrad entzündlicher Prozesse wider (Wolff 1995). Die absolute Anzahl CD45-positiver Zellen im Gesamtejakulat wird durch Multiplikation der Konzentration CD45-positiver Zellen mit dem Ejakulatvolumen ermittelt.

3.3 Interaktionen zwischen Zervikalschleim und Spermien

Zervikaler Mukus ist nur für eine limitierte Zeit im weiblichen Zyklus durchgängig für Spermien. In der Mitte des Zyklus begünstigt Östrogen die Mukusviskosität und somit die Penetration der Spermatozoen. Die Dauer der erhöhten Penetrationsbereitschaft im Mukus variiert von Frau zu Frau, zeigt aber auch bisweilen individuelle Schwankungen von einem Zyklus zum nächsten.

Anmerkung
Im ▶ Kap. 12 sind Details zur Gewinnung, Lagerung und Untersuchung der charakteristischen Eigenschaften des Mukus zu finden.

Kommentar
Für Männer, denen die Ejakulatgewinnung durch Masturbation nicht möglich ist, dient der Postkoitaltest (▶ Abschn. 3.3.1) als Alternative, um einige Informationen zur Spermienqualität zu erhalten.

3.3.1 In-vivo-Test (postkoital)

Ziel
Sinn und Zweck des Postkoitaltests ist es, die Anzahl der aktiven Spermatozoen im Zervikalmukus zu ermitteln und Aussagen über die Überlebensfähigkeit zu erlangen (Sobrero u. MacLeod 1962), bzw. über die Spermieneigenschaften einige Stunden nach dem Koitus (Reservoir-Eigenschaften des Mukus) (Moghissi 1976). Diese Informationen sind wichtig, um die Auswirkung eines positiven Antikörpertiters gegen Spermien, unabhängig ob dieser bei der Frau oder dem Mann nachgewiesen wurden, zu beobachten.

Timing
Der ideale Zeitpunkt für den Postkoitaltest ist so kurz wie möglich vor dem Eisprung. Wichtig ist, dass die Ovulation noch nicht stattgefunden hat. Klinische Befunde wie die Kenntnisse über die Länge vorangehender Zyklen, die Messung der basalen Körpertemperatur, das Betrachten der Mukuskonsistenz und der Vaginalzytologie helfen dabei, den optimalen Zeitpunkt zu bestimmen. Des Weiteren sind Messungen des Östrogens aus dem Serum oder des luteinisierenden Hormons aus dem Urin oder Serum sowie Ultraschalluntersuchungen der Ovarien geeignete Hilfsmittel.

Wichtig ist der standardisierte Zeitpunkt der Mukusuntersuchung: Dieser sollte 9–14 Stunden nach dem Koitus analysiert werden.

Instruktionen für die Patienten
Die Patienten müssen über den idealen Zeitpunkt des Postkoitaltests informiert werden und sollten folgende Hinweise erhalten:

1. Das Paar sollte 2 Tage vor dem Postkoitaltest keinen Geschlechtsverkehr haben; wobei der Mann auch auf die Masturbation verzichten sollte.
2. Der Geschlechtsverkehr sollte in der Nacht vor dem geplanten Labortest stattfinden.
3. Die Verwendung von Gleitmitteln ist nicht erlaubt und auch eine Intimdusche oder ein Vollbad nach dem Koitus ist nicht gestattet. Duschen hingegen ist möglich.
4. Die Frau sollte sich am Morgen nach dem Koitus in die Klinik begeben.

Durchführung
1. Ein fettfreies Spekulum wird vaginal eingeführt.
2. Mit einer Tuberkulinspritze ohne Nadel, einer Pipette oder ähnlichem zunächst so viel des Vaginalfluids wie möglich aus dem posterioren Vaginalbogen aspirieren.
3. Mit einer neuen Spritze oder einem Katheder so viel Vaginalmukus wie möglich aus dem endozervikalen Kanal gewinnen.
4. Einen Teil des Mukus auf einen Objektträger geben und mit einem Deckglas (22 × 22 mm) bedecken. Die Auszähltiefe dieser Präparation kann durch Verwendung von Silikonfetten oder einer speziellen Vaseline (▶ Kasten 3.1), die Glaspartikel mit einem Durchmesser von 100 μm beinhalten, standardisiert werden (Drobnis et al. 1988).
5. Die Untersuchung des Mukus erfolgt bei 400facher Vergrößerung im Phasenkontrast.

Kasten 3.1 Präparation einer Vaseline-Mischung

Eine im Vorfeld erstellte Vaseline-Mischung kann bis zum Gebrauch bei Raumtemperatur gelagert werden. Wachs, mit einem Schmelzpunkt von 48–66 °C, wird in einem Laborgefäß geschmolzen und mit Hilfe eines Glasstabes mit Vaseline vermischt (Mischungsverhältnis 1 Teil Wachs plus 2 Teile Vaseline). Sobald sich die Bestandteile homogenisiert haben, sollte die Masse leicht abkühlen und in eine 3-ml- oder 5-ml-Spritze (ohne Nadel) gefüllt werden, solange sie noch warm ist. Ist die Mischung erstarrt, wird eine 18er Kanüle mit einem Rundschliff auf die Spritze gesteckt.

Anmerkung
Eine zuverlässige Aussage lässt sich nur fällen, wenn die Mukusprobe von guter Qualität und frei von Kontamination durch Blut ist.

Die Untersuchung des Vaginalsekretes

In der Regel sterben Spermatozoen in der Vagina innerhalb von 2 Stunden ab. Es ist sinnvoll, mit Hilfe eines Feuchtpräparates das Vaginalsekret daraufhin zu untersuchen, ob tatsächlich Ejakulat dort nachzuweisen ist.

Die Untersuchung der Mukusprobe

Die Anzahl der Spermien, die im unteren Teil des Zervixkanals zu finden ist, hängt von der Zeitdifferenz zwischen Geschlechtsverkehr und Mukusentnahme ab. Zwei bis drei Stunden nach dem Koitus befindet sich hier im Schnitt eine hohe Anzahl akkumulierter Spermatozoen.

Die Anzahl dieser Spermien lässt sich zwar nicht exakt ermitteln, aber durch die Umrechnung von gesehenen Spermien pro mikroskopisches Blickfeld doch gut erfassen (▶ Kasten 3.2). Angegeben wird die Anzahl der Spermatozoen pro µl Mukus.

Somit wäre eine Zählung von 10 Spermien in einem mikroskopischen Blickfeld bei Verwendung der beschriebenen optischen Apparaturen und der erstellten 100-µm-Präparation gleichbedeutend mit 10 Spermatozoen pro 20 nl, was wiederum umgerechnet 500 Spermatozoen pro µl entspricht. Eine niedrige Anzahl von Spermien lässt den Zählfehler groß werden (in diesem Beispiel liegt er bei etwa 32%) und sollte entsprechend dokumentiert werden.

Die Spermienmotilität im Zervikalmukus wird in die folgenden Kategorien eingeteilt:

- PR: progressive Motilität
- NP: nichtprogressive Motilität
- IM: immotile Spermien

Die Anwesenheit progressiv motiler Spermien ist der aussagekräftigste Hinweis auf eine intakte Zervixfunktion.

Interpretation

- Der Test ist negativ, wenn keine Spermien im Mukus gefunden werden.
- Die Anwesenheit von progressiv motilen Spermatozoen nach 9–14 Stunden im endozervikalen Mukus, auch wenn es sich um vereinzelte handelt, spricht gegen eine immunologische Infertilität beim Patienten, bzw. bei der Patientin (Oei et al. 1995).
- Befinden sich Verklumpungen nichtprogressiver Spermien im Mukus, handelt es sich voraussichtlich um Spermienantikörper, entweder um zervikale Antikörper oder um welche, die der Patient gegen seine Spermien gebildet hat.

Anmerkung
Ist das Ergebnis des initialen Postkoitaltests negativ oder abnormal, sollte eine Wiederholung erfolgen.

Kommentar
Befinden sich postkoital keine Spermien im Mukus, sollte das Paar erneut auf die Wichtigkeit der intravaginalen Ejakulation hingewiesen werden.

Kommentar
Ein negativer Test kann auch aufgrund eines schlechten Timings entstehen. Findet der Postkoitaltest nicht im Optimum des Menstruationszyklus statt, kann er negativ ausfallen, obwohl auf der weiblichen Seite kein Fertilitätsproblem vorliegt. Die Zyklen mancher Patientinnen bieten nur für 1 bis 2 Tage die Möglichkeit eines gut durchführbaren Postkoitaltests. Sollte sich der Zeitpunkt der Ovulation nicht korrekt ermitteln lassen, ist unter Umständen eine mehrfache Wiederholung des Postkoitaltests innerhalb eines Menstruationszyklus notwendig. Alternativ kann auch ein In-vitro-Test erfolgen.

Kasten 3.2 Mikroskopische Volumenuntersuchung einer 100 µm tiefen Mukus-Präparation

Das Mukusvolumen in einem mikroskopischen Feld ist abhängig von der Feldgröße (πr^2, wobei π 3,142 und r der Radius des mikroskopischen Feldes ist) und von der Kammertiefe (hier 100 µm). Der Durchmesser eines mikroskopischen Feldes lässt sich mit Hilfe eines speziellen Mikroskopmikrometers

ablesen oder durch Division des Durchmessers der Okularöffnung durch die Vergrößerung des Objektivs. Eine Blickfeldgröße, betrachtet durch ein 40er Objektiv, wird als »high power field« bezeichnet und mit HPF abgekürzt.

Bei Verwendung eines 40er Objektivs und einem 10er Okular

mit einer Apertur von 20 mm weist ein mikroskopisches Blickfeld einen Durchmesser von ungefähr 500 µm (20 mm/40) auf. Somit lautet die Rechnung Radius r = 250 µm, r^2 = 62.500 µm², πr^2 = 196.375 µm². Umgerechnet auf das Volumen entsprechen 196.375 µm² 19.637.500 µm³ oder aufgerundet 20 nl.

Kommentar

Um die Diagnose der gestörten Zervikalfunktion als Ursache der Infertilität zu stellen, sind mehrere negative Postkoitaltests, die mit einem optimalen Timing durchgeführt worden sein sollten, nötig.

3.3.2 In-vitro-Tests

Der In-vitro-Penetrationstest ist ein wichtiges Hilfsmittel, um Aussagen zur Interaktion zwischen Spermien und Zervikalschleim zu erhalten. In der Regel kommt dieser Test nach mehreren negativen Postkoitaltests zum Einsatz. Seine Aussagekraft lässt sich noch steigern, indem er in einer Kreuzreaktion gleichzeitig mit einem Spenderejakulat und einem Spendermukus als Kontrolle durchgeführt wird. Gleichzeitig erhält man eine Idee, wie signifikant sich vorhandene Antikörper, unabhängig ob auf männlicher oder weiblicher Seite, auf die Funktion auswirken.

- Soll die Qualität verschiedener Zervikalmukusproben getestet werden, ist der Einsatz einer einzelnen, normozoospermen Ejakulatprobe sinnvoll.
- Sollen verschiedene Ejakulatproben getestet werden, muss der Mukus einer Frau eingesetzt werden, wobei er von guter Qualität und zum richtigen Zykluszeitpunkt entnommen sein sollte.

Anmerkung

Im ▶ Kap. 12 sind Details zur Gewinnung, Lagerung und Beurteilung von Zervikalschleim aufgeführt.

Kommentar

Donogener Zervikalschleim kann sehr gut von Frauen gewonnen werden, die sich in Vorbereitung zur assistierten Befruchtung befinden.

Ist eine Insemination geplant, darf die Entnahme des Mukus selbstverständlich nur vor dem Eingriff geschehen. Als Spender-Zervikalschleim ist der, durch Gonadotropin hormonell stimulierte, wie auch aus einem natürlichen Zyklus stammende Mukus geeignet.

Kommentar

Um die Mukusqualität zu steigern, ist es möglich, den Frauen für einen Zeitraum von 7–10 Tagen Ethinyl-Östradiol zu geben (▶ Abschn. 12.2.1).

Kommentar

Zervikalschleim von Frauen, die zwecks Eizellreifung Clomifen erhalten, sollte nicht als Kontroll-Mukus eingesetzt werden, da der antiöstrogene Effekt auf die Zervix den Test beeinflussen könnte.

- Eingesetzt wird humaner Zervikalschleim, der in der Zyklusmitte entnommen wurde.
- Um sicher zu stellen, dass äußere Einflusse wie Temperaturschwankungen oder Dehydratation nicht die Spermienqualität und damit die Auswertung des Testes beeinflussen, sollte der Test innerhalb 1 Stunde nach Ejakulatgewinnung erfolgen.
- Der pH-Wert des Mukus aus dem endozervikalen Kanal wird mit Hilfe eines Messstreifens (Bereich pH 6,0–10,0) in situ oder direkt nach der Mukusentnahme bestimmt. Erfolgt die pH-Messung in situ, muss sichergestellt

werden, dass wirklich im endozervikalen Kanal gemessen wird und nicht extrazervikaler Mukus, dessen pH-Wert deutlich niedriger ist. Auch sollten Kontaminationen durch Vaginalsekret vermieden werden, das, genauso wie extrazervikaler Mukus, einen niedrigen pH-Wert besitzt.

- Spermien reagieren empfindlich auf die pH-Wert-Änderungen, die durch den Mukus hervorgerufen werden. Während ein basischer Zervikalschleim die Spermienmotilität anregen kann, hemmt ein saurer pH-Wert die Spermien in ihrer Beweglichkeit. Ein extrem basisches Milieu (pH >8,5) wiederum stresst die Spermatozoen stark und sie könnten absterben. Für die Migration und die Überlebensdauer der Spermatozoen liegt der ideale pH-Wert bei pH 7,0–8,5, was exakt dem pH-Wert eines normalen Zervikalschleims in der Zyklusmitte entspricht.

- Während die Penetrationsfähigkeit der Spermien bei pH-Werten zwischen 6,0 und 7,0 kaum abnimmt, leidet die Spermienmotilität stark bei einem pH-Milieu unter 6,5. Häufig werden Spermien-Zervikal-Tests bei einem pH-Wert unter 7,0 gar nicht erst durchgeführt.

Anmerkung
Alternativen zu Zervikalschleim wie boviner Mukus oder synthetische Ersatzgele haben nicht die gleiche Aussagekraft wie der In-vitro-Test, der mit humanem Mukus durchgeführt wird. Dennoch lässt sich mit Hilfe dieser Ersatzstoffe eine eventuell zu beobachtende Veränderung der Spermienmotilität in viskösen Medien gut beobachten (Neuwinger et al. 1991, Ivic et al. 2002).

3.3.3   Vereinfachter In-vitro-Test

Durchführung

1. Ein Tropfen Zervikalschleim auf einen Objektträger geben und mit einem Deckglas von 22 × 22 mm bedecken. Die Kammertiefe dieses Präparats kann mit Hilfe von Silikonfett oder einer Wachs-Vaseline-Mischung validiert werden (▶ Kasten 3.1), die Glaspartikel mit einem Durchmesser von 100 µm beinhaltet (Drobnis et al. 1988).

2. Anschließend wird ein Tropfen Nativejakulat an den Deckglasrand pipettiert, sodass dieser über Kapillarkräfte bis an den Mukus gelangt und eine klare Schnittgrenze zwischen Mukus und Ejakulat zu beobachten ist.

3. Der Objektträger wird waagrecht in eine feuchte Kammer (z.B. eine Petrischale, in die ein befeuchtetes Zellstoffpapier gelegt wird) gegeben, um das Austrocknen zu vermeiden. Die Inkubationszeit beträgt 30 Minuten bei 37 °C.

4. Die Schnittpunkte zwischen Ejakulat und Mukus werden mit dem Mikroskop in Phasenkontrastoptik und 400facher Vergrößerung untersucht.

Beobachtungen

Folgende Punkte können beobachtet und sollten notiert werden:

1. Innerhalb weniger Minuten kommt es zur Ausbildung fingerartig aussehender Kanäle im Seminalplasma, die in den Mukus einströmen. Hierbei handelt es sich um eine physikalische Reaktion zwischen den Körperflüssigkeiten, die genauso auch bei einer azoospermen Ejakulatprobe zu beobachten wäre (Perloff u. Steinberger 1963; Moghissi et al. 1964).

2. Die meisten Spermien nutzen diese fingerartigen Kanäle, um von dort leichter in den Mukus zu penetrieren. Häufig sind zunächst einzelne Spermatozoen zu beobachten, die sich einen Weg in den Mukus bahnen und von vielen weiteren Spermien gefolgt werden.

3. Sind die Spermien erst einmal in den Mukus gelangt, schwärmen sie in alle Richtungen aus. Wenige bewegen sich in das Seminalplasma zurück; die meisten bewegen sich solange im Mukus, bis sie auf einen Widerstand treffen, sei es ein Leukozyt oder ein zelluläres Fragment.

4. Spermatozoen können eine Wegstrecke von 500 µm (das entspricht in etwa 10 Spermienlängen) oder mehr im Mukus zurücklegen.

5. Der Prozentsatz motiler Spermatozoen sollte erfasst werden und auch untersucht werden, wie viele davon progressiv motil sind.

Beurteilung

Die Beurteilung des vereinfachten In-vitro-Tests hat subjektiven Charakter, weil eine Standardisierung in der Betrachtung der Phänomene kaum möglich ist. Konsequenterweise darf dieser Test nur als qualitativer Test zur Beurteilung der Spermien-Zervikalschleim-Interaktion betrachtet werden. Trotzdem bietet er einige wertvolle Informationen.

1. **Normaler Befund:** Die Spermien wandern in den Mukus ein, mehr als 90% davon sind motil und zeigen auch eine progressive Motilität. Bei diesem Befund kann eine Problematik in der Spermien-Zervikalschleim-Interaktion ausgeschlossen werden.
2. **Eingeschränkt normaler Befund:** Die Spermatozoen wandern zwar in den Mukus ein, dringen aber weniger als 500 µm (ca. 10 Spermienlängen) darin ein. Hier ist eine Problematik der Spermien-Zervikalschleim-Interaktion wahrscheinlich.
3. **Pathologischer Befund:** Wenn (1) die Spermien gar nicht erst in den Mukus eindringen können oder (2) sie es zwar können, aber sofort immotil werden oder (3) nur Spermien mit einer lokalen Beweglichkeit (kein Raumgewinn) zu beobachten sind. Ob die phalanxartig aussehenden Kanäle ausgebildet sind oder nicht, spielt eine untergeordnete Rolle. Wenn die Spermien die Kanäle nicht verlassen können oder miteinander agglutinieren, liegt mit aller Wahrscheinlichkeit eine Antikörper-Problematik vor.

Kommentar

Liegt ein pathologischer Befund vor, gibt der gekreuzte In-vitro-Test mit Spenderejakulat und zu testendem Mukus sowie Spendermukus und zu testendes Ejakulat den Hinweis, ob die Problematik auf männlicher oder weiblicher Seite des Paares liegt.

3.3.4 Kapillar-Test

Der Kapillar-Test stammt ursprünglich von Kremer (1965) und ist im Verlauf der letzten Jahre mehrfach modifiziert worden. Das Prinzip dieses Tests ist, zu beobachten, wie sich die Spermien innerhalb einer mukusgefüllten Kapillare bewegen können. Die hier im Buch beschriebene Methode basiert auf dem Originaltest von Kremer.

Materialien

Nach Austestung zahlreicher Kapillaren hat sich die Verwendung einer Flachkapillare mit einem inneren Durchmesser von 0,3 mm und einer Länge von 5 cm am meisten bewährt und wird somit empfohlen.

Eine Kremer-Test-Messskala (◘ Abb. 3.2), die dazu dient, die Penetrationsweite der Spermatozoen abzulesen, lässt sich folgendermaßen selbst herstellen.

1. Auf einen Objektträger werden drei abgeschnittene Böden eines kleinen Zentrifugengefäßes mit einem Radius von ca. 3,5 mm geklebt. Diese Böden sollen das Ejakulat für den Kremer-Test aufnehmen.
2. Ein zweiter Objektträger wird auf den ersten geklebt, wobei es wichtig ist, dass der zweite 1,5 cm kürzer ist, da die Böden der Zentrifugengefäße um ca. 5 mm frei bleiben sollen. Diese Distanz ist wichtig, um der Kapillarkraft zu umgehen, die das Ejakulat zwischen die beiden Objektträger ziehen würde.
3. Ein Zentimetermaß wird seitlich auf den Objektträger befestigt.

Durchführung

1. Je 100 µl verflüssigtes Ejakulat, das nicht älter als 1 Stunde nach Ejakulation sein sollte, wird in jeweils eins der aufgeklebten Zentrifugengefäßböden pipettiert.
2. Zervikalmukus wird durch Aspiration in 3 Kapillaren gefüllt. Luftblasen stören die Penetration und müssen vermieden werden.
3. Jeweils ein Ende jeder Kapillare wird mit Hilfe von Knetmasse oder anderer Abdichtmassen verschlossen. Es ist so viel Verschlussmaterial nötig, dass am offenen Ende der Kapillare der Mukus leicht austritt.
4. Die Kapillare wird so auf den Objektträger platziert, dass das offene Ende im Ejakulat mittig eintauchen kann und sich mit rund 0,5 cm im Ejakulat befindet.
5. Der Ansatz wird in horizontaler Position in die feuchte Kammer (eine mit feuchtem Zell-

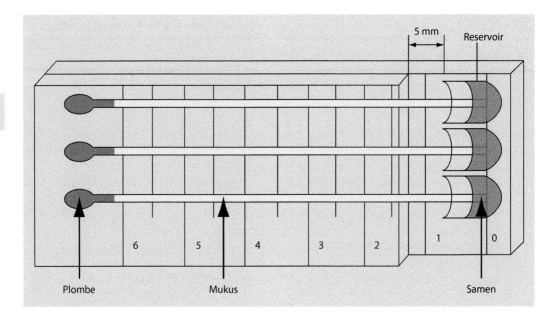

5 mm   Reservoir

6   5   4   3   2   1   0

Plombe   Mukus   Samen

Abb. 3.2   Kremer-Test-Messskala

stoff ausgefüllte Petrischale; verhindert die Austrocknung) gegeben und für 2 Stunden bei 37 °C inkubiert.

6. Nach Beendigung der Inkubationszeit wird die Kapillare mikroskopisch mit dem 10er Objektiv im Phasenkontrast betrachtet. Im ▶ Abschn. 3.3.4, »Untersuchung der Flachkapillare« (s.u.) wird die Untersuchung näher beschrieben.

7. Der Ansatz wird erneut in den Inkubator gegeben und nach 24 Stunden daraufhin untersucht, ob noch motile Spermien im Mukus der Kapillare zu finden sind.

Untersuchung der Flachkapillare

Nach Beendigung der zweistündigen Inkubationszeit werden die erreichte Wegstrecke, die Penetrationsdichte, der Migrationsgradient und die Anwesenheit progressiv motiler Spermien untersucht.

1. **Migrationsgradient:** Die Entfernung zwischen dem offenen Kapillarende und dem am weitesten entfernt befindlichen Spermiums wird mit Hilfe des Zentimetermaßes abgelesen.

2. **Penetrationsdichte:** Die Kapillare wird bei 1 cm und bei 4,5 cm untersucht und dort wird jeweils die Anzahl der Spermatozoen in einem Blickfeld erfasst. Es werden 5 Blickfelder in

einer Fokussierebene betrachtet (mit einem 10er Objektiv; man spricht von einem »low-power-field« = LPF) und der Mittelwert aus den gezählten Spermien gebildet. Die Bedeutung dieser ermittelten Spermienanzahl wird mit Hilfe eines Rankingsystems (❏ Tab. 3.3) ermittelt. Für die Klassifikation der Penetrationsdichte dient die höchste Spermienanzahl, unabhängig ob diese an der 4,5- oder der 1,0-cm-Marke gefunden wird.

3. **Migrationsgradient:** Definiert die errechnete Abnahme der Spermiendichte zwischen der 1,0- und der 4,5-cm-Marke. Ausgedrückt wird diese Abnahme mit der der Differenz in dem Rankingsystem.

4. **Motile Spermatozoen.** Es werden die Spermien mit Vorwärtsbewegung erfasst; nach der zweistündigen Inkubationszeit, aber auch nach 24 Stunden.

Beispiel 1: Bei der 1-cm-Marke befinden sich zwischen 51–100 Spermien pro Blickfeld und bei 4,5 cm 6–10. Der Migrationsgradient beträgt 3 (Rankingziffer 6 minus Rankingziffer 3 = 3).

Beispiel 2: Die Penetrationsdichte bei 1 cm beträgt 21–50 Spermatozoen per Blickfeld und bei 4,5 cm finden sich 51–100 Spermatozoen. Der Migrationsgradient ist Null, da es sich nicht um eine Reduktion, sondern um eine Steigerung der Spermienanzahl handelt (von Rankingziffer 5 zu Rankingziffer 6).

Interpretation

Die Ergebnisse werden nach Blick in die ◨ Tab. 3.4 als **negativ, mäßig** oder **gut** klassifiziert.

3.4 Biochemische Marker zur Testung der Funktion der akzessorischen Geschlechtsdrüsen

Eine reduzierte Spermienqualität kann ihre Ursache in einer fehlerhaften testikulären Produktion haben, genauso kommen jedoch posttestikuläre Ursachen während der Passage im Nebenhoden in Frage oder eine fehlerhafte Sekretion der akzessorischen Drüsen. Um die Funktion der akzessorischen Geschlechtsdrüsen zu überprüfen, bietet sich die Messung ihrer Sekrete an. Mit Zitronensäure, Zink, Gamma-Glutamyl-Transpeptidase und die Saure Phosphatase stehen Marker für die Messung der Prostatafunktion zur Verfügung; mit Fruktose und Prostaglandine lässt sich die Funktion der Samenblasen überprüfen, während freies L-Carnitin, Glycerophosphocholin (GPC) und die Neutrale α-Glukosidase geeignete Marker für die Nebenhodenfunktion darstellen.

Infektionen können die Produktion einiger dieser Marker vorübergehend senken, aber auch Langzeitschäden des Epithels sind möglich, die trotz einer medikamentösen Behandlung irreversibel sein können und eine andauernde Reduktion der Sekretion hervorrufen können (Cooper et al. 1990a; von der Kammer et al. 1991).

▬ **Die sekretorische Kapazität der Prostata:** Der Gehalt an Zink, Zitronensäure (Möllering u. Gruber, 1966) oder Saure Phosphatase (Heite u. Wetterauer 1979) im Ejakulat steht im direkten Zusammenhang mit der Prostatafunktion. Auch ist die Korrelation zwischen den einzelnen Markern gut. Die Methode zur Zinkbestimmung ist detailliert im ▶ Abschn. 3.4.1 aufgeführt.

◨ **Tab. 3.3** Rankingsystem für die Spermien-Penetrationsdichte

Mittlere Spermienanzahl pro Blickfeld	Rankingziffer
0	1
0–5	2
6–10	3
11–20	4
21–50	5
51–100	6
>100	7

▬ **Die sekretorische Kapazität der Samenblasen:** Der Fruktosegehalt einer Samenprobe spiegelt die sekretorische Funktion der Samenblasen zuverlässig wider. Dieser Assay wird im ▶ Abschn. 3.4.2 beschrieben.

▬ **Die sekretorische Kapazität des Nebenhodens:** L-Carnitin, Glycerophosphocholin (GPC) und die Neutrale Alpha-Glukosidase sind gebräuchliche Marker zur Überprüfung der Nebenhodenfunktion. Die Neutrale Alpha-Glukosidase hat sich als spezifischer und sensitiver Marker im Vergleich zu GPC oder L-Carnitin herausgestellt (Cooper et al. 1990a). Die Alpha-Glukosidase im Seminalplasma besitzt zwei Isoformen, zum einen die neutrale Form, die stärker vertreten ist und ausschließlich vom Nebenhoden stammt, und die weniger ausgeprägt vorkommende saure Form, die überwiegend aus der Prostata stammt. Eine recht leicht durchführbare Methode der Alpha-Glukosidase-Messung aus dem Seminalplasma wird im ▶ Abschn. 3.4.3 erklärt.

Kommentar

Addiert man die Ergebnisse aller Marker-Assays eines Patienten und multipliziert diese Konzentration mit dem Gesamtvolumen des Ejakulates, erhält man den Gesamtgehalt der Geschlechtsdrüsenmarker. Dieser spiegelt einen guten Überblick über die allgemeine Funktion der akzessorischen Drüsen eines Patienten wider (Eliasson 1975).

◻ Tab. 3.4 Klassifikation der Kapillartest-Ergebnisse

Migrations-distanz (cm)		Höchste Penetra-tionsdichte (Anzahl der Spermien in einem mikroskopischen Blickfeld bei 1 oder 4,5 cm)		Migrations-gradient von 1 zu 4.5 cm (als Rankingziffer)		Überlebensdauer progressiver Spermien im Mukus (in Stunden)	Klassifikation
1		0		-		-	negativ
<3	oder	<10	oder	>3	oder	2	schwach
4,5	und	>50	und	<3	und	>24	gut
Alle anderen		Kombinationen	der	Testergebnisse			mittel

3.4.1 Die Bestimmung von Zink im Seminalplasma

Hintergrund
Für die photometrische Bestimmung von Zink steht ein kommerzieller Kit zur Verfügung, der auch für die Messung des Zinkgehalts in Seminalplasma eingesetzt werden kann. Die beschriebene Methode basiert auf Johnson u. Elilasson (1987) und wurde von Cooper et al. 1991 dahingehend modifiziert, dass ein Photometer für 96-well-Mikrotiterplatten mit einer Sensitivität von 4 µmol/l verwendet wird. Trotzdem kann nach wie vor ein Photometer verwendet werden, das Küvetten mit einer Kapazität von 1 oder 3 ml liest. In diesem Fall müssen die Volumina des Seminalplasmas und der Reagenzien proportional angepasst werden und entsprechend muss die Umrechnung erfolgen.

Prinzip
Zink wird durch 2-(5-Bromo-2-Pyridylazo-)5-(N-propyl-N-Sulfoporypylamino-)Phenol (5-Br-PAPS) gebunden. Während dieser Reaktion findet ein Farbumschlag statt.

$\qquad$ 5-Br-PAPS + Zn²* → 5-Br-PAPS-Zn-Komplex, welcher Licht der Wellenlänge 560 nm absorbiert.

Reagenzien
1. Das kommerzielle Zink-Kit ist gut geeignet; daraus jedoch nur die beiden Farbreagenzien »A« (zwei 60-ml-Flaschen) und »B« (zwei 30-ml-Flaschen) verwenden.

2. Zink-Standard (100 µmol/l): 0,144 g $ZnSO_4 \times 7H_2O$ in 50 ml Aqua dest lösen. Diesen Ansatz 100fach verdünnen (1 ml plus 99 ml Aqua dest) und in Aliquots bei −20 °C aufbewahren.

3. Standardkurve: die 100-µmol/l-Aliquots (siehe Punkt 2) mit Aqua dest so verdünnen, dass 5 Standardlösungen mit einem Zinkgehalt von 80, 60, 40, 20 und 10 µmol/l entstehen.

4. Farbreagenz: 4 Anteile der Farbreagenz »A« werden mit einem Anteil der Farbreagenz »B« vermischt. Für eine komplette 96-well-Mikrotiterplatte werden ungefähr 25 ml benötigt. Nach Vermischen ist die Farblösung für 2 Tage stabil, wenn sie bei Raumtemperatur aufbewahrt wird oder für 1 Woche bei Lagerung im Kühlschrank.

5. Für eine interne Qualitätskontrolle werden Kontrollproben, bestehend aus gepooltem Seminalplasma, mitgeführt (▶ Abschn. 3.4.1, »Durchführung«, Schritt 1)

Durchführung
1. Die Ejakulate werden nach der Spermienanalyse 10 Minuten bei 1000 g zentrifugiert und anschließend dekantiert. Das spermienfreie Seminalplasma wird bei −20 °C bis zur Durchführung des Assays gelagert. Überschüssiges Seminalplasma kann gut für die Anfertigung eines Pools zwecks interner Qualitätskontrolle gesammelt werden.

2. Für den Assay werden die Seminalplasmen der Patienten und die für die interne Qualitätskon-

trolle aufgetaut und gut mit Hilfe eines Vortex-Mixers gemischt.

3. Aus jeder Seminalplasma-Probe wird in einer Doppelbestimmung eine Verdünnung von je 5 µl der Probe und 300 µl Aqua dest angefertigt. Dazu wird eine Positive-Displacement-Pipette (eine Pipette mit einem direkt verdrängenden Dosiersystem)verwendet und 1,5-ml-Reaktionsgefäße. Diese Verdünnung muss wieder gut gemischt werden (für 5 Sekunden per Vortex-Schüttler).

4. Jeweils 40 µl der Probenverdünnung aus dem 3. Schritt wird in eine Vertiefung der Mikrotiterplatte pipettiert, inklusive eines Leerwertes (40 µl Aqua dest), der Qualitätskontrollen und der Standardverdünnungen.

5. Jede verwendete Vertiefung der Mikrotiterplatte wird mit 200 µl der Farbreagenz gefüllt. Der Ansatz wird für 5 Minuten auf einem speziellen Rüttler für Mikrotiterplatten gemischt.

6. Der Farbumschlag wird bei einer Wellenlänge von 560 nm im Spektralphotometer gemessen, wobei das Ergebnis des Blanks (das Aqua dest mit der Farblösung) von den gemessenen Werten abgezogen werden muss.

Berechnung

1. Die Messergebnisse der Proben werden anhand der Messergebnisse der Standardlösungen, deren Zinkkonzentration ja definiert ist, in mmol/l umgerechnet.

2. Proben, deren Absorptionsmesswert höher als der des höchsten Standards ist, müssen erneut gemessen werden, nachdem sie stärker verdünnt wurden (Aqua dest zur Verdünnung verwenden).

3. Um die Zinkkonzentration der Proben in mmol/l zu ermitteln, müssen die Ergebnisse mit dem Faktor 61 multipliziert werden, da vorab eine Verdünnung der Proben (5 µl plus 300 µl Aqua dest) stattgefunden hat.

4. Die einzelnen Messergebnisse der Duplikate dürfen nicht mehr als 10% voneinander abweichen, um gemittelt werden zu dürfen (Differenz der Probenmesswerte geteilt durch Mittelwert der Probenmesswerte) × 100 ≤10%).

5. Die ermittelte Zinkkonzentration der Probe wird mit dem Volumen des Ejakulates in ml multipliziert, um den Gesamtzinkgehalt des Ejakulates zu errechnen.

Unterer Referenzbereich

Der untere Referenzbereich für Zink im Ejakulat liegt bei 2,4 µmol in der Gesamtprobe (Cooper et al. 1991 und unveröffentlichte Daten von TG Cooper).

3.4.2 Bestimmung der Fruktose aus dem Seminalplasma

Hintergrund

Die beschriebene Methode basiert auf Karvonen u. Malm (1955) und wurde für die Verwendung von Spektralphotometer, die für 96-well-Mikrotitenplatten konzipiert sind und eine Sensitivität von 74 µmol/l (Cooper et al. 1990a) besitzen, modifiziert. Trotzdem kann nach wie vor ein Photometer verwendet werden, das Küvetten mit einer Kapazität von 1 oder 3 ml, liest. In diesem Fall müssen die Volumina des Seminalplasmas und der Reagenzien proportional angepasst werden und entsprechend muss die Umrechnung erfolgen.

Prinzip

Unter der Wirkung eines niedrigen pH-Wertes kombiniert mit einem Hitzeeinfluss, bildet Fruktose in der Gegenwart von Indol einen Farbkomplex.

Reagenzien

Für die Bestimmung der Fruktose sind kommerzielle Kits erwerbbar. Alternativ können die Reagenzien folgendermaßen hergestellt werden:

1. Deproteinisierungs-/Enteiweißungsreagenz 1 (63 µmol/l ZnSO4): 1,8 g $ZnSO_4$ $7H_2O$ werden in 100 ml Aqua dest gelöst.

2. Enteiweißungsreagenz 2 (1 mol/l NaOH): 0,4 g NaOH in 100 ml Aqua dest lösen.

3. Farbreagenz (Indol 2 µmol/l) in Benzoat 16 µmol/l zur Konservierung): 200 mg Benzoesäure in 90 ml Aqua dest in einem Wasserbad von 60 °C unter ständigem Rütteln lösen. Darin anschießend 25 mg des Indols geben und mit Aqua dest auf final 100 ml auffüllen. Die

Lösung mit einem Laborfilter mit einer Porengröße von 0,45 μm filtern.

4. Fruktose-Standard (2,24 mmol/l): 40 mg D-Fruktose in 100 ml Aqua dest lösen. Aliquotieren und bei 4 °C oder eingefroren lagern.

5. Standardkurve: Den 2,24-mmol/l-Standard so verdünnen, dass weitere Standardlösungen von 1,12, 0,56, 0,28 und 0,14 mmol/l entstehen.

6. Für die interne Qualitätskontrolle werden gepoolte Seminalplasmen eingesetzt (s.u. Schritt 1).

Durchführung

1. Nach Erstellung des Spermiogramms wird das Ejakulat für 10 Minuten bei 1000 g abzentrifugiert. Der Überstand, das Seminalplasma, wird bis zum Assay bei –20 °C gelagert. Überschüssiges Seminalplasma kann gut für die Anfertigung eines Pools zwecks interner Qualitätskontrolle gesammelt werden.

2. Am Tag der Assayerstellung werden die spermienfreien Seminalplasmen sowie ein Aliquot des Kontrollpools aufgetaut.

3. Die Patientenproben und die Kontrollproben werden verdünnt, indem 5 μl dieser Seminalplasmen mit 50 μl Aqua dest in ein 1,5 ml Zentrifugengefäß zusammengefügt werden. Empfohlen wird die Verwendung einer Positiv-Displacement-Pipette und zum Mischen der Proben ein Vortex. Es müssen jeweils 2 Proben zwecks Doppelbestimmung angefertigt werden.

4. Enteiweißung: 12,5 μl des Zinksulfats (63 μmol/l ZnSO$_4$) wird zu den 55 μl der Probenverdünnung pipettiert, dann 12,5 μl des Natriumhydroxids (0,1 mol/l NaOH). Ansatz gut mischen, dann 15 Minuten bei Raumtemperatur inkubieren. Anschließend erfolgt die Zentrifugation bei 8000 g für 5 Minuten.

5. Jeweils 50 μl des Überstandes werden in ein Reagenzglas überführt. Gleichzeitig wird für den Leerwert ein Reagenzglas mit 50 μl Aqua dest gefüllt und jeweils 50 μl der Standardlösungen werden ebenfalls übertragen (an Doppelbestimmung denken).

6. In jedes Reagenzglas wird 50 μl des Indols pipettiert; Proben anschließend mischen.

7. 0,5 ml konzentrierte Salzsäure (32% v/v HCl) in jedes Reagenzglas geben und vor dem Mischen alle Röhrchen gemeinsam sorgfältig mit einer elastischen Laborabdichtfolie verschließen. Diese Arbeitsschritte müssen unter dem Laborabzug durchgeführt werden.

8. Den Ansatz 20 Minuten bei 50 °C im Wasserbad inkubieren, anschließend mischen und für 15 Minuten in Eiswasser lagern.

9. Aus jedem Reagenzglas mit Hilfe einer Positive-Displacement-Pipette 250 μl auf die 96-well-Mikrotiterplatte übertragen. Auch dieser Arbeitsschritt sollte unter dem Abzug erfolgen.

10. Um das Spektralphotometer vor Schäden durch die Salzsäure zu schützen, sollte auf die Mikrotiterplatte vor dem Ablesen transparente, elastische Abdichtfolie platziert werden.

11. Der Farbumschlag wird bei einer Wellenlänge von 470 nm gemessen, wobei das Ergebnis des Leerwertes von den gemessenen Werten abgezogen werden muss.

Berechnung

1. Die Fruktosekonzentration der Proben wird ermittelt, indem die gemessene Absorption mit den Absorptionswerten der Standardkurve (mmol/l) verglichen wird.

2. Messwerte, die höher als der höchste Standardmesswert sind, müssen wiederholt werden. Dafür ist vorab eine größere Verdünnung mit Aqua dest nötig.

3. Die Ergebnisse werden mit dem Verdünnungsfaktor 16 (5 μl Probe plus 75 μl Wasser und Enteiweißungsreagenzien) multipliziert, um die Fruktosekonzentration (mmol/l) der unverdünnten Probe zu erhalten.

4. Die einzelnen Messergebnisse der Duplikate dürfen nicht mehr als 10% voneinander abweichen, um gemittelt werden zu dürfen (Differenz der Probenmesswerte geteilt durch Mittelwert der Probenmesswerte) × 100 ≤10%).

5. Die ermittelte Fruktosekonzentration wird mit dem Volumen des Ejakulates multipliziert, um den Gesamtfruktosegehalt (in μmol) der Probe zu erhalten

Unterer Referenzbereich

Der untere Referenzbereich für Fruktose beträgt 13 µmol im Gesamt-Ejakulat (Cooper et al. 1991 und unpublizierte Daten von TG Cooper).

Kommentar

Ein niedriger Fruktosegehalt ist charakteristisch für Obstruktionen im Ductus ejaculatorius, der bilateralen kongenitalen Aplasie des Vas deferens (de la Taille et al. 1998; Daudin et al. 2000; von Eckardstein et al. 2000), partielle retrograde Ejakulation und Androgenmangel.

3.4.3 Bestimmung der neutralen α-Glukosidase im Seminalplasma

Hintergrund

Im Seminalplasma befindet sich sowohl ein neutrales α-Glukosidase Isoenzym, welches aus dem Nebenhoden stammt, als auch das saure Isoenzym, das in der Prostata gebildet wird. Das saure α-Glukosidase Isoenzym kann durch SDS (Sodium Dodecyl Sulfate) inhibiert werden (Paquin et al. 1984), damit das neutrale Isoenzym gemessen werden kann. Diese neutrale α-Glukosidase spiegelt die Funktionsfähigkeit des Nebenhodens wider. Um die Sensitivität der Messmethode zu steigern, werden Castanospermine als Inhibitoren eingesetzt und dabei helfen, die unspezifischen Reaktionen der Probe erkennen, damit sie rechnerisch von dem Messergebnis abgezogen werden können. Die beschriebene Methode ist für Spektralphotometer konzipiert worden, die 96-well-Mikrotiterplatten lesen und eine Sensitivität von 1,9 mU/ml aufweisen (Cooper et al. 1990b). Trotzdem kann nach wie vor ein Photometer verwendet werden, das Küvetten mit einer Kapazität von 1 ml oder 3 ml liest. In diesem Fall müssen die Volumina des Seminalplasmas und der Reagenzien proportional angepasst werden und entsprechend muss die Umrechnung erfolgen.

Prinzip

Glukosidase wandelt das synthetische Glukopyranosid-Substrat zu p-Nitrophenol um, welches bei Zugabe von Natriumcarbonat eine Gelbfärbung annimmt.

p-nitrophenol-α-glucopyranoside $\xrightarrow{\alpha\text{-Glucosidayse}}$ p-Nitrophenol $\xrightarrow{Na_2CO_3}$ Komplex, der Licht der Wellenlänge 405 nm absorbiert

Reagenzien

Für die Bestimmung der epididymalen neutralen Alpha-Glukosidase im Seminalplasma sind Kits im Handel erhältlich. Es sollten jedoch nur die Kits verwendet werden, die SDS und Castanospermine enthalten. Alternativ können die Reagenzien jedoch auch selbst hergestellt werden.

1. Puffer 1 (0,2 mol/l Phosphat, pH 6,8): 4,56 g $K_2HPO_4 \times 3\ H_2O$ in 100 ml Aqua dest lösen. Dann 2,72 g KH_2PO_4 separat in 100 ml Aqua dest lösen. Beide Lösungen so miteinander vermischen, bis ein pH-Wert von 6,8 erreicht ist.

2. Puffer 2: 1 g SDS in 100 ml von Puffer1 geben. Das SDS fällt bei kühleren Temperaturen aus, die Präzipitation löst sich jedoch bei Wärmezufuhr.

3. Farbreagenz 1 (für das Stoppen der Reaktion, 0,1 mol/l Natrium Carbonat): 6,20 g $Na_2CO_3 \times H_2O$ in 500 ml Aqua dest lösen.

4. Farbreagenz 2: 0,1 g SDS in 100 ml der Farbreagenz 1 lösen.

5. p-Nitrophenol Glukopyranosid-Substrat (PNPG) (5 mg/ml): 0,1 g des PNGP in 20 ml Puffer 2 geben und die Lösung auf eine Wärmeplatte mit Magnetrührer bei ca. 50 °C für rund 10 Minuten stellen. Es stellt kein Problem dar, wenn sich wenige verbleibende Kristalle nicht auflösen. Für die gesamte Dauer des Assays wird diese Lösung bis zum Gebrauch bei 37 °C aufbewahrt und kann für spätere Assays nicht mehr verwendet werden.

6. Glucosidase Inhibitor für die Leerwertbestimmung der Seminalplasmen (Castanospermine, 10 mmol/l): 18,9 mg Castanospermine in 10 ml Aqua dest lösen. Zur Herstellung der Arbeitslösung wird eine 10fache Verdünnung hergestellt, sodass 1mmol/l entsteht. Diese sollten in 1,0 ml Aliquots bei –20 °C gelagert werden.

7. PNP-Standard (5mmol/l): 69,5 mg PNP werden in 100 ml Aqua dest gelöst, wobei zu

beachten ist, dass die Lösung nur in Wärme zustande kommt. Hat sich das PNP vollständig gelöst, ist die Lösung entweder in Braunglasbehältern oder in einfachen Flaschen, die mit Aluminiumfolie umwickelt werden, bei 4 °C aufzubewahren. Diese Standardlösung hat eine Haltbarkeit von 3 Monaten.

8. Erstellen der Standardkurve (innerhalb der letzten Stunde der Inkubationszeit): 400 µl der 5 mmol/l PNP-Stocklösung in einen 10-ml-Kolben pipettieren und mit Farbreagenz 2 bis zur Markierung auffüllen, sodass eine finale Konzentration von 200 µmol/l PNP entsteht. Anschließend werden diese 200 mmol/l so mit Farbreagenz 2 verdünnt, dass 160, 120, 80 und 40 µmol/l entstehen.

9. Gepoolte Seminalplasmen dienen als interne Qualitätskontrolle (s.u. ▶ Abschn. 3.4.3, »Durchführung«, Schritt 1).

Durchführung

1. Nach Erstellung des Spermiogramms wird das Ejakulat für 10 Minuten bei 1000 g abzentrifugiert. Der Überstand, das Seminalplasma, wird bis zum Assay bei −20 °C gelagert. Überschüssiges Seminalplasma kann gut für die Anfertigung eines Pools zwecks interner Qualitätskontrolle gesammelt werden.

2. Am Tag der Assayerstellung werden die spermienfreien Seminalplasmen, sowie ein Aliquot des Kontrollpools aufgetaut.

3. Von den Patientenproben werden in einer Doppelbestimmung 15 µl in ein 1,5-ml-Zentrifugenröhrchen gegeben. Für die Bestimmung des Leerwertes wird 15 Aqua dest verwendet (Doppelbestimmung immer beachten) und die Kontrollproben werden 4-mal pipettiert. Die Verwendung einer Positiv-Displacement-Pipette wird empfohlen.

4. Zu zwei der vier Kontrollproben wird 8 µl der 1mmol/l Castanospermine pipettiert.

5. 100 µl der auf 37 °C vorgewärmten PNPG-Substratlösung wird in jedes Reaktionsgefäß pipettiert.

6. Diese werden gut gemischt, am besten mit Hilfe eines Vortex, und für 2 Stunden bei 37 °C inkubiert. Die exakte Temperatur und Zeitdau-

er der Inkubation sind entscheidend für die Messergebnisse.

7. Nach 2 Stunden wird die Reaktion durch das Aufpipettieren von 1,0 ml Farbreagenz 1 auf alle Proben gestoppt. Mischen ist wichtig.

8. 250 µl der Proben und des Standards werden auf die 96-well-Mikrotiterplatte transferiert.

9. Innerhalb von 60 Minuten wird die Mikrotiterplatte im Spektralphotometer mit einer Wellenlänge von 405 nm abgelesen, das Reaktionsgefäß mit dem Aqua dest dient dabei der Leerwert-Bestimmung.

Berechnung

1. Die PNP-Konzentration der Proben wird mit der der Standardkurve verglichen und entsprechend lassen sich die gemessen Absorptionswerte in µmol/l ermitteln.

2. Liegen Messwerte von Proben oberhalb der Messwerte des höchsten Standards, muss die Messung mit der verdünnten Probe (hierfür Puffer 1 verwenden) wiederholt werden.

3. Der Korrekturfaktor 0,6194 (siehe Anmerkung) wird mit den Ergebnissen multipliziert, um die Aktivität der Neutralen Glukosidase in unverdünnten Proben näher zu kommen.

4. Die Substrataktivität (IU/l) der Castanospermine wird von den Messwerten abgezogen, um die unspezifischen Reaktionen rechnerisch zu eliminieren.

5. Die einzelnen Messergebnisse der Duplikate dürfen nicht mehr als 10% voneinander abweichen, um gemittelt werden zu dürfen (Differenz der Probenmesswerte geteilt durch Mittelwert der Probenmesswerte) × 100 ≤10%).

6. Der korrigierte Messwert der Probe wird mit dem Volumen des Ejakulats multipliziert, um die Glukosidase-Aktivität (mU) der Gesamtprobe zu ermitteln.

Anmerkung

Die Einheit IU = Internationaler Unit ist definiert als die Glukosidase-Aktivität, die 1 µmol PNP pro Minute bei einer Temperatur von 37 °C entstehen lässt. Der Korrekturfaktor ist nötig, da bei diesem Assay 15 µl Seminalplasma in einem Gesamtvolumen von 1.115 µl über einen Zeitraum von 120 Minuten eingesetzt werden. Der Korrekturfaktor errechnet sich folgendermaßen: (1115/15)/120 = 0,6194.

Unterer Referenzbereich

Der untere Referenzbereich für die neutrale α-Glukosidase liegt bei 20 mU pro Ejakulat (Cooper et al. 1991 und unveröffentlichte Daten von TG Cooper).

3.5 Computerassistierte Spermienanalyse

3.5.1 Einführung

Bislang galt die computerassistierte Spermienanalyse (CASA) zur Konzentrationsbestimmung als unzuverlässig, weil die Systeme nicht eindeutig zwischen Spermien und Zellresten oder Partikeln unterscheiden konnten (ESHRE, 1998). Technologische Erneuerungen, insbesondere die Verwendung von DNA-Fluoreszenz-Farbstoffen und Algorithmen zur Detektion der Spermienschwänze, offerieren eine zuverlässigere Konzentrationsbestimmung, bzw. Motilitätsbestimmung (Zinaman et al. 1996; Garrett et al. 2003) als bisher. Damit könnte die CASA in den Routineablauf integriert werden. Vorausgesetzt, sie wird mit Sorgfalt ausgeübt und die Richtigkeit der CASA-System-Auswertungen wird durch Qualitätskontrollen überwacht (▶ Kap. 7).

Mittlerweile bieten mehrere Firmen CASA-Systeme an. Diese Systeme erfassen die Spermienmotilität, die Kinetik und die Spermienkonzentration. Einige besitzen Module für die morphologische Analyse. CASA-Systeme haben gegenüber der manuellen Analyse den Vorteil, dass sie mit einer hohen Präzision arbeiten und quantitative Aussagen der kinetischen Parameter (Vorwärtsbeweglichkeit, hyperaktivierte Motilität, Charakteristik ausgesuchter Zellen) machen können.

Einige Studien lassen erkennen, dass es eine signifikante Relation zwischen der Spermienkonzentration plus per CASA gemessene Charakteristiken der progressiv motilen Spermien und der Fertilitätsrate gibt. Das gilt in vitro als auch in vivo, als auch für die Konzeptionsdauer (Liu et al. 1991a; Barratt et al. 1993; Irvine et al. 1994; Krause 1995; Dennelly et al. 1998: Larsen et al. 2000; Garrett et al. 2003; Shibahara et al. 2004). Im ▶ Abschn. 3.5.2 und 3.5.3 wird die Durchführung der computergestützten Analyse für die Spermienmotilität und Spermienkonzentration erläutert. Im ▶ Abschn. 3.5.4 ist ein Kommentar zum Status der computerassistierten Analyse der Spermienmorphologie zu finden.

3.5.2 Verwendung der CASA zur Bestimmung der Spermienmotilität

Während die prozentuale Einteilung der Motilität meist unglaubwürdig ist, da der Computer immotile Spermien von Zellpartikeln gleicher Größe nicht zu unterscheiden weiß, sind hingegen die CASA-Systeme für kinetische Messungen der Spermien gut geeignet.

Viele Faktoren können Einfluss auf die CASA-Auswertung nehmen, wie z.B. die Probenvorbereitung, die Bildfrequenz, die Spermienkonzentration und die Tiefe der Zählkammer (Davis u. Katz 1992; Mortimer 1994a, b; Kraemer et al. 1998). Trotzdem lassen sich reproduzierbare Messwerte erzielen, wenn die folgenden Instruktionen (Davis u. Katz 1992) und die Richtlinien für den Gebrauch von CASA-Systemen (Mortimer et al. 1995; ESHRE 1998) beachtet werden.

Für die Untersuchung der Spermienbeweglichkeit sollten mindestens 200 motile Spermien analysiert werden. Das bedeutet, dass hierfür deutlich mehr Spermien detektiert werden müssen. Sollen die Spermien nach ihrem Bewegungstyp kategorisiert werden oder andere Messwerte bestimmt werden, sind so viele Tracks zu analysieren, dass mindestens 200 motile Spermien, besser noch 400, erfasst werden. Die Anzahl sollte dann für alle Proben standardisiert werden.

Das CASA-System sollte mit einem Computerprogramm verknüpft werden, das in der Lage ist, die Daten zu ordnen und statistisch auszuwerten. Die Streuung vieler der Motilitätsparameter lässt sich nicht durch eine Gauß'sche Verteilungskurve darstellen, sodass der Medianwert, der geeigneter ist als der Mittelwert, am besten die zentrale Tendenz eines jeden Parameters aufzeigen kann. Für die statistische Auswertung bedarf es der Umwandlung einzelner Spermatozoen-Messwerte in mathematische Zahlen.

Durchführung

Für jedes CASA-System gibt es eigene Einstellungen, die Einfluss auf die Messwerte nehmen und somit optimiert werden sollten. Die vom Hersteller vorgegebenen Settings sollten kontrolliert und so variiert werden, dass die gemessenen Werte logisch erscheinen und reproduzierbar sind. Wichtig ist die Verwendung einer Kontrolle, wie z.B. einer Videoaufnahme (▶ Abschn. 14.5). Diverse Autoren haben Diskussionsbeiträge für eine allgemeine Settingauswahl veröffentlicht (Davis u. Katz 1992; Mortimer 1994b; ESHRE 1998).

Probenvorbereitung

Für die CASA werden die Samenproben vorbereitet wie in ▶ Kap. 2 beschrieben. Da die Spermienmotilität von Temperaturschwankungen beeinflusst wird, ist eine interne Wärmeplatte des CASA-Systems, die konstant eine Temperatur von 37 °C hält, obligat. Für die Bestimmung der Spermienkonzentration und der verschiedenen Motilitätscharakteristiken wird die Samenprobe unverdünnt eingesetzt. Messungen sind möglich bei Konzentrationen zwischen 2×10^6 Spermien/ml bis 50×10^6/ml (Garrett et al. 2003).

Proben mit höheren Konzentrationen (größer als 50 Millionen/ml) sollten verdünnt werden, da die miteinander kollidierenden Spermatozoen fehlerhafte Messergebnisse liefern. Die Verdünnung sollte mit Seminalplasma desselben Patienten erfolgen.

1. Ein Teil des Ejakulates wird für 6 Minuten bei 16000 g zentrifugiert, um spermienfreies Seminalplasma zu gewinnen.
2. Das Originalejakulat wird so mit dem Seminalplasma verdünnt, dass eine Konzentration von unter 50 Millionen Spermien/ml entsteht.

Spezielle Einweg-Zählkammern, mit einer Zähltiefe von 20 µm ergeben zuverlässige Ergebnisse. Diese Zählkammern besitzen zwei Areale; zwecks Doppelbestimmung sollten beide für eine Probe gefüllt und ausgewertet werden. Es sollten stets möglichst viele der Zählfelder untersucht werden: 6 Felder pro Kammer, also 12 Zählfelder pro Probe liefern ein zuverlässiges Ergebnis. In jeder Kammerseite sollten mindestens 200 motile Spermien ausgewertet werden. Dieses System muss genauso qualitätskontrolliert sein wie die Motilitätsbestimmung (▶ Abschn. 2.5.2). Die Proben können entweder direkt analysiert werden oder vorab als Filmsequenz auf ein Videoband, einer DVD oder CD-ROM aufgenommen werden. Diese Methode bietet den Vorteil, dass eine Standardisierung und die Implementierung von kontrollierten Prozessen deutlich besser etabliert werden kann (▶ Abschn. 14.5). In der Regel gibt die Herstellerfirma Empfehlungen, wie die Filmaufnahmen erstellt werden können und welche Lichteinstellungen den größten Kontrast zwischen den Spermienköpfen und dem Hintergrund bieten.

Es herrscht Uneinigkeit darüber, wie lange der Weg der Spermien beobachtet werden soll, damit eine sichere Aussage gefällt werden kann. Eine Sekunde scheint jedoch für eine einfache CASA-Auswertung ausreichend zu sein (Mortimer 1994b).

CASA-Terminologie

Für die Parameter, die von der CASA gemessen werden, gibt es eine Standard-Terminologie. Als Illustration sind diese Parameter in der ◻ Abb. 3.3 zu finden.

1. VCL – curvilinear velocity (µm/s) – »Spurgeschwindigkeit«: Die in einer bestimmten Zeit gemessene zurückgelegte Geschwindigkeit des Spermienkopfes entlang seiner tatsächlich zurückgelegten kurvilinearen Bahn, wie sie sich in zwei Dimensionen im mikroskopischen Blickfeld darstellt.
2. VSL – straight-line velocity (µm/s) – »Progressivgeschwindigkeit«: Die in einer bestimmten Zeit zurückgelegte Strecke des Spermienkopfes wird in einer gedachten Linie von der Startposition bis zur Endposition gemessen.
3. VAP – average path velocity (µm/s) – »Pfadgeschwindigkeit«: Die in einer bestimmten Zeit gemessene räumliche Wegstrecke wird, rechnerisch geglättet durch den Algorithmus des CASA-Systems, in Geschwindigkeit umgerechnet. Da die Algorithmen von verschiedenen CASA-Systemen unterschiedlich sein können, sind Vergleiche in den VAP-Ergebnissen nicht möglich.
4. ALH – amplitude of lateral head displacement (µm) »seitliche Kopfauslenkung«: Die Größe der lateralen Kopfauslenkung entlang seines

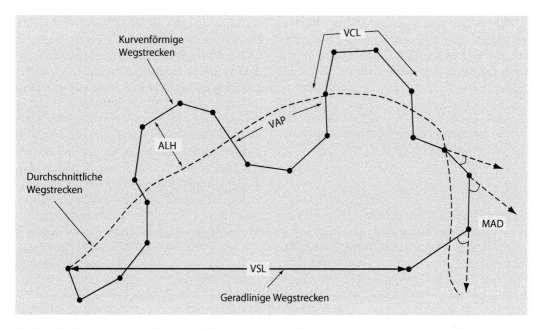

mittleren Bewegungspfades wird berechnet. Diese seitliche Kopfauslenkung kann entweder als Maximalwert oder als Mittelwert der Lateralbewegung berechnet werden. Auch für ALH-Berechnungen liegen für jedes CASA-System unterschiedliche Algorithmen zugrunde, sodass Vergleiche zwischen verschiedenen CASA-Systemen nicht möglich sind.

5. LIN – linearity (ohne Einheit) – »Linearität«: Dieser Wert ein Maß für die Gestrecktheit der kurvilinearen Bahn, VSL/VCL.

6. WOB – wobble (ohne Einheit) – »Flattrigkeit«, »Seitenausschlag«: Rechnerisches Maß für die Oszillation des Spermiums anhand des wirklich zurückgelegten Weges im Vergleich zur rechnerisch geglätteten Laufbahn, VAP/VCL.

7. STR – straightness (ohne Einheit) »Linearitätsindex«: Maß für die Gestrecktheit des gemittelten Weges, VSL/VAP.

8. BCF – beat-cross frequency (Hz) – »Kopfschlagfrequenz«. Das Maß für die mittlere Rate, in der der kurvilineare Pfad den gemittelten Pfad kreuzt.

9. MAD – mean angular displacement (Grad) – »mittlere Richtungsabweichung«: Mittlerer Wert für den Winkel der Richtungsänderung

des Spermienkopfes entlang der kurvenlinearen Bahn pro Zeiteinheit.

Anmerkung
Die verschiedenen CASA-Systeme arbeiten mit unterschiedlichen mathematischen Algorithmen, um die einzelnen Variablen zu errechnen. Über die Vergleichbarkeit der Systeme untereinander gibt es noch keine verlässlichen Aussagen.

3.5.3   CASA zur Bestimmung der Spermienkonzentration

Mit Hilfe von DNA-Fluoreszenz-Farbstoffen lassen sich per CASA die Konzentration und der prozentuale Anteil motiler Spermien zuverlässig ermitteln, sofern die Technik präzise eingesetzt wird (Garrett et al. 2003). So sollte zum Beispiel bei der Verwendung von Einwegkammern darauf geachtet werden, dass mehrere Areale der Kammer untersucht werden und darauf geachtet wird, die von der Einfüllseite entfernt liegenden Bereiche mit einzubeziehen, da davon auszugehen ist, dass sich die Spermien nicht homogen verteilen werden (Douglas-Hamilton et al. 2005b). Ein Gegenvergleich mit Hilfe eines Hämozytometers ist notwendig.

Spermienkonzentrationen zwischen 2×10^6 pro ml und 50×10^6 pro ml sind auf diese Art ermittelbar (Garrett et al., 2003). Höher konzentrierte Proben müssen verdünnt werden.

Anmerkung

CASA-Instrumente detektieren und zählen fluoreszierende Spermienköpfe. Um zu erfahren, ob die Spermien wirklich intakt sind (zum Beispiel ob Spermienkopf und Schwanz nicht getrennt voneinander sind), ist eine mikroskopische Kontrolle zwingend notwendig.

3.5.4 Computergestützte Untersuchung der Spermienmorphologie (CASMA)

Prinzipiell hat die computergestützte Spermienanalyse das Potential objektive und reproduzierbare Ergebnisse zu liefern. Mittlerweile sind kommerziell erwerbbare Systeme auf dem Markt, die eine Quantifizierung des Spermienkopfes und des Mittelstücks, und möglicherweise auch des Spermienschwanzes versprechen. Defekte des Spermienschwanzes und deren Einfluss auf die Motilität lassen sich direkter über die Motilitätsmessung und deren Variablen im CASA-System ermitteln. Grundsätzlich klassifizieren die meisten CASMA-Systeme die Spermienköpfe sowie die Mittelstücke in die Kategorie normal oder abnormal und ermitteln einen Mittelwert über die Dimensionen dieser Bestandteile. Gleichzeitig geben sie Auskunft über reguläre oder elliptische Formen und messen, in Abhängigkeit vom Ergebnis der Laborfärbung, das Areal des Akrosoms.

Automatisierte Systeme haben ein noch größeres Potential für eine objektive, präzise und reproduzierbare Analyse als manuelle Systeme (Menkveld et al. 1990). Abweichungen in Präzision und Reproduzierbarkeit können unter 7% (Garrett u. Baker 1995) betragen, was geringer ist als die Abweichungen der manuellen Analysen einer versierten Laborkraft. Diese Reproduzierbarkeit und Präzision der computerassistierten Spermienmorphologieauswertung (CASMA) wird durch ungleiche Einstellungen wie zum Beispiel bei der Fokussierung, der Lichtzufuhr, der Probenvorbereitung und der Laborfärbung des Ausstrichs gefährdet (Lacquet et al. 1996; Menkveld et al. 1997). Auch be-

einflusst die technische Schwierigkeit des CASMA-Systems, Spermienköpfe von Zellpartikeln gleicher Größe nicht unterscheiden zu können, insbesondere bei gering konzentrierten Proben die Ergebnisse (Garrett u. Baker 1995; Menkveld et al. 1997; Coetzee et al. 1999a, b). Das Problem der automatisierten Analyse ist, dass es keine Möglichkeit gibt, Artefakte oder Fehler in der Probenpräparation zu kompensieren. Selbst kleine Abweichungen in der Hintergrundfärbung des morphologischen Ausstrichpräparates können dafür sorgen, dass das System ein Spermium falsch charakterisiert oder es gar nicht als solches identifizieren kann. Auf diese Art und Weise wird das Gesamtergebnis verfälscht.

Genau wie bei der manuellen Auswertung der Spermienmorphologie, müssen auch hier die Arbeitsabläufe und Instrumente standardisiert und überwacht werden, damit vergleichbare und verlässliche Ergebnisse erzielt werden können. Wie die Ejakulatprobe vorbereitet werden kann, um den Hintergrund für die CASMA-Aufnahme zu reduzieren, wird im ▶ Abschn. 2.13.2, »Waschen von zellreichen oder viskösen Ejakulaten« erläutert. Ist die Spermienkonzentration niedrig ($<2 \times 10^6$), sollte die Probe durch Zentrifugation angereichert werden. Der Arbeitsschritt wird im ▶ Abschn. 2.13.2, »Proben mit geringen Spermienkonzentrationen« erklärt.

Anmerkung

Das Zentrifugieren der Probe kann Effekte in der Morphologie bewirken und muss daher vermerkt werden.

Zwei Studien zeigten, dass es signifikante Beziehungen zwischen CASMA-Ergebnissen und Fertilitätsendpunkten gibt. Coetzee et al. (2003) fand heraus, dass das morphologische Ergebnis automatisierter Analysen eine signifikante Voraussage über die Wahrscheinlichkeit der Fertilitätsrate in vitro, sowie über die Wahrscheinlichkeit einer Schwangerschaft treffen kann. Garrett et al. (2003) konnte zeigen, dass die Prozentzahl gefundener morphologischer Köpfe, die denen an der Zona Pellucida (»zona-preferred«,%Z) gebundenen glichen, zusammen mit den VSL-Werten (»Progressivgeschwindigkeit«) signifikant und unabhängig voneinander mit der natürlichen Schwangerschaftsrate einer großen Gruppe subfertiler Paare in Beziehung steht. Der Zusammenhang zwischen den beiden Parametern (%Z und VSL) und Fertilität bestätigte sich konstant und es fand sich kein oberer Grenzwert, ab dem keine weitere Steigerung der Schwangerschaftsrate zu beobachten gewesen wäre. Es sind weitere Studien zur Fertilitätsrate mit größeren Teilnehmerzahlen nötig, um die Bestimmung der Spermienmorphologie mit Hilfe der CASA zu verbessern.

Möglicherweise nehmen automatisierte Systeme in der Qualitätskontrolle einen gewissen Stellenwert ein, aber bevor sie im klinischen Bereich ihren Einsatz finden, sind weitere Studien nötig.

Forschungsrelevante Methoden

Soll die Spermienfunktion getestet werden, sind die Spermien spätestens eine Stunde nach der Samenprobenabgabe vom Seminalplasma zu trennen, um negative Effekte von Produkten somatischer Zellen zu vermeiden. Dank der konstanten Verbesserung des Verständnisses molekularer Mechanismen der Spermienfunktion entwickeln sich immer neue diagnostische Tests. Zum Beispiel zeigten jüngste Daten, wie wichtig die Kondensierung und Integrität der nuklearen DNA für die funktionelle Kompetenz der menschlichen Spermien ist. Zunehmende Evidenz weist auf eine Assoziation zwischen DNA-Integrität, Chromatinorganisation in den Spermien und Fertilität hin (Sakkas et al. 1998; Aitken u. Krausz 2001; Virro et al. 2004).

Ebenso wird das bessere Verständnis der Signaltransduktionskaskaden für die Spermienfunktion die Entwicklung von diagnostischen Tests erlauben, um Defekte in Spermien von infertilen Männern abzuklären. Um das Verständnis der biologischen Basis der männlichen Infertilität zu vertiefen, wurde eine Serie von funktionellen Fertilitätstests entwickelt: die Anbindung an die Zona pellucida, die akrosomale Exozytose und die Fusion mit der Dottermembran der Oozyte.

4.1   Reaktive Sauerstoffradikale

4.1.1   Einleitung

Die exzessive Produktion von reaktiven Sauerstoffradikalen (ROS) und die hochaktiven zytoplasmatischen Enzyme wie Kreatin-Phosphokinase können Spermienabnormalitäten andeuten, die mit Zytoplasmaresten im Mittelstück einhergehen (Rao et al. 1989; Gomez et al. 1996; Aitken et al. 2004).

ROS sind Sauerstoffmetabolite und schließen das Superoxidanion, Wasserstoffperoxid, Hydroxyl- und Hydroperoxyl-Radikale und Stickstoffoxide ein. Bei starker Erhöhung können Sie pathologische Veränderungen durch oxidative Schäden der zellulären Lipide, Proteine und DNA verursachen (Griveau u. Le Lannou 1997; Aitken et al. 2003; Henkel et al. 2004). Die meisten Zellen sind mit enzymatischen (Superoxid-Dismutase, Glutathion-Peroxidase und Katalase) oder nichtenzymatischen antioxidanten Systemen (Harnsäure, Ascorbin-

säure, α-Tocopherol) ausgerüstet. Sind diese verbraucht, wird die Spermienfunktion beeinträchtigt (Agarwal et al. 2004).

Im männlichen Ejakulat werden ROS sowohl von Spermien (Aitken u. Clarkson 1987; Alvarez et al. 1987; Iwasaki u. Gagnon 1992) als auch von Leukozyten (Aitken u. West 1990) produziert. Das Seminalplasma enthält freie Radikalfänger und antioxidante Enzyme, die in manchen Patienten unzureichend sind (Jones et al. 1979; Smith et al. 1996). Die Entnahme des Seminalplasmas während der Spermienpräparation für assistierte Reproduktionsverfahren (▶ Kap. 5) kann die Spermien sensibler für oxidative Angriffe machen. Eine hohe ROS-Produktion verursacht oxidative Schäden und eine verminderte Spermienfunktion sowie DNA-Schäden in Mitochondrien und im Zellkern (Sawyer et al. 2003).

Spermien-Vitaltests werden häufig zur Bestimmung der Spermienqualität eingesetzt. Die Ergebnisse solcher Tests korrelieren mit der Lipidperoxidation in den Spermien (Gomez et al. 1998).

Chemolumineszenzbasierte Reagenzien (Luminol oder Lucigenin) können zur Bestimmung der ROS-Produktion und Redoxaktivität männlicher Spermien eingesetzt werden.

4.1.2   ROS-Bestimmung in Spermiensuspensionen

Prinzip

Ein Luminometer misst die Lichtintensität in der männlichen Spermienprobe, nachdem diese mit einer chemolumineszenten Substanz gemischt wurde. Bei dieser Methode wird eine Mischung aus Luminol und Meerrettich-Peroxidase eingesetzt, um die Produktion von Wasserstoffperoxid zu messen. Weitere Substanzen (z.B. Lucigenin) können für die Bestimmung von ROS in gewaschenen Spermienpräparationen eingesetzt werden (Aitken et al. 1992; McKinney et al. 1996).

Die Substanz Formyl-Methionyl-Leucyl-Phenylalanine (FMLP) kann ein spezifisches Signal für Leukozyten generieren, weil Spermien keine Rezeptoren für diese Substanz haben (Krausz et al. 1992). Die Signalstärke wird durch Vergleich mit polynukleären Leukozytenpräparationen bestimmt. (◻ Abb. 4.1).

Anmerkung

Die Genauigkeit dieser Bestimmungen wird noch diskutiert (Aitken et al. 2004), aber Daten belegen eine Anwendung als Spermienfunktionstest (Zorn et al. 2003; Said et al. 2004).

Anmerkung

Ein einzelner Leukozyt generiert 100-mal mehr ROS als ein Spermium. Deswegen hat eine Kontamination mit Leukozyten einen starken Einfluss auf die Chemolumineszenz einer Spermienpräparation.

Reagenzien

1. Hank's balancierte Salzlösung (HBSS), ohne Phenolrot: siehe ▶ Abschn. 11.4.
2. Krebs–Ringer-Medium (KRM), ohne Phenolrot: siehe ▶ Abschn. 11.7.
3. Luminol, 25 mmol/l: 29 mg Luminol (5-Amino-2,3-Dehydro-1,4-Phthalazinedion) in 10 ml Dimethyl-Sulfoxyd (DMSO) auflösen.
4. Meerrettich-Peroxidase (HRP) (Typ VI, 310 IU/mg Eiweiß): 5 mg (1550 IU) in 1 ml KRM auflösen.
5. FMLP (Leukozyten-spezifische Substanz, 10 mmol/l): 44 mg FMLP in 10 ml DMSO auflösen.
6. Phorbol-12-Myristat-13-Acetat (PMA), 1 mmol/l Stammlösung: 6,2 mg PMA in 10 ml DMSO auflösen. 1 mmol/l PMA 1:100 in DMSO verdünnen (ergibt 10 µmol/l Endverdünnung).
7. Zymosan
8. Gelatine: 0,1% (1 g/l) in HBSS

Opsonisierung des Zymosan

1. 500 mg Zymosan in 10 ml HBSS eingeben.
2. Kräftig mischen.
3. 20 Minuten in geschlossenem Gefäß kochen, um Verdunstung zu vermeiden
4. 5 Minuten bei 500 g zentrifugieren.
5. Das Pellet mit 10 ml HBSS waschen.
6. Waschschritt 4 und 5 wiederholen.
7. Das Pellet sorgfältig in 5 ml frisches humanes Serum pipettieren.
8. 20 Minuten Inkubation.
9. 5 Minuten bei 500 g zentrifugieren.

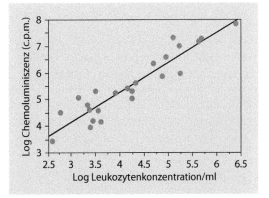

◻ **Abb. 4.1** Chemilumineszenz nach Eingabe von ozonisiertem Zymosan. Es besteht eine lineare logarithmische Korrelation zwischen Leukozytenkonzentration und chemolumineszentem Signal (Daten von RJ Aitken)

10. Pellet mit 10 ml HBSS waschen.
11. Waschschritte 9 und 10 wiederholen.
12. Das Pellet resuspendieren auf eine Konzentration von 50 mg/ml in 10 ml HBSS + 0,1% (1 g/l) Gelatine.
13. Bei –20 °C bis zum Gebrauch lagern.

Bestimmung spontaner ROS-Produktion

1. Samenprobe durchmischen (▶ Kasten 2.3) und ein Aliquot mit mindestens 10×10^6 Spermien pro ml entnehmen.
2. Spermien (▶ Abschn. 5.3) in KRM waschen und auf exakt 10×10^6 Spermien pro ml einstellen.
3. 400 µl der Spermienpräparation in KRM ohne Phenolrot und ohne Luftblasen in ein Luminometer-Gefäß pipettieren.
4. 4 µl 25 mmol/l Luminol hinzufügen.
5. 8 µl Meerrettich-Peroxidase (1550 IU/ml Lösung) hinzufügen.
6. Chemilumineszenz im Luminometer 5 Minuten bei 37 °C bis zur Stabilisierung messen.

Die ROS Produktion kann in seminalen Leukozyten durch Zugabe von FMLP, Zymosan oder PMA angeregt werden, PMA stimuliert aber auch die ROS-Produktion in Spermien.

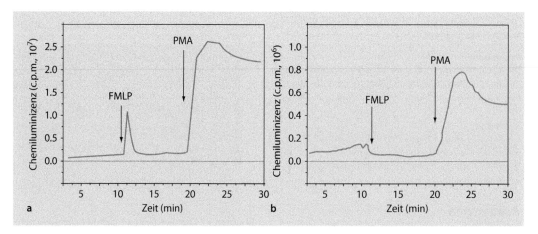

◼ **Abb. 4.2a,b**   Relative Beiträge der Spermien- und Leukozytenpopulation zur ROS-Generation in der Zellsuspension. **a** Eine Leukozytenkontamination generiert einen ROS-Schub und ein spezifisches FMLP-Signal. Die Zugabe von PMA generiert eine dauerhafte intense Chemolumineszenz sowohl von Leukozyten als auch von Spermien. **b** Wenn keine Leukozytenkontamination vorliegt, fällt das FMLP Signal aus, während PMA ein ausgeprägtes Signal der Spermien auslöst (siehe auch Krausz et al. 1992)

FMLP-Provokationstest in Leukozyten

2 µl einer 10 mmol/l FMLP-Lösung hinzufügen, um die Chemolumineszenz von Leukozyten in der Spermiensuspension zu induzieren (◼ Abb. 4.2).

Zymosan-Provokationstest in Leukozyten

20 µl ozonisiertes Zymosan eingeben, um die Chemolumineszenz von Leukozyten in der Spermiensuspension zu induzieren. Der Signal ist direkt proportional zur Leukozytenkontamination (◼ Abb. 4.1).

PMA-Provokationstest für Bestimmung der ROS-Produktion von Leukozyten und Spermien

1. PMA-Lösung 100-fach in DMSO zur 10 µmol/l Stammlösung verdünnen.
2. Abwarten, bis FMLP- oder opsonisiertes Zymosan-induziertes Signal erlischt.
3. 4 µl von 10 µmol/l PMA in Spermiensuspension zur Endkonzentration von 100 nmol/l hinzufügen, um die Chemolumineszenz der Spermien zu stimulieren (◼ Abb. 4.2).

Ergebnisse

Beurteilung des Provokationstests zum Nachweis einer Kontamination von Leukozyten.

4.2   Humane Spermien-Oozyten-Interaktionstests

Die Bindung der Spermien an die Zona pellucida löst die Akrosomreaktion aus, setzt lytische akrosomale Komponenten frei und ermöglicht den Spermien, durch eine erhöhte flagellare Aktivität die Zonamatrix zu durchdringen. Um die Anbindung bewerten zu können, können nichtvitale, nichtbefruchtbare humane Oozyten aus Obduktionen, aus chirurgisch entfernten Ovarien oder erfolglosen In-Vitro-Fertilisationsversuchen eingesetzt werden. Diese Tests können auch mit in Salz konservierten Oozyten durchgeführt werden. Die Verfügbarkeit dieser Tests ist aufgrund der schwierigen Verfügbarkeit des humanen Materials generell begrenzt (Yanagimachi et al. 1979; Kruger et al. 1991; Liu u. Baker 1992b; Liu et al. 2004).

4.3   Humaner Zona-pellucida-Bindungstest

Der Hemizona-Test ist ein Zona-pellucida-Bindungstest (Burkman et al. 1988) und setzt durch Mikrodissektion halbierte Zonae pellucidae ein. Die zwei Hälften werden mit der gleichen Konzentration von Test- oder Kontrollspermien belegt. Ein zweiter Spermien-Zona-Bindungstest (Liu et al. 1988, 1989) wird mit fluoreszenzmarkierten Testspermien (z.B. Fluoreszin) und mit Kontrollspermien, die mit einem anderen Fluoreszin (z.B. Rhodamin) gefärbt wurden, durchgeführt. Die Anzahl der gebundenen und nichtgebundenen Spermien wird ermittelt und als Quotient angegeben. Die Ergebnisse dieser Tests korrelieren mit Fertilisationsraten in vitro (Liu u. Baker 2003).

Im Fall einer niedrigen oder erfolglosen Befruchtung nach IVF, idiopathischer Infertilität oder Teratozoospermie können solche Tests wichtige klinische Informationen geben (Franken et al. 1989; Liu u. Baker 1992a, 2004). Die Anbindung von wenigen oder keinen Spermien spricht für einen Spermiendefekt.

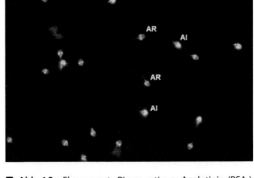

☐ **Abb. 4.3**　Fluoreszente Pisum-sativum-Agglutinin-(PSA-) Färbung humaner Spermien. AI: Spermien mit proximal fluoreszierenden Köpfen (Akrosom); AR: Spermien mit äquatorialen Banden oder postakrosomaler Fluoreszensfärbung sind erkennbar (Mikroskopaufnahme, zur Verfügung gestellt von HWG Baker)

4.4　Beurteilung der Akrosomreaktion

Die normale Akrosomreaktion beginnt mit der Bindung der Spermien an die Zona pellucida. Sie kann an Spermien, die von der Zona pellucida entfernt wurden, oder an Spermien, die in Kontakt mit Zona pellucida Proteinen kamen, durchgeführt werden (Liu u. Baker 1994, 1996; Franken et al. 2000).

Wenn eine Oligoteratozoospermie bei sonst normalen Spermienparametern besteht, können die Spermien eine abnormale Akrosomenreaktion nach fehlerhafter Bindung an die Zona pellucida aufweisen. Andere Spermien können eine normale Bindung, aber abnormale Akrosomenreaktion zeigen (Liu et al. 2004). Die Durchführung dieser Tests ist limitiert durch die Verfügbarkeit der humanen Zonae pellucidae. Zonae anderer Primaten können nicht als Surrogaten eingesetzt werden, weil die Anbindung speziesspezifisch ist (Bedford 1977; Liu et al. 1991b; Oehninger et al. 1993). Calciumionophoren können die Akrosomreaktion induzieren, aber dieses Ergebnis korreliert nicht mit der durch die Zona pellucida induzierten Reaktion (Liu u. Baker, 1996).

Der akrosomale Status nach Induktion der Akrosomreaktion kann mittels Mikroskop oder Durchflusszytometrie (Fenichel et al. 1989; Henley et al. 1994; Cooper u. Yeung 1998) nach Markierung mit fluoreszenten Lektinen wie Pisum sativum (Erbsen-Agglutinin) (▶ Abschn. 4.4.1) oder Arachis hypogaea (Erdnusslektine), oder durch Bindung monoklonaler Antikörper gegen das akrosomale Antigen CD46 (Cross 1995) beurteilt werden.

4.4.1　Fluoreszensverfahren zur Bestimmung der Akrosomreaktion

Die Methode wurde von Cross et al. entwickelt (1986) und danach von Liu u. Baker (1988) modifiziert. Die modifizierte Prozedur ist einfach und reproduzierbar und liefert eindeutige Ergebnisse (☐ Abb. 4.3). Es ist anzuraten, eine Spermienpräparation mit vielen motilen Spermien und ohne Kontaminanten wie Leukozyten, anderen Keimzellen oder toten Spermien zu benutzen. Das kann durch Waschen (▶ Abschn. 5.3), die Swim-Up-Probe (▶ Abschn. 5.4) oder Dichte-Gradienten-Zentrifugation (▶ Abschn. 5.5) in Abhängigkeit von der Qualität der Probe erreicht werden.

Reagenzien

1. Pisum-sativum-Agglutinin (PSA) gefärbt mit Fluorescein-Isothiocyanat (FITC).
2. (PSA–FITC).
3. Phosphat-Puffer-Salzlösung (PBS), pH 7,4.

4. NaCl, 0,9% (9 g/l): 0,9 g NaCl in 100 ml in destilliertem Wasser lösen.
5. Ethanol 95% (v/v).
6. PSA-Stammlösung: 2 mg PSA–FITC in 4 ml PBS lösen. 0,5 ml Aliquoten bei –20 °C lagern.
7. PSA Lösung: 0,5 ml PSA-Stammlösung in 10 ml PBS lösen und bei 4 °C lagern. Diese Lösung kann 4 Wochen gelagert werden.

Einfaches Waschen der Spermien

1. Samenprobe durchmischen (▶ Kasten 2.3) und ein Aliquot von ca. 0,2 ml entnehmen.
2. Auf 10 ml mit 0,9% (9 g/l) Salzlösung verdünnen.
3. Bei 800 g 10 Minuten zentrifugieren.
4. Den gesamten Überstand bis auf 20–40 μl entnehmen und verwerfen.
5. Spermienpellet im restlichen Überstand mittels Pipette resuspendieren.
6. Waschschritt 3–5 wiederholen.

Behandlung der gereinigten Spermienpräparation

1. Die nach Swim-Up (▶ Abschn. 5.4) oder Dichte-Gradienten-Zentrifugation gewonnene Probe (▶ Abschn. 5.4) in 10 ml mit Kochsalzlösung verdünnen.
2. 10 Minuten bei 800 g zentrifugieren.
3. Den gesamten Überstand bis auf 20–40 μl entnehmen und verwerfen.
4. Spermienpellet im restlichen Überstand mittels Pipette resuspendieren.

Abstrichpräparation

1. Mehrere Spermienabstriche von etwa 1 cm Länge aus jeweils 5 μl der Spermienpräparation herstellen.
2. Feuchte Abstriche unter Kontrastmikroskop beurteilen (×400).
3. Spermien sollten gleichmäßig verteilt und nicht verklumpt vorliegen.
4. Die Objektträger an der Luft trocknen lassen.
5. 30 Minuten in 95% (v/v) Ethanol fixieren.
6. Erneut an der Luft trocknen lassen.

PSA-FITC-Färbung

1. 10 ml PSA–FITC-Lösung in einen senkrechten Färbungsbecher füllen.
2. Fixierte und luftgetrocknete Objektträger in PSA–FITC-Lösung inkubieren.
3. Eine Stunde bei 4 °C stehen lassen.
4. Mit destilliertem Wasser jeden Objektträger waschen und mit ethanollöslichem Medium eindecken (▶ Abschn. 2.14.2, »Behandlung der gefärbten Ausstriche vor dem Einbetten« und 2.14.2, »Einbetten der gefärbten Ejakulatausstriche«).

Anmerkung
Längere Färbezeiten (bis zu 18 Stunden) beeinflussen die Ergebnisse des PSA-Tests nicht, jedoch erschwert eine kürzere Färbezeit (weniger als 1 Stunde) die korrekte Bewertung des Präparates.

Bewertung

Die Objektträger unter Fluoreszenz-Öl-Objektiv (Exzitationsspektrum: 450–490 nm) bei 400-facher Vergrößerung beurteilen und Spermien wie folgt klassifizieren:

1. Akrosom-intakt (AI): Spermien, deren Kopf mehr als zur Hälfte hell und gleichmäßig fluoreszent gefärbt sind (◻ Abb. 4.3).
2. Akrosom-reagiert (AR): Spermien, deren akrosomale Region nur eine einzelne fluoreszente Strecke in äquatorialer Region oder keinerlei Fluorenenz zeigen (◻ Abb. 4.3).
3. Abnormale Akrosomen: alle anderen Spermien.

Quantitative Bestimmung der Akrosomreaktion

1. Mit einem Labortischzähler die Zahl von Spermien jeder akrosomalen Kategorie bestimmen.
2. Um Probenentnahmefehler zu reduzieren mindestens 200 Spermien in jedem Präparat bewerten (▶ Kasten 2.5).
3. Den Durchschnitt der Differenzen zwischen den Prozentraten der Akrosom-reagierten Spermien in den unterschiedlichen Präparaten berechnen.
4. Die Akzeptabilität der Differenzen mit Hilfe von ◻ Tab. 2.1 oder ▶ Abb. 14.2 bestimmen. (Hier ist die akzeptable Differenz zwischen zwei Prozentwerten zu finden, die aufgrund

zufälliger Probenentnahmefehler zu erwarten ist.)

5. Wenn die Differenz akzeptabel ist, die durchschnittlichen Prozentraten der Akrosom-reagierten Spermien dokumentieren. Wenn die Differenz zu hoch ist, Bestimmung wiederholen (▶ Kasten 2.6).

6. Für die Dokumentation die Prozentrate der Akrosom-reagierten Spermien auf glatte Zahlen auf/abrunden.

4.4.2 Induzierter Akrosomreaktionstest

Die akrosomale Reaktion ist ein exozytotischer Prozess, der nach Bindung der Spermien an die Zona pellucida vor der Spermienpenetration und Fusion mit der Oozyte stattfindet. Ein Kalziumeinstrom ist assoziiert mit dem Beginn der physiologischen Akrosomreaktion. Ein Kalziumionophor kann den Kalziumeinstrom induzieren. Hierdurch kann die Kompetenz von kapazitierten Spermien zur Initiierung der Akrosomreaktion getestet werden (Aitken et al. 1993). Dieser Test wird deshalb auch als Kalzium-Ionophor-(ARIC-)Test bezeichnet. Bevor dieser Test routinemäßig eingesetzt werden kann, müssen noch weitere Studien zur Evaluierung durchgeführt werden.

Reagenzien

1. Hams-F-10-Medium (▶ Abschn. 11.4) mit 3,5% (35 g/l) humanem Albuminserum (HSA).
2. Biggers-, Whitten- und Whittingham-(BWW-) Stammlösung: ▶ Abschn. 11.1.
3. Dimethyl-Sulfoxid (DMSO).
4. Ionophore A23187, 1 mmol/l Stammlösung: 5,23 mg A23187 in 10 ml DMSO einlösen.
5. Glutaraldehyd 3% (v/v), oder Ethanol 70% (v/v).

Verfahren

1. 30–60 Minuten die Samenprobe verflüssigen lassen.
2. Das Kapazitationsinduzierende Hams-F-10-HSA-Medium frisch für jeden Test ansetzen.
3. Medium auf 37 °C vorwärmen, am besten in einem Inkubator (5% (v/v) CO_2).

4. Mittels Dichtegradienten-Zentrifugation eine motile Spermienpräparation in frisch angesetzter Hams-F10-HSA-Lösung vorbereiten. Diese muss frei von Kontaminanten wie Leukozyten, unreifen Keimzellen und toten Spermien sein (▶ Abschn. 5.5).

5. Mehrfache Proben und Kontrollproben von jeweils 1 ml in Röhrchen pipettieren (Spermienkonzentration von 1×10^6 motilen Spermien pro ml).

6. Die Spermiensuspensionen über 3 Stunden bei 37 °C in 5% (v/v) CO_2 inkubieren, um die Kapazitation zu induzieren (Kappe der Probe lösen, um Gasaustausch zu ermöglichen). Wenn kein CO_2-Inkubator zu Verfügung steht, kann man ein Hepes-gepuffertes Medium benutzen (▶ Abschn. 11.1, ▶ Kommentar 1) (die Kappen sollen dann verschlossen sein) und bei 37 °C inkubieren.

7. 10 µl A23187-Stammlösung (1 mmol/l) in alle Verumproben geben (Endkonzentration: 10 µmol/l).

8. Zu den Kontrollprobe 10 µl DMSO geben.

9. Alle Proben bei 37 °C für 15 Minuten inkubieren.

10. Von jeder Probe ein kleines Aliquot zur Bestimmung der Motilität entnehmen.

11. Die Reaktion mit 100 µl 3% (v/v) Glutaraldehyd oder 70% (v/v) Ethanol beenden.

12. Die fixierten Spermien auf vorgereinigte Objektträger transferieren und an der Luft trocknen lassen.

13. Spermien mit fluoreszierenden Proben färben (▶ Abschn. 4.4.1, »PSA-FITC-Färbung«).

14. Die Proben im Fluoreszenzmikroskop bei 400facher Vergrößerung (Öl-Objektiv) bei 450–490 nm Exzitationsanregung beurteilen.

15. Die Prozentrate der akrosom-reagierten Spermien in den Verum-Proben (Test%AR) und Kontrollproben (Kontrolle%AR) bestimmen.

Bewertung

1. Die Akrosomreaktion nach Ionophor-Eingabe (ARIC) ist Test%AR minus Kontrolle%AR.
2. Die Normaldifferenz ist ca. 15% AR.
3. Werte unter 10% AR werden als auffällig bewertet.

4. Werte zwischen 10% AR und 15% AR weisen auf eine abnormale Spermienfunktion hin.
5. Kontrollwerte über 15% weisen auf eine spontane frühzeitige AR hin.

Qualitätskontrolle

1. Eine positive Kontrolle (eine Samenprobe, die in vorhergehenden Tests eine deutliche Ionophor-Induktion zeigte (>15% AR), sollte bei jedem Test eingesetzt werden.
2. Jedes Mal sollte eine neue Färbelösung vorbereitet werden und ein Kreuzvergleich mit der alten Lösung und bekannt positiven Kontrollspermien durchgeführt werden, um sicher zu stellen, dass die Färbung korrekt durchgeführt wurde.

Kasten 4.1 Ovulationsinduktion bei Hamstern

Die gesetzlichen Bestimmungen für die Behandlung lebender Tieren sind einzuhalten. Passende Aliquote von Serumgonadotropinen (PMSG) von schwangeren Stuten und humanem Choriongonadotropin (hCG) vorbereiten und bei −20 °C lagern. Immature Hamsterweibchen oder adulte Hamster am Tag 1 des Estruszyklus intraperitoneal mit 30 IU PMSG injizieren. Nach 48–72 Stunden 40 IU hCG i.p. injizieren. Dazu die Tiere am Rücken fixieren und die Bauchhaut mit einer Hand hochziehen, mit der anderen Hand die Hormone im Bauchraum mit einer 1-ml-Spritze und einer Injektionskanüle (21 Gauge) injizieren. Die Nadel auswechseln, um zu vermeiden, dass sie stumpf wird und Unannehmlichkeiten für die Tiere entstehen.

4.5 Hamster-Oozyten-Penetrationstest

Die Fusion humaner Spermien mit Hamster-Oozyten ist funktionell mit der Fusion des Spermiums und der vitellinen Membran vergleichbar, da sie von der Plasmamembran über der äquatorialen Region der Akromosom-reagierten Spermien ausgeht.

Der Hamster-Oozyten-Penetrationstest (HOP) oder Spermienpenetrationstest unterscheidet sich von der physiologischen Situation dadurch, dass keine Zona pellucida vorhanden ist. Ein Standardprotokoll für diesen Test ist nachfolgend beschrieben.

Anmerkung
Der konventionelle Hamster-Oozyten-Test hängt von der spontanen Akrosomreaktion ab, weshalb die Testspermien für lange Zeit präinkubiert werden müssen.

Da diese Prozedur weniger effizient als der biologische Prozess ist und unterschiedliche Mechanismen beteiligt sind, wurden häufig falsch-negative Ergebnisse berichtet, bei denen Männer, deren Spermien ein negatives Ergebnis im HOP-Test erzielten, erfolgreich humane Oozyten in vitro oder in vivo befruchten konnten (WHO 1986). Trotz dieser Einschränkung verschafft dieser Test Informationen über das Fusionspotential der kapazitierten Spermienköpfe.

Zwei der wichtigsten Mechanismen, welche die Akrosomenreaktion nach Spermien-Zona-pellucida-Interaktion andeuten, sind der Zufluss des Kalziums und die zytoplasmatische Alkalinisierung. Ein divalentes Kation kann beide Prozesse induzieren (Aitken et al. 1993), weshalb wir diese Methode als Alternative zur Ionophor-Simulation nachfolgend beschreiben.

4.5.1 Protokolle

Reagenzien
1. BWW-Stammlösung: ▶ Abschn. 11.1.
2. Hyaluronidase (300–500 IU/mg).
3. Trypsin Typ I (10.000 BAEE U/mg).
4. Wachs (Schmelzpunkt 48–66 °C).
5. Petroleum-Gelatine.
6. Mineralisches Öl.
7. Zona-freie Hamster-Oozyte: kann gekauft oder nach induzierter Superovulation der Hamster erhalten werden (▶ Kasten 4.1).
8. Dimethyl-Sulfoxid (DMSO).
9. Ionophore (für alternative Protokolle) 1 mmol/l Stammlösung: 5,23 mg Ionophore A23187 in 10 ml DMSO lösen.

Standardprotokoll ohne Ionophor-Stimulation
1. Samenprobe durchmischen (▶ Kasten 2.3).
2. Dichte-Gradienten-Zentrifugation (▶ Abschn. 5.5) oder Swim-up-Verfahren zur Spermienaufbereitung durchführen.

3. Den größten Teil des Überstandes vom Spermienpellet abheben und verwerfen.

4. Das Pellet sorgfältig resuspendieren und die Spermienkonzentration bestimmen ▸ Abschn. 2.7 und 2.8).

5. Die Spermienkonzentration in ca. 0,5 ml Medium auf 10×10^6 pro ml einstellen.

6. Auf 45°-Winkel stellen, um die Oberfläche zu vergrößern.

7. Spermiensuspension 18–24 Stunden bei 37 °C und 5% (v/v) CO_2 zur Induktion der Kapazitationsreaktion inkubieren (die Kappe lösen, um Gasaustausch zu erlauben). Wenn kein CO_2-Inkubator vorhanden ist, kann ein Hepes-gepuffertes Medium (▸ Abschn. 11.1, ▸ erster Kommentar) benutzt werden, dann Reagenzgläser schließen und bei 37 °C inkubieren.

8. Die Reagenzgläser 20 Minuten senkrecht stellen, um immotile Spermien sedimentieren zu lassen.

9. Aus dem oberen Drittel des Überstandes motile Spermien aspirieren, ohne die toten Spermien an der Grenzfläche zu berühren, und in neues Reagenzglas geben.

10. Konzentration auf $3,5 \times 10^6$ Spermien pro ml Medium einstellen.

11. Mit einer hochwertigen Pipette 50–150 µl der Spermiensuspension entnehmen und langsam in eine Petrischale geben. Mit einer Einwegpipette vorgewärmtes, in CO_2 äquilibriertes Mineralöl auf den Tropfen geben, ohne die Spermiensuspension zu bewegen. Das Öl muss die Spermientropfen komplett bedecken.

Alternative Protokolle mit Kalzium-Ionophor (Ca²⁺)

1. Eine motile Spermienpräparation durch Dichte-Gradienten-Zentrifugation wie in ▸ Abschn. 5.5. vorbereiten.

2. Aus der Grenze der 80%-Fraktion des Dichte-Gradienten-Mediums das Pellet entnehmen und in 8 ml BWW geben.

3. 5 Minuten bei 500 g zentrifugieren.

4. Den Überstand entfernen und das Pellet sorgfältig mit Pipetten resuspendieren.

5. Spermienkonzentration im Pellet bestimmen (▸ Abschn. 2.7 und 2.8) und auf 5×10^6 motile Spermien per ml in frischem BWW einstellen.

6. 1,25 und 2,5 µl A23187-Stammlösung (1 mmol/l) zu separaten Proben geben (damit entstehen 1-ml-Aliquots mit einer finalen Konzentration von 1,25 oder 2,5 µmol/l).

7. Die Spermien mit dem Ionophor 3 Stunden bei 37 °C inkubieren.

8. 5 Minuten bei 500 g zentrifugieren.

9. Den Überstand entfernen und das Pellet sorgfältig mit der Pipette entnehmen.

10. Konzentration der motilen Spermien bestimmen.

11. Auf $3,5 \times 10^6$ motile Spermien per ml in frischem BWW einstellen. Zuverlässige Ergebnisse können mit Spermienkonzentrationen bis 1×10^6 motile Spermien pro ml erzielt werden (Aitken u. Elton 1986).

12. Spermien mit Mineralöl bedecken, wie in ▸ Abschn. 4.5.1, »Standardprotokoll ohne Ionophor-Stimulation«, Schritt 11 beschrieben.

Anmerkung
Die Dosis-Antwort-Kurve für Ionophor ist individuell unterschiedlich, aus diesem Grund wird empfohlen, die Resultate nach Inkubation mit zwei Ionophor-Konzentrationen zu bestimmen.

Gewinnung der Ovarien

1. Die Tiere nach den von der zuständigen Kommission zur Pflege und Handhabung von Tieren genehmigten Richtlinien einschläfern und maximal 18 Stunden nach der hCG-Injektion die Ovarien entnehmen.

2. Die Hamster auf den Rücken legen und Bauchhaare mit 95% (v/v) Ethanol anfeuchten.

3. Bauchhaut und Muskeln mit Pinzetten greifen und mit der Schere einschneiden, um Gebärmutter und Eierstöcke freizulegen.

4. Haare von Pinzette und Schere mit 95% Ethanol (v/v) entfernen.

5. Darm aus dem Bauchraum ziehen, um die Gebärmutterhörner freizulegen.

6. Ein Gebärmutterhorn mit Pinzetten greifen und hochheben, um die Tuba, den Eierstock und das Ovarialband freizulegen.

7. Den distalen Teil des Gebärmutterhorns greifen und die Spitze der Gebärmutter abschneiden. Das Ovar abschneiden und in eine Petrischale mit warmem BWW legen.

8. Das zweite Ovar analog entnehmen.

Kasten 4.2 Vorbereitung der Glaspipetten

Ein Glaskapillarröhrchen oder eine Pasteurpipette mit beiden Händen an den Glasenden greifen und über einem Bunsenbrenner vor- und zurückdrehen, sodass eine homogene Erwärmung gewährleistet ist. Wenn das Glas zu schmelzen beginnt, die Enden auseinanderziehen. Die ausgezogenen Enden passend bei gewünschter Dicke (ca.1 mm) trennen. Das andere Ende mittels Schlauch auf eine 1 ml Spritze aufsetzen.

Gewinnung der Kumulusmassen

1. Ovarien unter einem Dissektionsmikroskop betrachten, um die von Kumuluszellen eingeschlossenen Eizellen im geschwollenen Anteil des Eileiters zu lokalisieren.
2. Die Eileiter festhalten und den geschwollenen Teil mit einer 21 Gauge Nadel punktieren. Die frisch gesprungenen Eizellen werden freigesetzt.
3. Die gesamte Flüssigkeit mit der Nadel entfernen und die Tuben leicht mit der Pinzette quetschen, um alle Eizellen mitsamt Kumuli zu entnehmen

Aufbereitung der Hamsteroozyten

1. Die Kumuluszellen mit Nadel und Zange in eine hohle oder flache Schale mit 0,1% (1 g/l) Hyaluronidase (300–500 IU/ml) im warmen, CO_2-gepufferten BWW geben.
2. Mit Alufolie als Lichtschutz bedecken und 10 Minuten bei Raumtemperatur inkubieren. Unter einer Stereolupe die Separation der Kumuluszellen von den Eizellen beurteilen.
3. Mit einer Glaspipette (▶ Kasten 4.2) die Oozyten aus der Hyaluronidase in frisches warmes BWW transferieren.
4. Die Oozyten zweimal in warmen gepufferten BWW spülen: Dies kann in einer Multi-Well-Schale oder Spot-Schale durchgeführt werden. Zwischen jedem Oozytentransfer die Pipette in BWW spülen.
5. Die Oozyten in 0,1% (1g/l) Trypsin (10000 IU/ml) ca. 1 Minute bei Raumtemperatur inkubieren, um die Zona pellucida zu entfernen. Mit

einer Stereolupe die Auflösung der Zona beurteilen. Sobald diese aufgelöst ist, die Oozyten entnehmen.

6. Die Oozyten mindestens 3-mal in BWW waschen.
7. Die isolierten Oozyten auf 37 °C erwärmen und in die Spermiensuspension legen. Alternativ können die Oozyten bis zu 24 Stunden bei 4 °C gelagert werden.

Ko-Inkubation der Gameten

1. Die Zona-freien Hamsteroozyten in Tropfen mit jeweils 5 Oozyten/Tropfen verteilen (d.h. für 20 Oozyten pro Samenprobe 4 Aliquote mit 5 Oozyten/Tropfen vorbereiten).
2. Gruppen von 5 Oozyten auf der Glaspipette mit sehr wenig Medium beladen, um die Spermiensuspension nicht deutlich zu verdünnen.
3. Die Pipettenspitze in die Mitte der Spermiensuspension bringen und die Oozyten langsam verteilen. Ein positiver Druck soll erhalten bleiben (immer leichten Überdruck erzeugen), um zu vermeiden, dass Mineralöl in die Pipette oder Lufttropfen in die Spermiensuspension gelangen.
4. Überschüssiges Öl von der Pipette abwischen.
5. Schritt 3 wiederholen, bis alle Oozyten in die Spermiensuspension transferiert wurden.
6. Die Pipette sorgfältig nach Oozytentransfer in BWW spülen, um eine Kreuzkontamination der Spermien zu vermeiden.
7. Die Gameten 3 Stunden bei 37 °C in 5% (v/v) CO_2 inkubieren.
8. Oozyten aus den Öltropfen nehmen und das Öl vollständig von der Pipette abwischen, bevor die Oozyten in BWW transferiert werden.
9. Oozyten mit Hilfe der Glaspipette in BWW spülen, um alle lose anhaftenden Spermien abzuwaschen.

Analyse der Oozyten

1. Vier Wachs-Petroleum-Gelatinensäulen (▶ Kasten 3.1) an die vier Ecken zur Unterstützung des Deckglases (22 × 22 mm, Dicke 1,5, 0,17 mm) aufstellen.

2. Einen kleinen Tropfen mit Oozyten in BWW in die Mitte der 4 Säulen legen.

3. Deckglas vorsichtig auf die Wachsäulen legen und vorsichtig herunterdrücken, um die Oozyten zu immobilisieren. Das ist erforderlich, um eine optimale Analyse der dekondensierten Spermienköpfe durchführen zu können.

4. Wenn nötig mehr BWW zugeben, um das Deckgläschen zu fluten und damit ein Zerquetschen der Oozyten zu vermeiden.

5. Die Eizellen unter einem Phasenkontrastmikroskop bei 200facher Vergrößerung analysieren.

6. Die Spermienzahl (dekondensierte Köpfe und Schwanz) auszählen (◘ Abb. 4.4).

7. Die Prozentraten der Oozyten, die mindestens von einem Spermium penetriert wurden, und die Zahl der Spermien pro penetrierter Oozyte bestimmen.

8. Berücksichtige jedes Spermium, das nach Waschen an der Oozyte haftet, da dies Auskunft gibt, wie viel Spermien die Akrosomenreaktion durchlaufen haben.

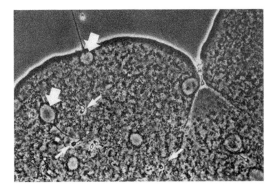

◘ **Abb. 4.4**   Phasen-Kontrast-Aufnahme einer zonafreien Hamsteroozyte, die humane Spermien enthält. Die breiten Pfeile zeigen dekondensierte Spermienköpfe im Ooplasma. Die dünnen Pfeile zeigen Spermien auf der Oozytenoberfläche, die nicht penetrierten (Nachdruck aus Aitken et al. (1983) mit freundlicher Genehmigung von Springer Science + Business Media)

Qualitätskontrolle

Die Tests sind mit einer positiven Kontrollprobe mit bekannter >50% Penetration durchzuführen.

4.6   Spermien-Chromatin-Test

Es gibt mehrere Methoden, um Spermienchromatin und DNA zu testen. Farbstoffe werden eingesetzt, die an Histone (Anilin Blau) oder Nukleinsäuren (Akridin Orange, Chromomyzin) binden und werden danach histologisch oder mittels Durchflusszytometrie analysiert. Neuere Methoden schließen die Detektion von DNA-Strang-Brüchen mittels verschiedener Strategien (TUNEL, ISEL, TdT-Markierung, RAMAM etc.) ein. Die Ergebnisse dieser Tests korrelieren miteinander (Chohan et al. 2006) und mit der Spermienmorphologie, -motilität und -vitalität. Sie können zusätzliche Informationen über Fertilisationsraten mit Standard-IVF und möglicherweise spontanen Schwangerschaftsraten geben. Der Spermien-Chromatin-Struktur-Test (SCSA) kann Fertilisationsversagen in vitro und

in vivo voraussagen (Evenson u. Wixon 2006). Es ist noch nicht klar, ob eine Korrelation dieser Testergebnisse mit Fehlgeburten und anderen Schwangerschaftskomplikationen existiert.

Spermienpräparationen

Spermienpräparationstechniken

5.1   Einleitung

Die Abtrennung der Spermien vom Seminalplasma ist für eine Vielzahl von Anwendungsmöglichkeiten, wie z.B. für diagnostische Tests, zur Aufarbeitung, für eine Insemination und auch für assistierte reproduktive Techniken (ART) erforderlich. Wenn Funktionstests an Spermien durchgeführt werden, ist es entscheidend, dass die Spermien innerhalb einer Stunde nach Ejakulation vom Seminalplasma abgetrennt werden. Diese Vorgehensweise limitiert Schäden an den Spermien, die möglicherweise durch Produkte von anderen im Ejakulat enthaltenen Zellen verursacht werden.

Kommentar

Die Auszählung zu weniger Spermien wird zu einem unsicheren Ergebnis führen (siehe auch ▶ Abschn. 14.1.1). Dies kann Folgen für die Diagnostik und auch für die Therapie haben (▶ Abschn. 14.2). Wenn nur sehr wenige Spermien für einen Therapieversuch vorhanden sind, ist ein ungenaues Ergebnis jedoch nicht zu vermeiden.

Kommentar

Wenn weniger Ejakulatvolumen als empfohlen verwendet wird und weniger Spermien als empfohlen gezählt werden, wird auch die Genauigkeit der ermittelten Werte signifikant reduziert. Wenn weniger als 400 Spermien ausgezählt werden, sollte der Stichprobenfehler für die Anzahl der gezählten Zellen notiert werden (▶ Tab. 2.2).

5.1.1   Wann ist das Abtrennen der Spermien vom Seminalplasma sinnvoll

Obwohl das Seminalplasma den Spermien bei der Penetration des zervikalen Mukus hilft (Overstreet et al. 1980), können einige der Komponenten (z.B. Prostaglandin, Zink) den Eintritt einer Schwangerschaft negativ beeinflussen. Dies gilt vor allem bei Schwangerschaften nach intrauteriner Insemination (IUI) oder In-vitro-Fertilisation (IVF), da hier die natürlichen Barrieren umgangen werden. Für die direkte klinische Anwendung ist die Abtrennung des Seminalplasmas zum Erhalt einer Präparation mit einer großen Anzahl von morphologisch normalen und motilen Spermien notwendig. So können die Spermien von Debris, anderen enthaltenen Zellen oder toten Spermien abgetrennt werden. Die Verdünnung des Ejakulates mit Kulturmedium und anschließender Zentrifugation wird bei normozoospermen Proben hauptsächlich für die IUI verwendet (Boomsma et al. 2004). Für Proben mit einem oder mehreren abnormen Ejakulatparametern ist es sinnvoller einen Dichtegradienten oder direkten Swim-up durchzuführen (siehe z.B. Morshedi et al. 2003). Zur Abtrennung der Spermien vom Ejakulat scheint bei suboptimalen Proben die Verwendung von Glaswolle-Säulen ebenso effektiv wie ein Dichtegradient (Rhemrev et al. 1989; Johnson et al. 1996).

5.1.2   Methodenwahl

Die Wahl der richtigen Spermienpräparationstechnik ist abhängig von der Ejakulatprobe (siehe Canale et al. 1994). Der direkte Swim-up wird oft verwendet, wenn die Ejakulatproben normwertig sind. Bei Fällen von schwerer Oligo-, Terato- oder Asthenozoospermie wird eher der Dichtegradient verwendet, da dieser den Anteil motiler Spermien erhöht. Dichtegradienten können auch individuell modifiziert werden, z.B. kann das Gesamtvolumen der Gradientenlösungen reduziert werden um die Migrationsdistanz der Spermien zu verringern und dadurch die Anzahl der gewonnenen motilen Spermien zu erhöhen. Bei hoher Viskosität der Probe kann die Zentrifugationszeit verlängert und somit die Ausbeute an motilen Spermien verbessert werden.

Jedes Labor sollte die Zentrifugationsgeschwindigkeit und -zeit für die Ausbildung eines soliden Spermienpellets individuell austesten. Wenn die Proben nur geringe Mengen an Spermien enthalten, kann es notwendig sein, die Zentrifugationsgeschwindigkeit oder -zeit so anzupassen, dass die maximale Anzahl von Spermien gewonnen werden kann. Daher ist es unerlässlich, die verwendeten Zeiten oder Geschwindigkeiten vor der klinischen Anwendung genau auszutesten. Die Wahl der geeigneten Präparationsmethode kann durch einen Funktionstest der präparierten Spermien wie z.B.

den zonafreien Hamster-Eizellen-Penetrationstest überprüft werden (▶ Abschn. 4.5).

5.1.3 Effizienz der Spermienseparation vom Seminalplasma und von infektiösen Organismen

Die Effektivität einer Spermienselektionstechnik wird durch die absolute Spermienanzahl, die Gesamtzahl der motilen Spermien und auch durch die Menge an morphologisch normalen und motilen Spermien ausgedrückt. Die gewonnene Menge an motilen Spermien ist beim Swim-up geringer (<20%) als beim Dichtegradient (>20%) (siehe Ng et al. 1992). Bei diesen beiden Methoden kann die Menge von kontaminierenden Seminalplasmakomponenten in der Spermienaufbereitung sehr unterschiedlich sein. Björndal et al. (2005) konnten zeigen, dass Zink, von der Prostata sekretierter Marker der löslichen Seminalplasmakomponenten, bei der Swim-up-Methode zeitabhängig in das überschichtete Medium diffundieren kann. Somit war die endgültige Zinkkonzentration bei der Swim-up-Präparation höher als beim Dichtegradienten.

Ejakulatproben können infektiöse Substanzen enthalten. Daher sollte das Laborpersonal jede Probe als potentiell infektiös behandeln. Keine Spermienpräparationstechnik kann zu 100% die infektiösen Substanzen aus der Samenprobe entfernen (▶ Abschn. 5.6). Die Sicherheitsrichtlinien, wie in ▶ Kap. 9 geschildert, müssen daher strikt eingehalten werden. Die Sicherheit eines Labors muss durch die Einhaltung der Richtlinien zur guten Laborpraxis gewährleistet sein (WHO 2004).

5.2 Generelle Prinzipien der Spermienpräparationstechniken

Im nächsten Abschnitt werden drei einfache Präparationstechniken beschrieben. Für alle wird als Kulturmedium eine balancierte Salzlösung verwendet, die mit Proteinen und je nach Umgebungsbedingungen einem geeigneten Puffer supplementiert ist. Für ART-Verfahren wie die intrazytoplasmatische Spermieninjektion (ICSI), die In-vitro-Fertilisation (IVF), die artifizielle Insemination (AI) oder für den intratubaren Keimzelltransfer (gamete intrafallopian transfer: GIFT) ist es notwendig, ein humanes Serumalbumin zu verwenden welches hochrein und frei von viraler, bakterieller und Prion-Kontamination ist. Dieses spezifische hochreine humane Serumalbumin ist kommerziell erhältlich. Nutzt man einen Inkubator, der bei einer Temperatur von 37 °C mit Umgebungsatmosphäre betrieben wird, sollte das Medium mit Hepes oder einem ähnlichen Puffer versetzt sein und nur mit gut verschlossenem Röhrchendeckel inkubiert werden. Dies dient der Einstellung des optimalen pH-Wertes in dem die Spermien überleben können. Wenn im Inkubator eine Atmosphäre von 5% (v/v) CO_2 bei 37 °C herrscht, sollte das verwendete Medium mit Natriumbicarbonat oder einem ähnlichen Puffer versetzt sein. Dieses Medium wird immer mit geöffnetem Röhrchendeckel inkubiert, so dass ein regelgerechter Gasaustausch zur Einstellung des geeigneten pH-Wertes stattfinden kann. Die Beachtung dieser Vorgaben sichert den richtigen pH-Wert zum Überleben der Spermien. Der finale Verbleib der aufgearbeiteten Spermien gibt somit das geeignete Puffersystem vor. Zum Beispiel kann ein Spermienfunktionstest nur in einem Medium stattfinden, das die Spermienkapazitation unterstützt. Dazu muss Natriumbicarbonat (25 mmol/l) enthalten sein.

Ejakulatproben sollten möglichst immer steril verwendet werden (▶ Abschn. 2.2.3). Eine sterile Verarbeitung und sterile Materialien sind unerlässlich, wenn man eine Spermienaufbereitung für die therapeutische Verwendung aufarbeitet.

5.3 Einfaches Waschen

Einfaches Waschen resultiert in der größtmöglichen Anzahl von Spermien und ist adäquat wenn die Ejakulatprobe von guter Qualität ist. Das einfache Waschen wird oft bei der Präparation von Spermien für die IUI verwendet.

5.3.1   Reagenzien

1. BWW, Earle's, Hams F-10 oder humane Tubenflüssigkeit (HTF) (kommerziell erhältlich oder ▶ Abschn. 11.1, 11.3, 11.4 und 11.6), supplementiert hauptsächlich mit humanem Serumalbumin (HSA) oder einem Serum wie es unten beschrieben wird.
2. HSA, hochrein und frei von viraler, bakterieller, Prion-Kontamination und Endotoxinen.
3. HSA-Supplementierung: zu 50 ml Medium 300 mg HSA, 1,5 mg Natriumpyruvat, 0,18 ml Natriumlactat (60% (v/v) Sirup) und 100 mg Natriumbicarbonat zufügen.
4. Serum-Supplementierung: zu 46 ml Medium 4 ml hitzedeaktiviertes (56 °C für 20 Minuten) Patientenserum, 1,5 mg Natriumpyruvat, 0,18 ml Natriumlactat (60% (v/v) Sirup) und 100 mg Natriumbicarbonat hinzufügen.

5.3.2   Durchführung

1. Die Ejakulatprobe wird gut gemischt (▶ Kasten 2.3).
2. Die gesamte Ejakulatprobe wird 1 + 1 (1:2) mit Medium zur Entfernung des Seminalplasmas gemischt.
3. Die verdünnte Suspension wird in mehrere Zentrifugationsröhrchen (ungefähr 3 ml pro Röhrchen) überführt.
4. Zentrifugiert wird bei 300–500 g für 5–10 Minuten.
5. Der Überstand wird vorsichtig aspiriert und verworfen.
6. Die vereinigten Spermienpellets werden in 1 ml Medium durch vorsichtiges auf- und abpipettieren resuspendiert.
7. Eine weitere Zentrifugation erfolgt bei 300–500 g für 3–5 Minuten.
8. Der Überstand wird vorsichtig aspiriert und verworfen.
9. Das Spermienpellet wird in einem geeigneten Volumen durch vorsichtiges auf- und abpipettieren resuspendiert. Das geeignete Volumen ist abhängig von der Art der finalen Verwendung, z.B. IUI. Die Konzentration

und die Motilität der Probe werden bestimmt (▶ Abschn. 2.5 und 2.7).

Anmerkung

Die Anzahl weiterer Waschschritte zur Entfernung des Seminalplasmas kann reduziert werden indem man die Anzahl der Röhrchen reduziert und das Volumen eines jeden Röhrchens erhöht. Dazu muss die Geschwindigkeit und Dauer der Zentrifugation erhöht werden, z.B. 500–600 g für 8–10 Minuten. Nur so kann die komplette Pelletierung der Spermien gewährleistet werden.

5.4   Direkter Swim-up

Bei dieser Methode wird die Schwimmfähigkeit der Spermien genutzt: Sie können aus dem Seminalplasma in das Kulturmedium schwimmen. Daher wird diese Methode Swim-up genannt. Das Ejakulat sollte dazu vorher nicht unbedingt verdünnt und zentrifugiert werden. Dies könnte zum peroxidativen Schaden der Spermienmembranen führen (Aitken u. Clarkson 1988). Der direkte Swim-up ist die meist angewandte Methode, um motile Spermien aus dem Ejakulat zu gewinnen (siehe z.B. Mortimer 1994a, b). Beim direkten Swim-up wird das Kulturmedium über das verflüssigte Ejakulat geschichtet, es ist aber auch möglich, das Medium unter das Ejakulat zu schichten. Durch den Swim-up erhält man zwar weniger Spermien als beim einfachen Waschen, die Selektion anhand der Motilität ist aber sinnvoll, vor allem wenn der Anteil an motilen Spermien im Ejakulat eher geringer ist, wie zum Beispiel für eine IVF oder ICSI.

5.4.1   Reagenzien

1. BWW, Earle's, Ham's F-10 oder HTF (kommerziell erhältlich oder ▶ Kap. 11, ▶ Abschn. 11.1, 11.3, 11.4 und 11.6), supplementiert hauptsächlich mit humanem Serumalbumin (HSA) oder einem Serum wie es unten beschrieben wird.
2. HSA, hochrein und frei von viraler, bakterieller, Prion-Kontamination und Endotoxinen.
3. HSA-Supplementierung: zu 50 ml Medium 300 mg HSA, 1,5 mg Natriumpyruvat, 0,18 ml Natriumlactat (60% (v/v) Sirup) und 100 mg Natriumbicarbonat zufügen.

4. Serum-Supplementierung: zu 46 ml Medium 4 ml hitzedeaktiviertes (56 °C für 20 Minuten) Patientenserum, 1,5 mg Natriumpyruvat, 0,18 ml Natriumlactat (60% (v/v) Sirup) und 100 mg Natriumbicarbonat hinzufügen.

5.4.2 Durchführung

1. Die Ejakulatprobe wird gut gemischt (▶ Kasten 2.3).
2. 1 ml des Ejakulates wird in ein steriles konisches Zentrifugenröhrchen von 15 ml Volumen gegeben. 1,2 ml Kulturmedium wird überschichtet. Alternativ kann das Ejakulat auch vorsichtig mit einer Pipette unter das vorgelegte Medium geschichtet werden.
3. Das Röhrchen wird vorsichtig in einem Winkel von 45° in den Inkubator gestellt. So wird die Oberfläche der Ejakulat-Medium-Interphase vergrößert. Inkubiert wird für eine Stunde bei 37 °C.
4. Das Röhrchen wird wieder in die Normalposition gebracht und die oberen 1 ml des Mediums vorsichtig abgehoben. In diesem Überstand sind die gut motilen Spermien enthalten.
5. Die Probe wird mit 1,5–2,0 ml Medium verdünnt.
6. Zentrifugiert wird bei 300–500 g für 5 Minuten. Der Überstand wird verworfen.
7. Das Spermienpellet wird in 0,5 ml Medium zur Analyse der Konzentration, der Gesamtmotilität und der Progressivmotilität resuspendiert. (▶ Abschn. 2.5 und 2.7).
8. Die aufgearbeitete Probe kann direkt für therapeutische Maßnahmen oder für die Forschung eingesetzt werden.

5.5 Diskontinuierlicher Dichtegradient

Der diskontinuierliche Dichtegradient garantiert die Selektion der Spermien mit der besten Qualität und ermöglicht zugleich eine sehr gute Abtrennung von anderen Zelltypen und Debris. Der Dichtegradient ist einfacher zu standardisieren als die Swim-up-Technik und die Ergebnisse sind kon-

stanter. Für die IVF und ICSI werden die Spermien mittels Zentrifugation des Seminalplasmas durch den Dichtegradienten gewonnen.

Der Gradient besteht aus mit Silan überzogener Kolloid-Kieselerde (Silica) und erlaubt die Separation der Zellen aufgrund ihrer Dichte. Zusätzlich können die motilen Spermien aktiv durch den Gradienten schwimmen und es formt sich ein weiches Pellet am Boden des Röhrchens. Der zweistufige diskontinuierliche Dichtegradient ist die meist genutzte Methode. Typischerweise wird auf einen unteren 80%igen (v/v) Dichtegradienten ein 40%iger (v/v) Gradient geschichtet. Die Spermienseparation durch die Dichtegradient-Zentrifugation isoliert die gut motilen Spermien frei von Debris, kontaminierenden Leukozyten, anderen enthaltenen Zellen und degenerierten Keimzellen.

Für die Ejakulatverarbeitung mittels eines Dichtegradienten gibt es eine Vielzahl von kommerziell erhältlichen Produkten. Alle Produkte sollten unbedingt nach Herstellerangaben verwendet werden. Wenn Änderungen in der Methodik angebracht sind, sollten diese durch evidenzbasierte Studien zuerst kontrolliert werden. Die meisten Dichtegradienten enthalten hochmolekulare Komponenten mit niedriger Osmolalität. Daher sollte die Präparation in einen Medium erfolgen, welches isoosmotisch zur weiblichen Genitaltraktflüssigkeit ist.

5.5.1 Reagenzien

1. BWW, Earle's, Ham's F-10 oder HTF (kommerziell erhältlich oder siehe ▶ Kap. 11, ▶ Abschn. 11.1, 11.3, 11.4 und 11.6), supplementiert hauptsächlich mit humanem Serumalbumin (HSA) oder einem Serum wie es unten beschrieben wird.
2. HSA, hochrein und frei von viraler, bakterieller, Prion-Kontamination und Endotoxinen.
3. HSA-Supplementierung: zu 50 ml Medium 300 mg HSA, 1,5 mg Natriumpyruvat, 0,18 ml Natriumlactat (60% (v/v) Sirup) und 100 mg Natriumbicarbonat zufügen.
4. Serum-Supplementierung: zu 46 ml Medium 4 ml hitzedeaktiviertes (56 °C für 20 Minuten) Patientenserum, 1,5 mg Natriumpyruvat,

0,18 ml Natriumlactat (60% (v/v) Sirup) und 100 mg Natriumbicarbonat hinzufügen.

5. Herstellung eines isotonischen Dichtegradientenmediums: zu 10 ml eines 10fach konzentrierten Kulturmediums (kommerziell erhältlich oder siehe ▸ Kap. 11, ▸ Abschn. 11.1, 11.3, 11.4 und 11.6), 90 ml des Dichtegradientenmediums, 300 mg HSA und 3 mg Natriumpyruvat, 0,37 ml Natriumlactat (60% (v/v) Sirup) und 200 mg Natriumbicarbonat hinzufügen.

6. Herstellung des Dichtegradienten mit 80% (v/v): zu 40 ml des isotonischen Dichtegradientenmediums, 10 ml des supplementierten Mediums hinzufügen.

7. Herstellung des Dichtegradienten mit 40% (v/v): zu 20 ml des isotonischen Dichtegradientenmediums, 30 ml des supplementierten Mediums hinzufügen.

Anmerkung
Obwohl die isotonischen Dichtegradientenmedien oft als 100%, 80% und 40% (v/v) beschrieben werden, so sind sie real doch nur 90%, 72% und 36% (v/v).

5.5.2 Durchführung

1. Der Dichtegradient wird in einem Reagenzglas präpariert. 1 ml des 40%igen (v/v) Dichtegradientenmediums über 1 ml des 80%igen (v/v) schichten.

2. Die Ejakulatprobe gut mischen (▸ Kasten 2.3).

3. Über den Dichtegradienten 1 ml der Ejakulatprobe schichten und bei 300–400 g für 15–30 Minuten zentrifugieren. Es können bei Bedarf auch mehrere Röhrchen verwendet werden.

4. Der Überstand wird so weit wie möglich verworfen.

5. Das Spermienpellet wird in 5 ml des supplementierten Mediums durch vorsichtiges auf- und abpipettieren resuspendiert (der Waschschritt dient der Entfernung des restlichen kontaminierenden Dichtegradientenmediums) und bei 200 g für 4–10 Minuten zentrifugiert.

6. Dieser Waschschritt wird wiederholt (Schritte 4 und 5).

7. Das finale Pellet wird in supplementiertem Medium durch vorsichtiges Pipettieren zur Analyse der Konzentration und Motilität resuspendiert (▸ Abschn. 2.5 und 2.7).

5.6 Präparation von HIV-infizierten Spermienproben

Wenn in einer Ejakulatprobe der humane Immundefizienzvirus (HIV) vorhanden ist, kann virale RNA und provirale DNA frei im Seminalplasma und in anderen dort enthaltenen Zellen nachgewiesen werden. Die HIV-Rezeptoren (CD4, CCR5, CXCR4) werden nicht von Spermien, sondern nur von anderen Zellen exprimiert. Daher ist der Dichtegradient gefolgt von einem Swim-up die empfohlene Technik um so eine mögliche Infektion des nichtinfizierten Partners zu verhindern (Gilling-Smith et al. 2006; Savasi et al. 2007). Diese Vorgehensweise wurde zur Abtrennung der virusinfizierten Zellen und des infizierten Seminalplasmas (im Dichtegradientenüberstand) von den HIV-freien motilen Spermien im Swim-up (aus dem Dichtegradienten-Pellet) entwickelt. Die so präparierten Proben sollten vor der Verwendung mittels reverser Transkriptions-Polymerasekettenreaktion (RT-PCR) überprüft werden und nur HIV-freie Proben sollten für die ART verwendet werden. Die Ergebnisse sind bisher viel versprechend, jedoch ist es nicht ausreichend bewiesen, dass diese Methode das Risiko einer HIV-Infektion eliminieren kann.

Anmerkung
Diese Technik sollte nur in sicheren Einrichtungen verwendet werden, um das Risiko einer Kreuz-Kontamination der HIV-freien Proben zu minimieren (Gilling-Smith et al. 2005).

5.7 Präparation testikulärer und epididymaler Spermien

Die Gewinnung von Spermien aus Hodengewebe oder dem Nebenhoden (Epididymis) erfordert eine besondere Vorgehensweise.

Die typische Indikation für eine epididymale Spermienaspiration ist eher die obstruktive Azoospermie als die testikuläre Dysfunktion. Folglich kann bei einer Obstruktion eine hohe Anzahl an Spermien für therapeutische Zwecke gewonnen werden. Epididymale Aspirate können gut mit nur minimaler Kontamination von Erythrozyten und anderen darin enthaltenen Zellen gewonnen werden. Dies vereinfacht die Isolierung und Selektion motiler epididymaler Spermien. Wenn viele epididymale Spermien isoliert werden können, ist die Dichtegradientenzentrifugation die effektivste Methode um die Spermien für die anschließende Verwendung abzutrennen (▶ Abschn. 5.5). Wenn dagegen nur wenige Spermien gewonnen werden können, ist ein einfacher Waschschritt sinnvoll (▶ Abschn. 5.3).

Testikuläre Spermien werden durch eine offene Biopsie (mit oder ohne Mikrodissektion) oder durch eine perkutane Nadelbiopsie gewonnen. Testikuläre Proben sind ausnahmslos mit anderen Zellen und vielen Erythrozyten kontaminiert, sodass weitere Schritte zur Isolierung einer reinen Präparation von Spermien notwendig sind. Zur Isolierung der elongierten Spermatiden, die im seminiferen Gewebe gebunden sind, werden enzymatische und mechanische Methoden verwendet. Testikuläre Spermien können nur für eine ICSI präpariert werden da die Anzahl der Spermien zu niedrig und die Motilität oft gering ist.

5.7.1 Enzymatische Methode

1. Das testikuläre Gewebe wird mit Collagenase (z.B. 0,8 mg von *Clostridium histolyticum*, Typ 1A pro ml Medium) 1,5–2 Stunden bei 37 °C inkubiert und alle 30 Minuten kurz gevortext.
2. Zentrifugiert wird bei 100 g für 10 Minuten und das Pellet überprüft.

5.7.2 Mechanische Methode

1. Das testikuläre Gewebe wird in Kulturmedium mit Glas-Objektträgern zerkleinert bis eine feine Suspension entsteht.
2. Alternativ können die Zellen aus den Hodenkanälchen mit dünnen Nadeln (auf Tuberkulin-Einmalspritzen), die im 90°-Winkel gebogen und somit parallel zur Petrischale sind, ausgestrichen werden.

5.7.3 Verarbeitung der Spermiensuspension zur intrazytoplasmatischen Spermieninjektion

1. Die Probe wird gewaschen, dazu werden 1,5 ml Kulturmedium hinzugefügt.
2. Die Zentrifugation erfolgt 8–10 Minuten bei 300 g.
3. Der Überstand wird verworfen und das Pellet in 0,5 ml frischem Kulturmedium resuspendiert.
4. Die Motilität und die Anzahl der Spermien im Pellet wird abgeschätzt (Bei Proben mit sehr wenigen Spermien ist es sinnvoll in einem niedrigeren Volumen zu resuspendieren).
5. Eine Kulturschale wird mit 5–10 µl großen Tropfen Kulturmedium befüllt.
6. Die Tropfen werden mit Mineralöl überschichtet (das Öl sollte mit CO_2 voräquilibriert sein).
7. Etwa 5–10 µl der Spermiensuspension wird in das Kulturmedium gegeben.
8. Die motilen Spermien werden an der Grenzschicht von Kulturmedium und Öl vorsichtig mit einer ICSI-Pipette aspiriert.
9. Die isolierten Spermien werden in einen Tropfen mit einer viskösen Flüssigkeit, z.B. Polyvinylpyrrolidin (7–10% (100 g/l) in Medium) transferiert.

5.8 Präparation von retrograden Spermienproben

Bei einigen Patienten gelangt der Samen bei der Ejakulation in die Blase und resultiert somit in einer Aspermie oder in einem kaum sichtbaren Ejakulat. Um diesen Vorgang zu verifizieren, wird Urin nach der Ejakulation gewonnen und auf das Vorhandensein von Spermien überprüft. Wenn eine medikamentöse Therapie nicht möglich oder nicht erfolgreich ist, können die Spermien aus dem Urin isoliert werden. Man kann den Urin durch die Einnahme von z.B. Natriumbicarbonat alkalisieren. Dies erhöht die Chance motile Spermien im Urin zu finden (Mahadevan et al. 1981).

Im Labor sollte der Patient auf folgende Punkte hingewiesen werden:

- Zuerst sollte uriniert werden, aber ohne dass die Blase vollständig entleert wird.
- Danach erfolgt die Produktion des Ejakulats durch Masturbation in ein geeignetes Gefäß.
- Eine zweite Urinabgabe erfolgt nun in ein weiteres frisches Gefäß, welches schon Kulturmedium enthält (dies dient der zusätzlichen Alkalisierung).

Das Ejakulat, wenn vorhanden, und der Urin sollten analysiert werden. Da ein großes Volumen Urin produziert wird, muss die Probe konzentriert werden. Dazu wird der Urin zentrifugiert (500 g für 8 Minuten). Die konzentrierte retrograde Probe und die antegrade Probe, wenn vorhanden, werden am effektivsten durch die Dichtegradienten-Methode weiterverarbeitet (▶ Abschn. 5.5).

5.9 Präparation von mit technischer Hilfe gewonnenen Ejakulatproben

Bei Patienten mit gestörter Ejakulation oder Patienten die nicht ejakulieren können, es ist möglich, eine Ejakulatprobe durch direkte vibratorische Stimulation des Penis oder durch rektale elektrische Stimulation der akzessorischen Drüsen zu gewinnen. Das Ejakulat von Patienten mit Rückenmarkverletzungen weist oft eine hohe Spermienkonzentration mit verringerter Motilität und Kontamination von Erythrozyten und Leukozyten auf. Die durch Elektroejakulation gewonnenen Proben werden mit der Dichtegradienten-Zentrifugation am effektivsten aufbereitet (▶ Abschn. 5.5).

Ungeachtet der Präparationsmethode weisen diese Ejakulattypen sehr häufig einen hohen Anteil an immotilen Spermien auf.

Kryokonservierung von Spermien

6.1   Einleitung

Die Kryokonservierung von Spermien ist ein wichtiger Bestandteil der Arbeit vieler Labore, die Ejakulatanalysen durchführen, insbesondere in solchen Laboren, die zu Fertilitätskliniken gehören.

Die jüngere Geschichte der Kryokonservierung von Spermien reicht bis in die späten 40er Jahre des 20. Jahrhunderts zurück. Die Entdeckung, dass Glycerol Spermien vor den Schäden des Einfrierens schützen kann, führte zur Verwendung von menschlichen Spermien, die auf Trockeneis bei −79°C aufbewahrt worden waren (Polge et al. 1949; Bunge u. Sherman 1953; Bunge et al. 1954). In der Folge wurde dann flüssiger Stickstoff verwendet, und damit fand die Spermienkryokonservierung eine rasche Weiterentwicklung in vielen Ländern mit der Etablierung kommerzieller Kryobanken und entsprechend organisierter nationaler Einrichtungen (Perloff et al. 1964; David et al. 1980; Clarke et al. 1997; Leibo et al. 2002).

Eine Vielzahl von Kryokonservierungsprotokollen findet mittlerweile Verwendung, die unterschiedliche Kryoprotektiva und Einfriertechniken einsetzen. Das Überleben der Zellen nach der Einfrier- und Auftauprozedur hängt wesentlich von der Minimierung der intrazellulären Eiskristallbildung ab. Dies wird durch die Verwendung geeigneter Kryoprotektiva sowie die Anwendung von Kühlungs- und Aufwärmraten erreicht, die die Menge des intrazellulären Wassers als Grundlage der Eiskristallbildung reduzieren (Sherman 1990; Keel u. Webster 1993; Watson 1995). Wenn Spermien eine zu lange Periode bei Temperaturen oberhalb von −130 °C verbringen (die Transitionstemperatur), insbesondere während des Auftauprozesses, kann eine Rekristallisation einsetzen, die zur Zunahme der möglichen Schädigung durch intrazelluläre Eiskristallbildung führt.

Menschliche Spermien tolerieren eine gewisse Breite an Kühl- und Aufwärmraten. Sie sind gegenüber dem raschen Einfrieren (Kälteschock) nicht sehr empfindlich, möglicherweise aufgrund der Membranflüssigkeit mit einem hohen Anteil ungesättigter Fettsäuren in der Lipiddoppelschicht (Clarke et al. 2003). Sie können auch aufgrund ihres insgesamt geringen Wasseranteils (rund 50%) widerstandsfähiger gegenüber dem Kryokonservierungsschaden sein als andere Zellen. Allerdings hat die Kryokonservierung einen schädigenden Effekt auf die menschliche Spermienfunktion, insbesondere die Motilität. Im Durchschnitt überleben nur 50% der motilen Spermien das Einfrieren und Wiederauftauen (Keel u. Webster 1993). Die Optimierung der Kryokonservierung kann diesen Schaden minimieren und kann somit die Schwangerschaftsraten verbessern (Woods et al. 2004).

Schwangerschaftsraten nach assistierter Befruchtung mit kryokonserviertem Spendersamen hängen oftmals von der Spermienqualität nach dem Auftauen ab sowie vom Zeitpunkt der Insemination und natürlich den Faktoren der Empfängerin, wie Alter, frühere Schwangerschaften nach Spenderinsemination sowie von der ovulatorischen Funktion oder Störungen der Tubenfunktion (le Lannou u. Lansac 1993). Wenn Ejakulat unter geeigneten Bedingungen gelagert wird, besteht keine Verschlechterung der Spermienqualität mit der Zeitdauer der Lagerung; Kinder wurden nach Fertilisierungsbehandlungen mit über 28 Jahre gelagerten Samenproben geboren (Feldschuh et al. 2005; Clarke et al. 2006).

Spermien können aus einer Vielzahl von Gründen aufbewahrt werden (► Kasten 6.1). In einigen Fällen muss das Verfahren der Spermienkryokonservierung modifiziert werden (► Abschn. 6.2.2).

Anmerkung

Sowohl für die Fertilitätsprävention als auch die Infertilitätsbehandlung sollten normale Samenproben asserviert werden, die für mindestens 10 oder mehr Inseminationen bzw. ART-Behandlungen ausreichen, um sicherzustellen, dass eine gute Chance für eine Schwangerschaft besteht. Bei abnormalen Ejakulatproben hat sich das Poolen mehrerer Proben für die ART als nicht sinnvoll erwiesen.

Anmerkung

Da für eine ICSI-Behandlung ein einzelnes Spermium pro Eizelle benötigt wird, lohnt sich die Kryokonservierung jedes einzelnen vitalen Spermiums.

Anmerkung

Die Lagerung einer vor potentiell fertilitätsschädigender Behandlung gewonnenen Samenprobe hat oftmals einen signifikant positiven psychologischen Wert, weil so die Hoffnung auf eine zukünftige Vaterschaft besteht. Für Männer, die sich einer Therapie mit Alkylanzien oder einer Strahlentherapie unterziehen müssen, muss die Samenprobe vor Beginn der Behandlung gewonnen werden. Alle Männer, die eine Chemo- oder Radiotherapie benötigen, einschließlich der Ju-

Kasten 6.1 Indikationen für die Kryokonservierung von Spermien

Samenspende

Ejakulat von gesunden Spendern, die nachweislich oder vermutlich fertil sind, kann für eine spätere Verwendung aufbewahrt werden. Diese Spender müssen von Kliniken oder Samenbanken rekrutiert werden, und ihr Samen wird anonymisiert verwendet. Alternativ gibt es auch die Möglichkeit, dass die Empfänger die Spender kennen. Spendersamen kann für die assistierte Befruchtung (ART), IUI, IVF oder ICSI verwendet werden:

- für die Partnerin eines infertilen Mannes ohne vitale Spermien oder elongierte Spermatiden, die für eine ICSI-Behandlung geeignet sind, oder wenn die Behandlung versagt hat oder zu teuer ist;
- um die Weitergabe angeborener Erkrankungen zu vermeiden;
- um die fetale hämolytische Anämie durch eine Blutgruppenunverträglichkeit zu vermeiden;
- nach wiederholten Aborten, bei denen eine Spenderinsemination zu einer erfolgreichen Schwangerschaft führen kann;
- für Frauen, die schwanger werden möchten, aber keinen männlichen Partner haben.

Die lokale und nationale Gesetzgebung im Hinblick auf genetisches und infektiologisches Screening sollte jeweils beachtet werden.

Fertilitätserhalt

Das Ejakulat sollte gewonnen und gelagert werden, bevor ein Mann sich einem kontrazeptiven oder fertilitätsschädigenden Verfahren oder Exposition unterzieht, wie z.B.:

- Vasektomie (im Fall einer späteren Veränderung in der partnerschaftlichen Situation oder dem erneuten Wunsch nach mehr Kindern);
- Behandlung mit zytotoxischen Medikamenten oder Radiotherapie, die mit einer gewissen Wahrscheinlichkeit die Spermatogenese dauerhaft beeinträchtigen (Meseguer et al. 2006; Schmidt et al. 2004);
- aktiver Dienst im Rahmen einer gefährlichen Tätigkeit, z.B. Militärdienst, in Ländern, in denen die posthume Verwendung des Samens zulässig ist.

Infertilitätsbehandlung

Spermien können für die Behandlung der Partnerin im Rahmen einer assistierten Befruchtung (ART), IUI, IVF oder ICSI aufbewahrt werden:

- schwere Oligozoospermie oder nur intermittierender Nachweis motiler Spermien im Ejakulat

(als Backup für eine ICSI-Behandlung) (Bourne et al. 1995);
- Behandlung einer nicht dauerhaft bestehenden Infertilität, wie z.B. bei einer Operation des Verschlusses der ableitenden Samenwege oder einer Gonadotropinbehandlung bei einem hypothalamisch-hypophysären Hypogonadismus;
- eine Notwendigkeit der Samenkryokonservierung besteht bei einer assistierten Ejakulation bei Patienten mit einer Querschnittslähmung, bei Spermien im Urin bei einer retrograden Ejakulation oder bei der operativen Samenzellgewinnung aus dem Genitaltrakt;
- Männer, die nicht in der Lage sind, am Tage der ART-Durchführung eine frische Samenprobe zu gewinnen.

Minimierung des Risikos der Übertragung einer Infektionserkrankung

Für Männer mit HIV, die unter einer antiretroviralen Therapie stehen, können Ejakulatproben mit einer nicht detektierbaren Viruslast für eine IUI, IVF oder ICSI kryokonserviert werden, um eine Konzeption mit einem deutlich reduzierten Risiko einer HIV-Übertragung auf die Partnerin zu erzielen.

---

gendlichen (Kamischke et al. 2004) sollten die Möglichkeit zur Kryokonservierung des Samens erhalten.

Die Kryokonservierung und nachfolgende Lagerung der menschlichen Spermien ist ein hoch komplexer Prozess, der besondere Anforderungen an die Verantwortung und Zuverlässigkeit des Laborpersonals stellt. Ein entsprechendes Risikomanagement wird empfohlen (▶ Kasten 6.2).

Anmerkung

Die Lagerung in der Dampfphase und nicht im flüssigen Stickstoff reduziert das Risiko der Kreuzkontamination. Jedoch können im Aufbewahrungsgefäß abhängig von der Form, der Probenfüllung und dem Typ des Probencontainers größere Temperaturgradienten in der Dampfphase bestehen. In extremen Fällen kann eine Temperatur unter –100 °C nicht erreicht werden (Tomlinson 2005). Falls die Dampfphase zur Lagerung verwendet wird, ist besondere Sorgfalt auf die Temperatur der Proben zu verwenden, damit diese nicht über –130 °C erreicht (Kristallisationstemperatur von Wasser), da dies in einer Schädigung der Spermien resultiert (siehe Clarke 1999).

Anmerkung

Sichere Straws, die aus heißversiegelbarem ionomerischen Gießharz bestehen, sind für die Lagerung im flüssigen Stickstoff verfügbar. Diese sind sicher vor Verlust, vor Kontamination mit Bakterien oder Viren und mechanisch belastbar bis zu –196 °C (Mortimer 2004; Gilling-Smith et al. 2005; Tomlinson 2005).

Kasten 6.2 Risikomanagement der Kryokonservierung und Lagerung menschlicher Spermien

Bei der Beurteilung des Risikos, das mit der Kryokonservierung und der Lagerung der Proben verbunden ist, sollten die folgenden Aspekte beachtet werden.

Erforderliches Zubehör
- Physikalische Sicherheit der Gefäße, der Proben und des Lagerungsraumes, um das Risiko des Verlustes durch Diebstahl oder Feuer, Versagen der Kryokonservierungsstraws, Ampullen und Gefäße zu minimieren oder um die Versorgung mit flüssigem Stickstoff sicherzustellen.
- Geeignete Einrichtung für die vorgesehene Verwendung.
- Aufbewahrungs- und Entsorgungssystem und ausreichende Zufuhr des flüssigen Stickstoffs.

Sicherheit und Schutz der Mitarbeiter
- Persönliche Schutzkleidung.

- Alarmsystem für die Entdeckung von flüssigem Stickstoff und niedrigem atmosphärischem Sauerstoff.

Risiko der Kreuzkontamination
Um das Risiko der Kreuzkontamination mit infektiösen Agentien während der Lagerung zwischen den Proben zu reduzieren (z.B. Übertragung von HIV, Hepatitis B oder C durch die Kryokonservierungsbehältnisse), ist Folgendes zu beachten:
- Aufbewahrungscontainer: Gefäße oder Straws und die Methode des Verschweißens der Straws (erhitzen oder polymerisieren);
- Art der Lagerung: in flüssigem Stickstoff oder in der Dampfphase;
- Protokoll und Methodik der Lagerung von Hoch-Risiko-Pro-

ben (Proben, die Viren enthalten oder enthalten können).

Sicherheit der gefrorenen Proben
- Teilen Sie die Proben auf und lagern Sie sie an verschiedenen Stellen, um das Risiko des vollständigen Probenverlustes zu reduzieren.
- Überprüfen Sie die Identität der Proben doppelt bei jedem Arbeitsschritt.
- Verwenden Sie nur dauerhafte Beschriftungen und Identifizierungscodes.
- Halten Sie Vorschriften für reguläre Überprüfungen über die Verwendung des Materials und der gelagerten Proben bereit.

(Quellen: Tedder 1995; Mortimer 2004; Gilling-Smith et al. 2005; Tomlinson 2005)

6.2 Protokolle zur Kryokonservierung des Ejakulats

Es gibt mehrere Einfrier- und Samenbankmanagementprotokolle (Mortimer 2004; Wolf 1995). Verschiedene Kryoprotektiva sind kommerziell verfügbar. Die Details eines üblichen verwendeten Kryoprotektivums, Glycerol-Eigelb-Citrat (GEYC: glyerol egg yolk citrate), sowie maschinenkontrollierte oder in der Dampfphase erfolgende Kryokonservierungsprotokolle werden im Folgenden dargestellt.

6.2.1 Standarddurchführung

Vorbereitung des GEYC-Kryoprotektivums

1. Fügen Sie zu 65 ml sterilem destillierten Wasser 1,5 g Glucose und 1,3 g Sodiumcitrat-tribasisches Dihydrat hinzu.
2. Fügen Sie 15 ml Glycerol hinzu und mischen Sie kräftig.
3. Fügen Sie 1,3 g Glycin hinzu. Wenn dies aufgelöst ist, filtrieren Sie die Lösung durch einen 0,45-μm-Poren-Filter.
4. Fügen Sie 20 ml frisches Eigelb (vorzugsweise von spezifisch pathogenfreien Eiern) hinzu: Waschen Sie das Ei und entfernen Sie die Schale. Löchern Sie die Membran, die das Eigelb umgibt, und nehmen Sie dieses in einer Spritze auf (ca. 10 ml Eigelb werden pro Ei gewonnen werden).
5. Platzieren Sie die gesamte Suspension in einem Wasserbad bei 56 °C für 40 Minuten bei gelegentlichem Mischen.
6. Checken Sie den pH-Wert der Lösung. Wenn dieser außerhalb der Grenzen zwischen 6,8–7,2 liegt, verwerfen Sie die Lösung und bereiten Sie eine neue für den Fall vor, dass die falschen Zutaten oder Mengen verwendet wurden.
7. Zu diesem Zeitpunkt kann eine Bakterienkultur angelegt werden.
8. Zu diesem Zeitpunkt kann eine Testung auf die Spermientoxizität erfolgen.

9. Verteilen Sie die Lösung auf 2-ml-Aliquots unter einer Sterilbank und lagern Sie die Aliquots bei −70 °C.
10. Verwenden Sie die Aliquots innerhalb von 3 Monaten.

Kryoprotektiva, die dem GEYC ähnlich sind, sind kommerziell erhältlich. **Anmerkung:** Unter Beachtung des Gewebemedizingesetzes sowie des Arzneimittelgesetzes finden in Deutschland kommerziell erhältliche Kryoprotektiva Anwendung.

Beimengung des Kryoprotektivums zum Ejakulat

1. Tauen Sie das Kryoprotektivum auf, erwärmen Sie es auf Raumtemperatur und mischen Sie es. Ein initiales Erwärmen auf 37 °C ist vorteilhaft.
2. Hohe Konzentrationen von Glycerol sind schädlich für Spermien. Aus diesem Grund ist es elementar, besondere Vorsicht aufzuwenden, wenn das Kryoprotektivum zugeführt und mit dem Ejakulat vermischt wird.
3. Fügen Sie einen Volumenanteil GEYC mit zwei Volumenanteilen des Ejakulats zusammen, entweder Tropfen für Tropfen unter ständigem Rühren oder durch sanftes Pipettieren oder graduelles Zusammenfügen in fünf Portionen unter sanftem Mischen und über eine Zeit von 10 Minuten bei Raumtemperatur.
4. Nach dem Zufügen von GEYC inkubieren Sie die Mischung bei 30–35 °C für 5 Minuten.

Befüllen der Plastikstraws (»Strohhalme«) der Kryokassetten

1. 0,5 ml fassende Plastikstraws sind beliebt, weil Sie die Temperatur gut leiten und die Lagerung vereinfachen. Plastikgefäße können insbesondere für größere Volumina verwendet werden.
2. Aspirieren Sie das Ejakulat-GEYC-Gemisch in 0,5 ml Plastikkryostraws oder in Kryogefäße. Die Strohhalme können mit einem Vakuumball (Peleusball) oder mit einem Adapter, der auf das Ende der Straws passt, gefüllt werden.

Versiegeln der Kryostraws

Straws mit einem Verschlusspfropfen aus trockenem Polyvinylalkoholpuder finden in Deutschland keine Anwendung, können aber noch in anderen Ländern verwendet werden. Diese verschließen sich, wenn das Ejakulat Kontakt mit dem polymerisierten Pulver bekommt. **Anmerkung:** In Deutschland werden die kommerziell erhältlichen Straws im Regelfall verschweißt und weisen dann eine höhere Verschlussdichte auf als der ebenfalls verfügbare Verschlussmechanismus mit kleinen Kugeln.

1. Belassen Sie einen 1 cm breiten Luftspalt am unteren Ende, indem Sie den Straw an einer Seite leicht an der Kryokassette antippen.
2. Verschließen Sie dieses Ende, indem Sie es in steriles Polyvinylalkoholversiegelungspuder eintauchen und den Straw bis zu 1 cm tief in Wasser eintauchen.
3. Die Hitzeversiegelung der Straws ist vorzuziehen, weil das Puder für infektiöse Erreger durchlässig sein kann.
4. Alternativ können die Proben in Plastikstraws oder -ampullen gelagert werden. Diese sollten nur bis zu 90% ihrer Kapazität gefüllt werden.
5. Trocknen Sie die Außenfläche der Kryokassette ab und sterilisieren Sie sie mit 70% (v/v) Alkohol oder anderen antimikrobiellen Dekontaminationsreagenzien.

Kühlen und Einfrieren des Ejakulates in programmierbaren Einfriergeräten

Programmierbare Einfriergeräte, die die Zufuhr des flüssigen Stickstoffdampfes in die Gefrierkammer kontrollieren, sind verfügbar.

1. Platzieren Sie die Kryostraws oder Kryogefäße im programmierbaren Einfriergerät und folgen Sie den Instruktionen des Herstellers, um das Programm zu aktivieren.
2. Ein übliches Einfrierprotokoll kühlt die Proben um 1,5 °C pro Minute von 20 °C bis zu −6 °C und danach um 6 °C pro Minute bis zu −100 °C ab. Dieser Vorgang beansprucht ca. 40 Minuten. Die Maschine wird dann die Temperatur der Kammer bei −100 °C für 30 Minuten halten, sodass Zeit genug bleibt, die Kryokassetten in flüssigen Stickstoff zu transferieren.
3. Andere, deutlich kompliziertere Protokolle können in Abhängigkeit von den Erfahrungen

der einzelnen Labore Anwendung finden (Pérez-Sánchez et al. 1994).

Manuelles Einfrieren und Auftauen des Ejakulates

Manuelle Methoden sind weniger gut zu kontrollieren als die programmierbaren Kryomaschinen, können aber ähnlich gute Ergebnisse liefern. Es gibt zahlreiche Alternativen zu dem vorgestellten Protokoll.

1. Platzieren Sie die Kryokassetten in einem Tiefkühlschrank (−20 °C) für 30 Minuten, danach auf Trockeneis (−79 °C) für 30 Minuten und schließlich in flüssigem Stickstoff (−196 °C).
2. Die Kryostraws können von der −20 °C Tiefkühltruhe in einen anderen Tiefkühlschrank bei −70 °C transferiert werden oder in einem Korb oder Behältnis in einer Mixtur von flüssigem Stickstoffdampf und Luft im Hals eines kleinen flüssigen Stickstofftanks bei −80 °C bis −100 °C für 10–15 Minuten, bevor sie endgültig in flüssigen Stickstoff gelegt werden.
   Sie können ebenso auch auf einem Gestell in 10–20 cm Höhe über dem flüssigen Stickstoff eines großen Stickstoffcontainers für eine Stunde belassen werden, um einen Temperaturgradienten oberhalb des flüssigen Stickstoffs zu erreichen.

Aufbewahrung der kryokonservierten Samenproben

1. Platzieren Sie die eingefrorenen Straws in Plastikkryokassetten (Miniaufbewahrungsbehälter) und überführen Sie diese in einen größeren Aufbewahrungsbehälter.
2. Platzieren Sie die Kryogefäße in Fächern von Metallbehältern oder Aufbewahrungsboxen, die in den Kryolagerungstank passen, vorzugsweise in der Dampfphase, da die Kryogefäßverschlüsse keine komplette Versiegelung erlauben.
3. Bewahren Sie die Aufbewahrungsboxen mit den Straws oder Gefäßen in einem Tank mit flüssigem Stickstoff auf.

Transport von kryokonservierten Samenproben

Kryokonservierte Spermien können in kommerziell erhältlichen Transportcontainern transportiert werden, die mit flüssigem Stickstoff gekühlt werden. In Abhängigkeit vom Transportcontainer kann die erforderliche niedrige Temperatur mehrere Tage bis Wochen gehalten werden, bis der flüssige Stickstoff entweicht.

Anmerkung
Stellen Sie sicher, dass die lokalen, nationalen und internationalen Gesetze für die Versendung von flüssigem Stickstoff und humanem biologischen Material beachtet werden.

Auftauen der kryokonservierten Samenproben

1. Vor der Verwendung müssen so viele Straws wie erforderlich aus dem flüssigen Stickstoff-(dampf-)Tank entnommen werden und auf einem Trockenpapier oder in einem Gestell, das das Erreichen der Raumtemperatur (was ca. 6 Minuten dauert) erlaubt, platziert werden. Kryostraws benötigen länger, um aufzutauen (10–20 Minuten).
2. Innerhalb von 10 Minuten wird das Ende des Straws mit einer sterilen Schere abgeschnitten und der Inhalt entweder für die Insemination aufbereitet (für therapeutische Zwecke) oder für die Bestimmung der Auftaumotilität vorbereitet (um das Ergebnis der Kryokonservierung auszutesten).
3. Wenn der Einfriervorgang rapide war, dann ist auch ein rascheres Auftauen sinnvoll (Verheyen et al. 1993).
4. Das Kryoprotektivum wird durch sequentielle Verdünnung in kleinen Volumenschritten ausgewaschen, um osmotischen Stress für die Spermien zu vermeiden (Gao et al. 1995) und die Schwangerschaftsraten zu verbessern.

6.2.2 Modifizierte Einfrierprotokolle für oligozoosperme Proben und operativ gewonnene Spermien

- Ejakulate, die nur wenige motile Spermien aufweisen, und Spermiensuspensionen, die aus dem Genitaltrakt extrahiert wurden, können für eine nachfolgende ICSI-Behandlung kryokonserviert werden.

▬ Falls erforderlich, zentrifugieren Sie das Ejakulat bei 1500 g für 10 Minuten, um die Spermien auf ein minimales Volumen von ca. 0,4 ml zu konzentrieren. Fügen Sie GEYC hinzu und bearbeiten Sie die Probe wie oben beschrieben.

▬ Epididymales Aspirat, testikuläre Extrakte oder andere Spermiensuspensionen, die im Labor mittels Swim-up oder Zentrifugation über Dichtegradienten aufbereitet (▶ Abschn. 5.4 und 5.5) und in einem Spermienpräparationsmedium mit Hepes-Puffer und humanem Serumalbumin 4 mg/ml resuspendiert wurden, können mit Tyrodes Glucoseglycerol (TGG) als Kryoprotektivum kryokonserviert werden. Alternativ kann auch kommerziell erhältliches Kryoprotektivum mit humanem Albumin verwendet werden.

Modifizierte Kryoprotektiva (TGG)

1. Zu 40 ml steriler Tyrodes Lösung (▶ Kap. 11, ▶ Abschn. 11.9) werden 5 ml von steriler humaner Albuminstammlösung (100 mg/ml), 0,9 g Glucose und 5 ml Glycerol hinzugeben. Die Lösung wird durch einen 0,45-μm-Porenfilter filtriert.

2. Es werden 2-ml-Aliquots bei –70 °C aufbewahrt.

Durchführung

1. Wenn das Probenvolumen größer als 2,0 ml ist und nur wenige motile Spermien nachweisbar sind, dann zentrifugieren Sie die Probe bei 1500 g für 5 Minuten bei Raumtemperatur.

2. Der Überstand wird aspiriert bis auf ca. 1,0 ml und die Spermien werden damit resuspendiert. Danach wird der Anteil motiler Spermien (PR und NP) bestimmt; falls nur sehr wenige motile Spermien vorhanden sind, wird die Anzahl der motilen Zellen unter jedem Deckgläschen geschätzt.

3. Tauen Sie ein 2-ml-Aliquot des TGG-Kryoprotektivums auf.

4. Fügen Sie einen Volumenanteil TGG zu einem Volumenanteil der endgültigen Spermienpräparation schrittweise unter ständigem Mischen hinzu.

5. Füllen Sie die Mischung in Straws oder Kryogefäße und frieren Sie diese ein wie oben beschrieben. Wenn einige Kryokassetten nicht ganz gefüllt werden, muss sichergestellt werden, dass die einzelnen Straws in der Kryokassette nach dem Einfrieren nicht frei beweglich sind.

6.2.3 Beschriftung der Kryostraws und Kassetten

Ein sicheres Codiersystem für die Beschriftung der Kryostraws und -gefäße ist essenziell. Verwenden Sie die Codes in allen Labordatenblättern und Computerdatenbanken, um die Anonymität des Spenders zu gewährleisten. Der Schlüssel, mit dem der Code dem Spender zugeordnet werden kann, muss separat und geheim aufbewahrt werden. Es gibt viele mögliche Codiersysteme; wichtig ist es, einen einzigartigen Code für jeden Spender oder Patienten für die Kryonservierung zu haben. Das im Folgenden vorgestellte Codiersystem arbeitet zufriedenstellend und sicher:

▬ Jeder neue anonyme Spender wird einem zweiziffrigen Buchstabencode zugeordnet (AA, AB, AC, BA etc., endet mit ZZ, danach wird eine neue Methode benötigt).

▬ Ein dreiziffriger Buchstabencode wird für Patienten und bekannte Spender verwendet: AAA, AAB, etc.

▬ Jede Probe von einem spezifischen Spender wird mit einer Nummer nach dem persönlichen Code angezeigt. Zum Beispiel, wird die achte Samenprobe, die vom Spender BT abgegeben wurde, mit BT-8 beschriftet.

▬ Der Buchstabencode und die Probennummer sollten auf jedem Straw und Gefäß stehen, unter Verwendung eines permanenten schwarzen Schreibers. Alternativ können auch gedruckte Aufkleber, die für den Gebrauch in flüssigem Stickstoff geeignet sind, verwendet werden.

▬ Die Mini-Aufbewahrungskassette, in der die Straws gelagert werden, muss ebenfalls eine Markierung mit dem Code und der Probennummer aufweisen.

- Die Farbkodierung von Kryokassetten, -be-hältern, Straws und Versiegelungspuder kann ebenfalls hilfreich für die rasche Identifizierung sein.
- Wenn die kryokonservierten Spermien verwendet werden, wird die Anzahl der noch verbliebenen Proben in der Datenbank entsprechend dokumentiert.

Anmerkung

Alle Prozeduren, die der Identifizierung von Spender- oder Patientenproben dienen, schließen die Annahme der Probe, die Aufbereitung und die Beschriftung der Straws, die Überführung in die Lagertanks und das Auftauen der Proben für Gebrauch oder Vernichtung ein, sollten von zwei Personen doppelt geprüft und der Nachweis über diese Kontrollen im Laborbuch dokumentiert werden. Idealerweise sollte ein MTA nur eine Probe zu einem Zeitpunkt verarbeiten.

Anmerkung

Es sind codierte Kryokassetten kommerziell erhältlich. Diese weisen einen jeweils einmaligen Code auf, der sowohl auf den Straws als auch auf den Kryokassetten beständig und unveränderbar aufgedruckt ist. Dazu gehören ferner Aufkleber mit dem jeweiligen Code, die für die fehlerfreie Dokumentation in Patientendokumenten und Laborbüchern geeignet sind.

Qualitätssicherung

Qualitätssicherung und Qualitätskontrolle

7.1   Qualitätskontrolle im Andrologielabor

Andrologielabore müssen zuverlässige Resultate generieren, um eine gesicherte Diagnostik und gezielte Therapie zu gewährleisten. Ejakulatdiagnostik ist sehr komplex und schwierig zu standardisieren. Um systematische Fehler und hohe Variabilität der Ergebnisse zu erkennen und zu korrigieren, ist eine Qualitätskontrolle (QK) essentiell. Die großen Diskrepanzen zwischen unterschiedlichen Laboren bei der Bestimmung der Spermienkonzentration und -morphologie (Neuwinger et al. 1990; Matson 1995; Cooper et al. 1999, 2002) unterstreichen die Notwendigkeit einer optimierten QK und Standardisierung.

Unabhängig von seiner Größe sollte jedes Labor ein auf standardisierten Methoden und Verfahren basierendes Qualitätssicherungsprogramm (QS) einrichten, welches die Genauigkeit und Präzision seiner Resultate garantiert. (De Jonge 2000; Mortimer u. Mortimer 2005). Einige Länder haben gesetzliche Vorgaben für eine QK der Labore, andere fordern diese über Krankenkassen oder externe Akkreditierungszentren ein. Manchmal ist die Implementierung aller hier beschriebenen Aspekte einer QK unmöglich, dann sollten allerdings zumindest die Hauptparameter des Spermiogramms wie die Konzentration, die Morphologie und die Motilität mit einem internen und, wenn möglich, mit einem externen QK-Programm überprüft werden.

Es gibt einige Bücher zur QK (z.B. Wheeler u. Chambers 1992; Wheeler 1993), die sich zum Teil auf QK in Laboren beziehen und eine detaillierte Übersicht des Themas vermitteln (z.B. Cembrowski u. Carey 1989; Carey u. Lloyd 1995; Westgard 2002). Innerhalb eines Labors angewandte QK-Verfahren gelten als interne QK (IQK) (▶ Abschn. 7.6). Externe QK (EQK) ist die vergleichende Analyse der Ergebnisse von identischen Proben, die in unterschiedlichen Labors bestimmt wurden (▶ Abschn. 7.11).

7.2   Die Art von Fehlern bei der Ejakulatanalyse

Der Einsatz von QK-Verfahren erfordert die Erkenntnis von möglichen Fehlerquellen und der Größe des Messfehlers. Jede Messung enthält eine Fehlerspanne, deren Größe durch das Konfidenzintervall mit einer oberen und unteren Grenze beschrieben wird. Eine präzise Messung liegt vor, wenn obere und untere Grenze nah zusammen liegen. Die Genauigkeit wird durch eine große Nähe zum Realwert definiert. Es gibt zwei Arten von Fehlern: zufällige und systematische. Zufällige Fehler beeinträchtigen die Präzision und entstammen den zufälligen Differenzen zwischen den Stichproben oder dem Erfassen der Ergebnisse. Zufällige Fehler können durch wiederholte Messungen vom gleichen Beobachter und identischem Messgerät nachgewiesen werden. Systematische Fehler sind tückischer, weil sie aus Faktoren hervorgehen, die das Ergebnis immer in die gleiche Richtung verfälschen. Deshalb können sie auch durch wiederholte Messungen nicht nachgewiesen werden.

Auch wenn die Samenprobe gut durchmischt wurde, ist die zufällige (Ungleich-)Verteilung der Spermien in der Samenprobe, im Fixativ oder im Medium für die eingeschränkte Präzision der Spermienanalyse verantwortlich. Die Messungen der Spermienkonzentration, -vitalität und -morphologie werden an einer limitierten Anzahl von Spermien durchgeführt, die als repräsentativ für die gesamte Probe gelten. Die Variabilität der Stichprobe resultiert aus der Auswahl eines definierten Probenvolumens (für die Bestimmung der Konzentration) oder einer bestimmten Anzahl von Spermien (für die Bestimmung der Beweglichkeit, Morphologie oder Vitalität) und repräsentiert einen zufälligen Fehler, der als »Stichproben-« oder »statistischer Fehler« bezeichnet wird. Die wichtigsten Begriffsdefinitionen der QK werden in ◻ Tab. 7.1 aufgeführt. Weitere Fehler können auftreten, wenn die Probe verdünnt und gemischt wird oder wenn Teile der Probe entfernt werden. Diese Fehler können durch eine Optimierung der Aufbereitung minimiert werden (▶ Abschn. 7.13).

Das Ziel der QK in der routinemäßigen Ejakulatdiagnostik ist es, das Ausmaß der zufälligen und systematischen Fehler zu erfassen und weitmöglich zu reduzieren, damit für Wissenschaft und Klinik valide Resultate zur Verfügung stehen.

⊡ Tab. 7.1 Faktoren zur Berechnung der Kontrollgrenzen für X- und S-Karten basierend auf dem Mittelwert der Standardabweichungen

Techniker (n)	Standardabweichung (c_n)	Kontrollgrenzen (X_{bar})		Kontrollgrenzen (S_{bar})			
		Warngrenze (A_2)	Aktionsgrenze (A_3)	Untere Aktionsgrenze ($S_{0,999}$)	Untere Warngrenze ($S_{0,975}$)	Obere Warngrenze ($S_{0,025}$)	Obere Aktionsgrenze ($S_{0,001}$)
2	1,253	1,772	2,659	0,002	0,039	2,809	4,124
3	1,128	1,303	1,954	0,036	0,180	2,167	2,966
4	1,085	1,085	1,628	0,098	0,291	1,916	2,527
5	1,064	0,952	1,427	0,160	0,370	1,776	2,286
6	1,051	0,858	1,287	0,215	0,428	1,684	2,129
7	1,042	0,788	1,182	0,263	0,473	1,618	2,017
8	1,036	0,733	1,099	0,303	0,509	1,567	1,932
9	1,032	0,688	1,032	0,338	0,539	1,527	1,864
10	1,028	0,650	0,975	0,368	0,563	1,495	1,809

7.3 Minimierung des Stichprobenfehlers

Stichprobenfehler können vermieden werden, indem eine höhere Anzahl von Spermien erfasst werden (⊡ Tab. 2.2 und ► Kasten 2.5 und 2.7). Allerdings muss man einen Kompromiss finden zwischen statistischer Präzision, der für die Datenerhebung benötigten Zeit und dem Verlust an Genauigkeit durch Ermüdung des Technikers. Die Wahl eines 95%igen Konfidenzintervalls als Akzeptanzlimit für die Abweichung von Doppelbestimmungen bedeutet, dass bei ca. 5% der Proben ein Messunterschied größer als 1,96 × Standardabweichung allein aufgrund der zufälligen Variabilität entsteht. Bei Verwendung dieses niedrigen Limits müssen zusätzliche, aber eigentlich unnötige Messungen durchgeführt werden, was akzeptabel sein kann. Alternativ kann das Akzeptanzlimit angehoben werden (z.B. auf 2,6 × oder 3 × Standardfehler), um die Häufigkeit von Zählfehlern zu verringern (jeweils auf 1% oder 0,2%).

7.4 Programm zur Qualitätskontrolle (QK)

Der beste Weg, um zuverlässige Ergebnisse zu erhalten, ist der Einsatz eines dauerhaften QK-Programms. Ein QK-Programm überwacht und beurteilt routinemäßig die Qualität und Angemessenheit der Daten und Verfahren, die in einem Labor durchgeführt werden. Management, Administration, statistische Analyse sowie präventive und korrigierende Maßnahmen bilden den Kern des QK-Programms. Die ständige Überwachung hilft nicht nur bei der Erkennung und Korrektur von Problemen, sondern beugt diese auch vor.

Das QK-Programm wird in einem Qualitätsmanagement-Handbuch (QMH) beschrieben. Dieses enthält die standardisierten Verfahrensanweisungen (standard operating procedures) und detaillierte Hinweise für die unterschiedlichen Prozesse und Methoden des Labors. Neben diesen Anweisungen gibt es Formulare und Dokumente wie z.B. Einweisungsscheine, Labor-Arbeitsblätter und informative Broschüren für Kunden und für zuweisende Ärzte.

Das QMH beschreibt die Organisation und Struktur des Labors, die erforderlichen Kompe-

Kasten 7.1 Begriffsdefinitionen in der Qualitätssicherung und Qualitätskontrolle

95% Konfidenzintervall	Ein kalkuliertes Intervall der Resultate, welches 95% der Werte einschließt (Mittelwert ± 1,96 × Stichprobenfehler [SF] oder N ± 1,96 × √N pro Wert).
Akzeptanzlimit	Erlaubte natürliche Variation einer Messung. Ein Über-/Unterschreiten der Grenzen deutet auf spezifische Ursache als Störfaktoren hin.
Bias	Abweichung eines getesteten Wertes vom Ziel-Wert. Reproduzierbare Ungenauigkeiten, die konsistent in die gleiche Richtung abweichen (systematischer Fehler).
Binomialverteilung	Eine theoretische Verteilung von Ereignissen, die immer einer von zwei Kategorien zugeordnet werden können (z.B. motil/immotil, vital/tot).
Bland-Altman-Plot	Eine graphische Darstellungsmethode für den Vergleich zweier Messmethoden gegen den durchschnittlichen Wert.
Drift	Sukzessive auftretende kleine Veränderungen, die zu zunehmender Ungenauigkeit der Messung führen.
Externe Qualitätskontrolle	Extern durchgeführte Qualitätstests, welche die Messungen in unterschiedlichen Laboren und unterschiedliche Messverfahren vergleichen. Sie dient zum Nachweis systematischer Fehler und zur Bewertung der Messgenauigkeit.
Genauigkeit	Grad der Übereinstimmung zwischen angezeigtem und wahrem Wert.
Gute Laborpraxis (GLP)	Ein Regelwerk, das den organisatorischen Ablauf und die Bedingungen festlegt, unter denen Laborprüfungen geplant, durchgeführt, überwacht, berichtet, aufgezeichnet und archiviert werden.
Interne Qualitätskontrolle	Intern durchgeführte Qualitätstests, welche die Messungen innerhalb eines Labors vergleichen. Sie dienen zum Nachweis der in der täglichen Routine auftretenden Mess(un)genauigkeit und liefern das Maß an natürlicher Variabilität einer Messung.
ISO (International Organisation for Standardisation)	Die ISO ist die internationale Vereinigung für Standardisierung und erarbeitet internationale Normen, einschließlich internationaler Standards für Qualitätskontrolle in Laboren.
Konsensus-Wert	siehe Ziel-Wert
Kontrollkarte	Graphische Darstellung individueller Messungen über die Zeit, in der Hilfslinien die Sollwerte und Akzeptanzlimits veranschaulichen.
Mittelwertskarte (X-Karte)	Graphische Darstellung, die die durchschnittlich gemessenen Werte über die Zeit darstellt. Sie dient zur Beobachtung der Variabilität und zum Nachweis der Abweichungen vom gezeigten Wert (Bestimmung der Genauigkeit).
Poisson-Verteilung	Eine diskrete Wahrscheinlichkeitsverteilung von wiederholten Experimenten mit zwei zufällig auftretenden Ergebnissen.
Präzision	Nähe der Übereinstimmung zwischen wiederholten Messungen. Häufig beschrieben als Ungenauigkeit (Drift innerhalb oder zwischen mehreren Probenserien, Testläufen, Bestimmungsverfahren oder Laboratorien. Die Präzisionsbestimmung wird nicht vom »Bias« beeinflusst (siehe auch Stichprobenfehler).
Präzisionsfehler	siehe Stichprobenfehler
Qualitätskontrolle (QK) bestanden	Eine Messung gilt als bestanden, wenn alle Werte im Zielfenster liegen.
Qualitätskontrolle (QK) nicht bestanden	Die Qualitätskontrolle einer Messung gilt als nicht bestanden, wenn die Messung vereinbarte Akzeptanzlimits über/unterschreitet oder innerhalb der Limits eine signifikante Drift zeigt. Ein nicht bestandener Prozess muss überprüft werden.

Fortsetzung	
Shewhart-Zyklus (PDCA)	(plan, do, check, act): planen, testen, überprüfen/standardisieren, umsetzen.
Standardabweichungsdiagramm (S-Karte)	Eine graphische Darstellung der Standardabweichung der gemessenen Werte über die Zeit. Es dient zur Beobachtung der Uniformität eines Prozesses und misst die Genauigkeit.
Statistischer Stichprobenfehler	siehe Stichprobenfehler
Stichprobenfehler	Dieser Fehler ergibt sich aus der Auswertung einer limitierten Anzahl von Spermien. Er ist umgekehrt proportional zur Quadratwurzel der gezählten Einheiten (Spermien). Der Stichprobenfehler (%SF) ist der Standardfehler einer Messung ($\sqrt{N}$), welcher als Prozentwert der gemessenen Einheiten angegeben wird ($100 \times [\sqrt{N}/N]$). (Auch zufälliger Fehler, Präzisionsfehler, statistischer Stichprobenfehler.)
Systematischer Fehler	siehe Bias
Variabilität durch natürliche Ursachen (»Special Cause«)	Eine Abweichung, die weit, wiederkehrend oder nicht vorhersehbar ist und nur vereinzelte Werte des Prozesses beeinflusst (zufällige Variabilität).
Variabilität	Beschreibt die zufällige und/oder natürliche Veränderlichkeit von individuellen Werten innerhalb eines Kollektivs.
Verfahrensanweisung (standard operating procedures: SOP)	Eine standardisierte Arbeitsanweisung, welche einen Arbeitsprozess/eine Methode beschreibt.
Youden-Diagramm	Grafische Darstellung der gemessenen Werte einer Probe vs. einer zweiten Probe.
Ziel-Wert	Abschätzung des wahren Werts, häufig ermittelt als Mittelwert der Resultate verschiedener Labore (auch »Konsensus-Wert«).
Zufälliger Fehler	siehe Stichprobenfehler

tenzen (Ausbildung) für die unterschiedlichen Arbeitsstellen (Job Beschreibung) und legt Intervalle für Meetings zwischen Mitarbeitern und Kontrolleuren und für fortlaufende Mitarbeiterausbildungen fest.

7.5 Standardisierte Verfahrensanweisungen (SOPs)

Die schriftlich fixierten SOPs beschreiben alle Laborverfahren und müssen von allen Mitarbeitern befolgt werden. Sie sind auch wertvoll zum Anlernen neuer Mitarbeiter und geben Hinweise zu nichtroutinemäßigen Verfahren sowie Hilfen bei einer möglichen Fehlersuche.

Die SOPs enthalten Verfahrensweisen über Bearbeitung klinischer Informationen, Einplanung von Patiententerminen, Durchführung von Tests, Berichte von analytischen Ergebnissen, Ausbildung von neuen Mitarbeitern, Tests und Wartung der Geräte, Hinweise zum Einsatz von Kontrollkarten und entsprechender Verfahrensweisen, wenn die Werte außerhalb der Referenzwerte liegen (Qualitätskontrolle nicht bestanden). Die SOPs enthalten ferner Anleitungen für eine optimale Anwendung der Laborgeräte, einschließlich routinemäßiger Wartung und Kalibrierung der wichtigen Instrumente und eine sinnvolle Dokumentation der technischen Überwachung von Geräten (Mikroskope, Zentrifugen, Pipetten, Waagen etc.) sowie der Sicherheits- und Notfallausrüstung (z.B. Augenwaschlösungen und Dusche). Grundsätzlich muss ein Log-Buch für jedes Gerät mit entsprechenden Wartung- und Kalibrierungseinträgen vorliegen. Die Aufzeichnungen der Log-Bücher sind von hoher Bedeutung, wenn das Urteil der Qualitätskontrolle »Nicht bestanden« lautet.

7.6 Interne Qualitätskontrolle (IQK)

Die interne Qualitätskontrolle überwacht die Präzision und weist anhand von möglichen Resultaten außerhalb der Referenzlimits auf Fehler in den Laborverfahren hin. Die Art der QK hängt vom Laborverfahren ab, weil unterschiedliche Verfahren sich durch die Art und Häufigkeit der Fehlerquellen unterscheiden. Verfahren, die eine Verdünnung erfordern oder eine Wiederverwendung z.B. von Zählkammern beinhalten, erfordern eine regelmäßige und intensive Kontrolle, während ein fixierter Objektträger oder eine Videoaufnahme seltener getestet werden, da bei letzteren weniger Fehler auftreten.

Ein einfacher Weg zum Aufbau einer IQK ist die Implementierung von IQK-Probenmaterial in die regelmäßige Arbeitsroutine und die Überwachung der Ergebnisse mit Kontrollkarten. So wird die IQK Teil der Laborroutine und wird durchgeführt gemäß der im Labor herrschenden Standards und Routinen. Es ist wichtig, dass QK-Proben im Rahmen der Routinediagnostik analysiert und nicht speziell behandelt werden, da es ansonsten zu einer höheren Genauigkeit und Präzision als bei den normalen Proben kommen könnte.

QK-Probenmaterial dient zur Überwachung der Variabilität bei demselben oder zwischen mehreren technischen Mitarbeitern und können selbst hergestellt oder gekauft werden. Die Vor- und Nachteile dieser beiden Optionen werden nachfolgend beschrieben.

7.6.1 Käuflich erhältliche QK-Proben

Die käuflich erhältlichen QK-Proben werden mit bekanntem Mittelwert und exakt für dieses Produkt bestimmter Variabilität angeboten. Diese Produkte erlauben die Bestimmung der Genauigkeit und der Präzision. Die Variabilität der vom Labor bestimmten Ejakulatparameter kann mit der Variabilität der gekauften Proben verglichen werden. Mit solchen Proben kann das Labor seine eigenen Kontrollkarten zur Bestimmung der Präzision erstellen und die Genauigkeit nach den Anweisungen des Herstellers verifizieren (Westgard 2002).

Der Nachteil der gekauften QK-Proben ist der Preis und die eingeschränkte universelle Verfügbarkeit. Der Hersteller muss dem Produkt eine Anweisung beifügen, die beschreibt, wie die Zielwerte ermittelt wurden (multiple Analyse, computerunterstützte Ejakulatdiagnostik, Konsensuswerte, auf-/abgerundete Werte).

7.6.2 Selbst hergestellte QK-Proben

Die selbst hergestellten QK-Proben sind preiswerter und können gezielt für die Bedürfnisse des Labors hergestellt werden. Viele QK-Proben können für weite Messbereiche hergestellt und für lange Zeit gelagert werden. Der Nachteil ist, dass der Zielwert nicht bekannt ist. Es wird empfohlen und ist oft auch unabdingbar, mehrere sich deutlich unterscheidende Kontrollproben zu generieren, damit sowohl Kontrollmessungen in den häufig auftretenden Normbereichen (z.B. Spermienkonzentration von 50×10^6/ml) als auch in den kritischen Bereichen (z.B. Spermienkonzentration $<15 \times 10^6$/ml) durchgeführt werden.

7.6.3 Gelagerte QK-Proben (gekauft oder selbst hergestellt)

Die gelagerten Proben können für die Bestimmung der Spermienkonzentration, Motilität und Vitalität eingesetzt werden. Für die gekauften Proben ist der Zielwert bekannt. Für selbst hergestellte Proben kann der Zielwert den bis dahin durchgeführten multiplen Analysen entnommen werden. Für Proben aus EQK Programmen wurde der Wert übermittelt. Alle gelagerten Proben erlauben die Detektion systematischer Fehler durch wiederholte Bestimmung derselben Probe.

Spermienkonzentration

Proben mit unterschiedlicher Spermienkonzentration können aufbereitet und gelagert werden. Mehrere Samenproben können zum Erreichen einer bestimmten Konzentration oder eines bestimmten Volumens gepoolt werden. Dies kann zur Agglutination führen.

Siehe ► Kap. 14, ► Abschn. 14.6 für Anweisungen über die Vorbereitung und Lagerung von QK-Proben mit nichtagglutinierten Spermiensuspensionen und bekannter Spermienkonzentration.

Spermienmorphologie und-vitalitat

Für die Morphologie werden luftgetrocknete und fixierte (siehe ► Abschn. 2.13.2, »Normale Ejakulatproben«) oder fixierte und gefärbte (► Abschn. 2.14) Spermienabstriche auf Objektträgern verwendet. Für die Vitalität werden mit Eosin-Nigrosin gefärbte Spermienabstriche (► Abschn. 2.6.1) eingesetzt. Spermienabstriche können aus alltäglichen Samenproben mit zugedecktem Identifizierungsaufkleber ausgewählt werden. Für die QK-Proben sollen Ejakulate mit schlechter, mittelmäßiger und guter Qualität vorbereitet werden Die QK-Proben können wiederbenutzt werden, sollten aber bei Verschlechterung ersetzt werden. Es ist besser, eine größere Zahl von QK-Proben zu benutzen, damit die Techniker Kontrollproben nicht als solche wiedererkennen, was zu einer verfälschten Analyse führen könnte.

Siehe ► Kap. 14, ► Abschn. 14.7, Anweisungen über die Vorbereitung der QK-Proben für Spermienmorphologie. Wenn die Objektträger sorgfältig vorbereitet und gelagert wurden, können sie monate- oder sogar jahrelang benutzt werden. Mehrere Serien von Objektträgern können alternierend oder in wechselnden Kombinationen verwendet werden, wenn eine neue Serie von QK-Proben begonnen wird.

Spermienmotilität

Videos in VHS-, CD- oder DVD-Format können von der Klinik oder vom EQK-Programm bezogen oder selbst hergestellt werden. Die Vergrößerung muss dieselbe wie bei einer Routine-Analyse von Samenproben unter dem Mikroskop sein. Wird ein Bildschirm in der alltäglichen Laborroutine eingesetzt, soll die Vergrößerung und der Kontrast in den Videoaufnahmen diesem möglichst ähnlich sein, da dies die Validität der Kontrollverfahren erhöht.

Siehe ► Kap. 14, ► Abschn. 14.5 über die Erstellung von Videos für die Bestimmung der Spermienmotilität.

7.6.4 Frische QK-Proben (selbst hergestellt)

Eine einfache Methode der IQK ist die wiederholte Messung von Aliquoten einer Samenprobe von ein bis mehreren Technikern. Die Wiederholungsbestimmung muss wie eine routinemäßige Ejakulatdiagnostik durchgeführt werden. Diese Art von IQK ist für die Bestimmung der Spermienkonzentration, -motilität, -morphologie und -vitalität geeignet. Die Beurteilung der Spermienagglutination und Aggregation ist subjektiv. Der gemischte Antiglobulin-Reaktionstest ist sehr variabel (Bohring u. Krause 1999). Hinzu kommt der Bedarf an frischen lebendigen Spermien und positiven Kontrollen, sodass die QK der letztgenannten drei Parameter schwierig ist.

Die Bestimmung der Spermienmotilität mit QK-Proben ist besonders schwierig, weil die Motilität rasch abnimmt und deshalb als erstes beurteilt werden sollte. Da die vorbereiteten Standardobjektträger für die Bestimmung der Motilität nur für einige Minuten stabil bleiben, können Zählkammern mit definiertem Ausschliff eingesetzt werden, in denen die Motilität über 30 Minuten stabil bleibt.

Ein Brückenmikroskop oder eine angeschlossene Videokamera erlauben mehreren Technikern, die Probe gleichzeitig zu analysieren. Eine Maske auf dem Bildschirm kann die Gitter des Mikroskop-Okulars simulieren (► Kap. 14, ► Abschn. 14.5).

Die Labore, die ein CASA-System benutzen, sollten den Herstelleranweisungen folgen, um die Qualitätskontrolle durchzuführen. Diese erfolgt oft durch Wiederholungsmessungen von Videos ausgewählter Spermien mit unterschiedlicher Aktivität.

7.7 Statistische Verfahren zur Analyse und Dokumentation systematischer Fehler desselben Technikers oder zwischen mehreren Technikern

Die Erstellung und Interpretation von Kontrollkarten repräsentiert einen integralen Bestandteil einer Labor-Qualitätskontrolle. Je nach Art des Verfahrens und der Verfügbarkeit des Probenmaterials werden unterschiedliche QK-Systeme eingesetzt.

7.7.1 Mittelwertkarte

Die Mittelwertkarte dient zum Nachweis von Ergebnissen, die stark vom Zielwert abweichen oder eine deutliche Zunahme der Variabilität aufzeigen. Systematische Fehler können durch die sequentielle Bestimmung der gleichen Proben nachgewiesen werden. Die wiederholten Messungen einer Probe werden entlang der Zeitachse in einem Diagramm aufgezeichnet. Es werden gelagerte Proben benutzt, da es wichtig ist, den Zielwert zu kennen, der den Herstelleranweisungen der gekauften Kontrollprobe, dem mitgeteilten Wert des EQK-Programms der zugesandten Kontrollprobe oder dem ermittelten Mittelwert gemäß den Ergebnissen einer multiplen Analyse bei einer selbst hergestellten Probe entspricht.

Kommentar

Die Mittelwertkarte ist weniger sensibel als die S-Karte für den Nachweis von hoher Variabilität der Ergebnisse zwischen mehreren Technikern (► Abschn. 7.7.2). Um die Variabilität zu überprüfen, kann der Wertbereich jeder QK-Probe auf einer S-Karte mit entsprechend definierten Warnungs- und Aktionsgrenzen aufgezeichnet und beurteilt werden.

Kontrollgrenze einer Mittelwertkarte berechnen

Eine Serie von der aus einem Ejakulat hergestellten QK-Probe wird sequentiell gemessen. Nachdem die ersten zehn Kontrollwerte gemessen wurden, werden die Kontrollgrenzen für jeden Techniker berechnet. Damit werden die Variabilität und deren Grenzwerte für wiederholte Messungen derselben Probe durch dieselbe Prozedur und denselben Techniker festgelegt. Durchschnittswerte und Standardabweichungen werden nach jeder zehnten Probe erneut bestimmt und die Kontrollgrenze für die X- und S-Karte aktualisiert. Voraussetzung dafür ist die Zuverlässigkeit der QK-Proben. Bevor die QK-Proben aufgebraucht sind, wird ein neuer Pool aufbereitet. Die Neuberechnung der X- und S-Karten erfolgt unter Einbeziehung der Restwerte des alten Probenmaterials und der ersten zehn Proben des neuen Pools. Die benutzten Faktoren zur Berechnung der Kontrollgrenze sind in ◘ Tab. 7.1 und Beispiele sind in ► Kasten 7.2 und 7.3 gezeigt.

Graphische Darstellung der Mittelwertkarte

Jeder Techniker analysiert die QK-Proben und trägt damit einen Beitrag zur QK bei. Wenn ein Laborverfahren mit akzeptabler Variabilität installiert wurde, müssen die QK-Proben routinemäßig analysiert und die entsprechenden Ergebnisse mit den etablierten Werten verglichen werden. Die X-Karte ermöglicht eine fortlaufende Analyse, ob die Werte innerhalb oder außerhalb der für diese Methode erwarteten Variabilität liegen. Siehe Beispiel in ◘ Abb. 7.1.

X-Karten können für die Bestimmung der Spermienmotilität, -morphologie und -vitalität hergestellt werden und damit Warn- und Aktionsgrenzen, ähnlich wie bei der Spermienkonzentration, liefern. In diesen Fällen werden relative Werte (%) statt absoluter Zahlen verwendet.

7.7.2 Die S-Karte

Die S-Karte zeigt, ob eine hohe Variabilität zwischen den Technikern besteht. Die Proben werden mehrmals gemessen und die daraus ermittelten Standardabweichungen werden gegen die Zeit aufgetragen. Da die QK-Proben aus demselben gelagerten Pool stammen, sollten keine Unterschiede auftreten und jeder signifikante Unterschied zwischen den Technikern weist auf einen systematischen Fehler hin.

Bestimmung der Kontrollgrenze für die S-Karte

Die Kontrollgrenzen werden ähnlich wie bei der X-Karte berechnet. Da jedoch die Verteilung der Standardabweichung nicht symmetrisch ist, werden Warngrenzen und Akzeptanzlimits so gewählt, dass die Wahrscheinlichkeit für eine außerhalb der Kontrollgrenze liegende Bestimmung identisch mit der X-Karte ist, vorausgesetzt es treten keine Veränderungen der Genauigkeit und Präzision ein.

Kasten 7.2 Bestimmung der Warn- und Grenzwerte einer Mittelwertkarte

Die folgende Tabelle zeigt die von vier Technikern bestimmte Spermienkonzentrationen von 10 QK-Proben aus derselben QK-Probe zusammen mit den errechneten Mittelwerten und Standardabweichungen.

Probe	1	2	3	4	5	6	7	8	9	10
	Spermienkonzentration (10^6/ml)									
Techniker A	38	35	40	34	38	36	44	43	39	43
Techniker B	42	36	42	40	40	40	43	43	46	40
Techniker C	38	43	40	51	38	33	39	45	35	39
Techniker D	34	36	36	37	36	39	42	43	46	34
Durchschnitt	38,0	37,5	39,5	40,5	38,0	37,0	42,0	43,5	41,5	39
SD	3,27	3,70	2,52	7,42	1,63	3,16	2,16	1,00	5,45	3,74

Für die zehn QK Proben ist der Durchschnittswert des Mittelwerts (X_{bar}) $(38,0+37,5+\ldots+39,0)/10=39,7$ und die durchschnittliche Standardabweichung (SD, S_{bar}) $(3,27+3,70+\ldots+3,74)/10=3,40$. Die Werte für Koeffizienten $A_{2,n}$ und $A_{3,n}$ (□ Tab. 7.1) für n = 4 sind jeweils 1,085 und 1,628. Die Warnungsgrenze (zwei Standardabweichungen vom Durchschnittswert) können wie folgt errechnet werden: $X_{bar} \pm A_{2,n} \times S_{bar} = 39,7 \pm 3,7$ oder 36,0 und 43,3 $\times 10^6$ pro ml

Ähnlich können die Aktionsgrenzen (3 Standardabweichungen vom Durchschnittswert) wie folgt errechnet werden: $X_{bar} \pm A_{3,n} \times S_{bar} = 39,7 \pm (1,628 \times 3,40) = 39,7 \pm 5,5$ oder 34,2 und 45,2 $\times 10^6$ pro ml

---

So werden allein durch die zufällige Variabilität jeweils bei 5% und 0,2% der zukünftigen Proben die Warngrenzen und Akzeptanzlimits bestimmt. Diese Grenzen stammen aus der X^2-Distribution und die Faktoren $s_{\alpha,n}$ werden in der □ Tab. 7.1 dargestellt. Ein Beispiel wird im ► Kasten 7.4 gezeigt. Ergebnisse, die unterhalb der Untergrenze der S-Karte liegen, weisen auf unerwartete kleine Variationen hin, die auf eine genuine Verbesserung der Übereinstimmung der Techniker oder Absprachen unter den Technikern hindeuten.

Graphische Darstellung der S-Karte

Sukzessive Werte für die Standardabweichung werden auf der Kontrollkarte eingetragen und mit der Variabilität des Labors für das untersuchte Verfahren verglichen. Siehe Beispiel □ Abb. 7.2.

S-Karten inklusive der entsprechenden Warnungsgrenzen und Akzeptanzlimits können auch für die Bestimmung der Spermienmorphologie

Kasten 7.3 Alternative Methoden zur Berechnung der Grenzwerte der X-Karte aus den kombinierten Standardabweichungen

Die Standardabweichung als Darstellung der Variabilität zwischen den Technikern kann durch das Produkt von $S_{bar} \times c_n$ (= 1,085 für 4 Proben [□ Tab. 7.1] = 3,69 errechnet werden. Diese liegt nah beim errechneten Wert 3,84 der kombinierten Standardabweichung $s = \sqrt{([s_1^2 + s_2^2 + \ldots s_{10}^2]/10)}$. Auf diese Weise kann die Warngrenze und das Akzeptanzlimit der 2- bzw. 3-fachen Standardabweichung $(s/\sqrt{n})$ beiderseits des Zielwerts berechnet werden. In unserem Beispiel sind die Warngrenzen 35,8 und 43,5 $\times 10^6$/ml und die Akzeptanzlimits jeweils 33,9 und 45,5 $\times 10^6$/ml, die nah bei den Werten aus S_{bar}, $A_{2,n}$ und $A_{3,n}$ liegen.

und -vitalität erstellt werden, mit dem einzigen Unterschied, dass Prozentzahlen statt absoluter Zahlen eingesetzt werden.

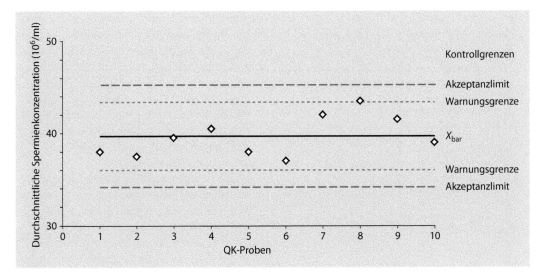

◻ **Abb. 7.1**   Beispiele für eine X-Karte zur Bestimmung der Spermienkonzentration. Die Mittelwerte der sukzessiven Messungen sind in der Graphik aufgetragen und zeigen die bisher gemessenen Zielwerte (Zentrallinie der X-Karte), die Warnungsgrenze und die Akzeptanzlimits

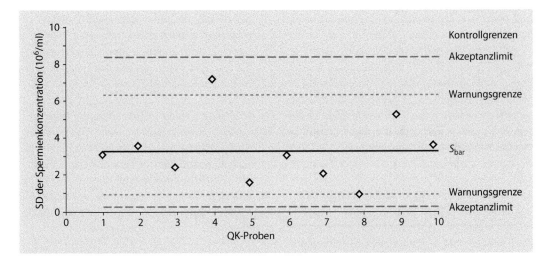

◻ **Abb. 7.2**   S-Karte für die Bestimmung der Spermienkonzentration. Die Standardabweichungen für sukzessive Messungen sind in der Graphik dargestellt und zeigen die Zielwerte (Zentrallinie der S-Karte), die Warnungsgrenze und die Akzeptanzlimits

7.8   QK mit relativen Werten (Prozentangaben)

Werden Spermienparameter in zwei oder mehrere Kategorien eingeteilt (z.B. normale oder nicht-normale Kopfformen, progressive oder nichtprogressive Motilität, vital oder tot), hängt der Standardfehler der bestimmten Prozentraten von den wahren, aber unbekannten Prozentraten sowie von der Anzahl der gezählten Spermien (N) ab. Die häufige Approximation des Standardfehlers einer Proportion p ist $\sqrt{(p(100-p)/N)}$ für Werte zwischen 20 und 80%. Unterhalb von 20% und oberhalb von 80% müssen die Werte mittels der Winkeltransfor-

Kasten 7.4 Bestimmung der Warn- und Grenzwerte einer S-Karte

Die Werte aus dem Kasten 7.2 wurden eingesetzt, die durchschnittliche Standardabweichung S_{bar} ist $3,40 \times 10^6$ pro ml.

Die Werte für $s_{\alpha,n}$ für $n=4$ können in der ◙ Tab. 7.1 gefunden werden:

Unteres Akzeptanzlimit $S_{bar} \times s_{0.999,4} =$ $3,40 \times 0,098 = 0,33 \times 10^6$ pro ml

Untere Warnungsgrenze $S_{bar} \times s_{0.975,4} =$ $3,40 \times 0,291 = 0,99 \times 10^6$ pro ml

Obere Warnungsgrenze $S_{bar} \times s_{0.025,4} =$ $3,40 \times 1,916 = 6,51 \times 10^6$ pro ml

Oberes Akzeptanzlimit $S_{bar} \times s_{0.001,4} =$ $3,40 \times 2,527 = 8,59 \times 10^6$ pro ml

mation (Quadratwurzel des Arcussinus) korrigiert werden: $z = \sin^{-1} \sqrt{(p/100)}$. Hierfür berechnet sich die Standardabweichung als $1/(2\sqrt{N})$. Die Standardabweichung ist von der Anzahl gezählter Spermien und nicht von der tatsächlichen Prozentzahl abhängig (siehe Kuster et al. 2005).

Während die Standardabweichung der individuellen Bestimmungen nah bei diesen Werten liegen sollte, überschreitet die durchschnittliche Standardabweichung (S_{bar}) wegen der zusätzlichen Variabilität zwischen den Technikern 2,5%. In diesem Fall muss es Ziel sein, die durchschnittliche Standardabweichung zu reduzieren.

7.9 Handhabung und Kontrolle der X- und S-Karten

Die Techniker und der Laborleiter sollen die Kontrollkarten gemeinsam regelmäßig revidieren. Sind die Testwerte nicht akzeptabel, soll eine systematische Revision des gesamten Verfahrens stattfinden und die möglichen Variabilitätsquellen aufgelistet werden.

7.9.1 Wie kann man fehlerhafte Verfahren erkennen?

Es gibt Grundlagen für die Überwachung der Qualitätskontrolle von Verfahren. Die QK-Karten sol-

len gemäß dieser Richtlinien analysiert und wenn notwendig geeignete Maßnahmen initiiert werden. Es gibt unterschiedliche Regeln, die eine Qualitätskontrolle mit dem Resultat »nicht bestanden« enden lassen:

- Ein Kontrollwert liegt außerhalb des 3-SD-Akzeptanzlimits. Diese ist die einfachste Regel und ist universell einsetzbar. Dieses Resultat weist auf eine plötzlich auftretende Abweichung in der Prozedur hin.
- Zwei von drei sukzessiven Punkten liegen außerhalb der Kontrollgrenzen.
- Vier von fünf sukzessiven Punkten liegen außerhalb der Kontrollgrenzen.
- Zwei sukzessive Punkte liegen oberhalb der oberen oder unterhalb der unteren Warnungsgrenze.
- Einer von zwei sukzessiven Punkten liegt oberhalb der oberen Warnungsgrenze und der andere unterhalb der unteren Warnungsgrenze.
- Acht sukzessive Punkte liegen auf derselben Seite der Zentrallinie. Diese Regel ist attraktiv, weil sie einfach anzuwenden ist und hohe Sensibilität für graduelle Abweichungen oder Tendenzen aufweist, die mit den ersten Regeln übersehen werden könnten.

In der Praxis werden insbesondere die erste und letzte Regel eingesetzt. Wenn eine QK-Probe als »nicht bestanden« bewertet wurde, soll die unterschiedliche Sensitivität für verschiedene Fehlerarten (systematische oder zufällige) die Untersuchung der Ursachen für Fehler bestimmen (▶ Kasten 7.5). Jedes Labor muss die QK-Ergebnisse regelmäßig revidieren.

7.9.2 Ursachen für »nichtbestandene« Verfahrenswerte

Signale der QK-Befunde sollten ernst genommen und alle Verfahrensfehler identifiziert werden. Mögliche Fehlerquellen sind:

- inadäquate Durchmischung der Probe (besonders bei agglutinierten und viskösen Proben);
- Stress des Operators (z.B. erratische Probenentnahme oder -aufnahme);

Kasten 7.5 Regeln zur Anwendung der Kontrollkarten	
Regel	**Fehlerarten**
Ein Ergebnis liegt außerhalb der Kontrollgrenzen	zufällig
Zwei von 3 Punkten liegen außerhalb der Aktionsgrenzen	systematisch
Vier von fünf Punkten liegen außerhalb der Warnungsgrenzen	systematisch
Zwei konsekutive Punkte liegen beide oberhalb/unterhalb der oberen/unteren Grenze	systematisch
Eins von zwei konsekutiven Punkten liegt oberhalb und der andere unterhalb der oberen/unteren Grenze	zufällig
Acht sukzessive Punkte liegen alle oberhalb oder unterhalb des Durchschnittes	systematisch

- mangelnde Technik (z.B. nachlässige Pipettierung oder Bedienung des Objektträgers oder Zählkammer) (▶ Abschn. 7.13);
- inadäquate Ausbildung (z.B. systematische Fehler bei Spermienzählung, bei der Identifizierung von normal geformten Spermien, Bestimmung der Vitalität mit dem Eosin-Test oder Nachweis von aufgewickelten Schwänzen, systematische Kalkulationsfehler (▶ Abschn. 7.13);
- Variabilität der Instrumente (z.B. unkalibrierte Pipetten, die die Reproduzierbarkeit während der Stichprobenentnahme und Verdünnung beeinträchtigen können; falsche Ausrichtung des Mikroskops, was die optische Beurteilung einschränken kann und die Bewertung der Vitalität und Morphologie beeinträchtigen kann, inakkurate Waagen oder Messzylinder) (▶ Abschn. 14.8);
- Verschlechterung der gelagerten QK Proben;
- Wechsel der Laborausrüstung (insbesondere Pipetten und Zählkammern);
- Wechsel der Laborverfahren oder der Laborumgebung.

7.9.3 Reaktion nach Erhalt unbestandener QK-Probenwerte

Liegen die Ergebnisse außerhalb der Kontrolllimits, müssen mögliche Ursachen aufgespürt und entsprechende korrektive Maßnahmen eingeleitet werden. Wenn das Problem nicht offensichtlich ist, wird die Messung der QK-Probe wiederholt, um zu überprüfen, ob das erste Ergebnis eine Ausnahme war. Wenn das Ergebnis identisch ausfällt, muss die Ursache gesucht und korrigiert werden, bevor weitere Analysen durchgeführt werden können. Folgendes Verfahren wird angewendet:

- Ein Ablaufdiagramm des Verfahrens wird erstellt, das alle Schritte detailliert beschreibt. SOPs und ◘ Tab. 7.5 bis 7.5 können hierbei helfen und müssen hierzu Verwendung finden.
- Aus diesem Diagramm werden für alle Punkte potentielle Fehler- und Variabilitätsquellen identifiziert, um mögliche Ursachen zu entdecken und einen Plan zur Reduktion der Variabilität zu entwickeln.
- Sammlung weiterer Daten, Erstellen neuer Kontrollkarten und Überprüfung, ob die Grenzwerte der Variabilität für dieses Verfahren akzeptabel sind. Dieses Verfahren mit der Identifikation des Problems, Entwicklung einer Hypothese und Re-Evaluation des Prozesses wird als Shewart-Zyklus oder auch als PDCA bezeichnet (plan, do, check, act).

7.10 Statistische Verfahren zur Analyse der Variabilität zwischen Technikern

Auf frischen Samenproben basierende QK-Verfahren sind ähnlich wie solche mit gelagerten Proben und erlauben die Bestimmung der Variabilität individueller Techniker oder zwischen mehreren Technikern. Da jedoch der Zielwert unbekannt ist, kann keine X-Karte verwendet werden und daher kann ein systematischer Fehler (Bias) eines Technikers nicht erkannt werden. Für diese Parameter sind primär S-Karten als QK-Instrumente zu verwenden, mit denen die Bestimmung der Variabilität zwischen Technikern ermöglicht wird. Eine Two-Way-Varianzanalyse (ANOVA) wird durchgeführt,

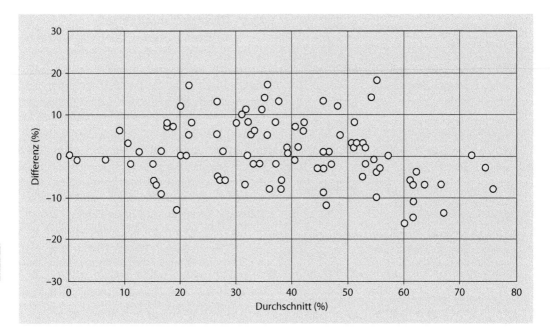

□ Abb. 7.3   Ein Bland-Altman-Diagramm einer manuellen und mittels CASA-durchgeführten Bestimmung der progressiven Spermienmotilität (relative Werte (%). Die Grafik stellt die Unterschiede zwischen den Ergebnissen der zwei Methoden (manuell-CASA) gegen den Mittelwert ([manuell + CASA]/2) dar (Daten stammen von HWG Baker)

um systematisch die Differenzen zwischen zwei oder mehreren Technikern nach 5 oder 10 Proben zu analysieren.

7.10.1 Vergleich von Resultaten zwischen zwei oder mehreren Technikern

Die Ergebnisse von zwei oder mehrere Technikern können mit verschiedenen Methoden verglichen werden.

- **Graphische Darstellung der Differenzen zwischen zwei Bestimmungen gegen den Mittelwert** (Bland u. Altman 1986): Der Vergleich zweier Bestimmungen der Spermienmotilität von zwei Technikern sollte eine Grafik wie in □ Abb. 7.3 ergeben, in der die Werte eines Technikers und eines Computers verglichen werden.
- **Berechnung des Mittelwerts und der Standardabweichung der Unterschiede (gekoppelter Vergleich):** Da die gleiche Probe von

zwei unterschiedlichen Technikern analysiert wird, ist die Differenz der Mittelwerte bei exakter Übereinstimmung null. Jede signifikante Abweichung von null, nachgewiesen durch einen gepaarten T-Test weist auf einen Bias (systematischer Fehler) hin.

- **Graphische Darstellung der Ergebnisse untereinander (Youden-Diagramm):** Die graphische Darstellung der Konzentrationsbestimmungen von zwei Proben von mehreren Technikern ist in □ Abb. 7.4 zu sehen. Die Ergebnisse jedes Technikers (für IQK) oder jedes Zentrums (für EQK) werden auf diese Weise vergleichend dargestellt. Die gepunkteten waagerechten und senkrechten Linien stellen das 95%-Konfidenzintervall der Ergebnisse von erfahrenen Technikern (IQK) oder Referenzlaboren (EQK) dar. Das Areal zwischen den Schnittpunkten dieser Linien ist das Fenster, in dem die Werte liegen sollten. Diese graphische Darstellung zeigt zufällige Fehler, wenn der eine Wert für eine Probe im korrekten Bereich, aber der andere im falschen Bereich liegt (be-

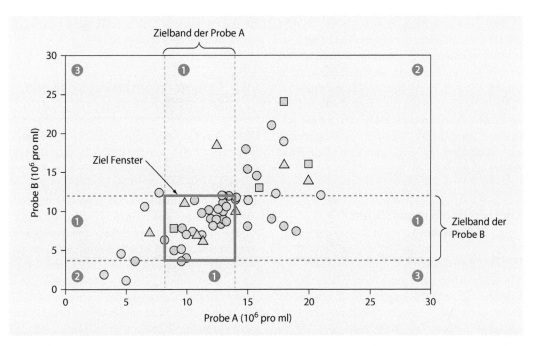

□ **Abb. 7.4** Youden-Diagramm einer Spermienkonzentrationsbestimmung. Die Resultate von zwei Proben (A und B) wurden von unterschiedlichen Technikern erhoben und graphisch gegeneinander dargestellt. Die Ergebnisse jedes Technikers (oder Labors in EQK) können mit unterschiedlichen Symbolen und Farben gekennzeichnet werden. Punkte im Sektor 2 weisen auf einen systematischen Fehler hin, während Werte in den Sektoren 1 und 3 auf einen zufälligen Fehler schließen lassen

zeichnet 1) und systematische Fehler, wenn beide Bestimmungen zu hoch (oben rechts, bezeichnet 2) oder zu niedrig (unten links, bezeichnet 2) ausfallen. Zufällige Fehler führen in der Regel dazu, dass eine Bestimmung zu hoch und eine zu niedrig liegt (bezeichnet 3).

— **Zweifaktorielle Varianzanalyse:** Dieser statistische Test wird in mehreren Lehrbüchern beschrieben (z.B. Armitage et al. 2002) und findet sich in den gängigen Computerstatistikprogrammen zusammen mit den Tests zur Beurteilung eines statistisch-signifikanten Unterschieds zwischen Technikern. So wie bei dem oben beschriebenen gekoppelten Vergleich sind die Differenzen zwischen Technikern idealerweise null. Die Abweichung vom Mittelwert wird für jede Probe und für jeden Techniker berechnet und Mittelwert und Standardabweichung werden für jeden Techniker bestimmt. Ein Bias wird nachgewiesen, wenn der Unterschied größer als 3 Standardabweichungen vom Mittelwert der Differenz wird.

Ein formaler statistischer Test für die Differenz zwischen Technikern beruht auf dem F-Test, welcher sich aus der zweifaktoriellen Varianzanalyse ableitet, der in den meisten Statistikprogrammen zu finden ist. Differenzen, die im Mittel 2,5 Standardabweichungen überschreiten, können für gewöhnlich nicht zufällig entstehen (<1,2%). Um zu beurteilen, ob die Differenzen zwischen Technikern signifikant sind oder nicht, ist es notwendig, die Mittelwerte und gemittelten Standardabweichungen jedes Technikers zu kontrollieren, damit verifiziert werden kann, welcher Techniker höhere Fehlerwerte generiert. Nicht alle statistischen Softwareprogramme bieten ein Instrument zur Beurteilung der Variabilität zwischen Technikern an, die dann gesondert berechnet werden sollte. Substantielle Differenzen zwischen Technikern sollten zur baldigen Revision aller Verfahren führen, um zu identifizieren, wie die Kohärenz verbessert werden kann.

Das praktische Beispiel in ▶ Kasten 7.6 zeigt, wie der Standardfehler der Differenzen in der Konzentrationsbestimmung zwischen Technikern berechnet werden kann, um zu entscheiden, ob es Differenzen gibt, die größer als die erwartete zufällige Variabilität sind. Wenn man direkt mit den erhaltenen Daten arbeitet, sollte man darauf achten, eine ausreichende Zahl von Nachkommastellen einzuhalten, so dass Auf/Abrundungsfehler vermieden werden.

7.10.2 Erstellen monatlicher Mittelwerte

Während die primären IQK-Prozeduren auf Unterschiede zwischen und innerhalb der Techniker fokussiert sind, können langfristige Trends in der Spermiendiagnostik durch zusätzliche Analysen detektiert werden. Der Mittelwert jeder Variable aller untersuchten Patientenproben kann über eine bestimmte Zeit (z.B. monatlich) graphisch auf einer X-Karte mit entsprechenden Warngrenzen und Akzeptanzlimits dargestellt werden. Der Standardfehler kann aus der Standardabweichung aller durchgeführten Analysen (geteilt durch die Quadratwurzel der Anzahl der Analysen innerhalb des Intervalls) oder direkt durch die Verteilungsanalyse der Mittelwerte errechnet werden. Die Kontrollgrenzen müssen auf einer mindestens 6-monatigen Analysezeit basieren und müssen regelmäßig revidiert werden. Für die Ermittlung des Mittelwerts werden mindestens 20 Resultate herangezogen. Ein kleines Labor muss hierfür Daten über mehr als einen Monat sammeln.

Die Methode kann verfeinert werden, indem die monatlichen Mittelwerte der Patienten mit Normalwerten zusammen mit der kumulativen Summe (CUSUM) zum prompten Nachweis systematischer Abweichungen verwendet werden (Barnett 1979).

Abweichungen von den erwarteten Werten können auf unterschiedliche Eigenschaften der analysierten Patienten (z.B. zeitabhängige Veränderungen des Patientenkollektivs, unterschiedliche Zahl von wiederholten Tests bei jedem Patienten, Wechsel in den Referenzwerten für Männer mit unterschiedlichen Infertilitätsursachen) oder technische Faktoren (Wechsel des Technikers,

des Labormaterials, jahreszeitliche Temperaturschwankungen etc.) bedingt sein.

7.11 Externe Qualitätskontrolle und Qualitätssicherung

Die externe Qualitätskontrolle (EQK) ist ein integraler Bestandteil der Qualitätskontrolle (Cekan et al. 1995) von Laborverfahren, die eine externe Qualitätssicherung (EQV) durch die Evaluierung und Dokumentation aller Daten garantiert. EQK erlaubt es einem Labor, seine Ergebnisse mit denen anderer Labore zu vergleichen. Sie ermöglicht einen Vergleich der Methoden auf einem höheren Niveau als dies in einem individuellen Labor möglich ist. EQK und IQK sind komplementäre Prozesse. EQK kann Genauigkeitsprobleme aufdecken, welche durch IQK nicht nachzuweisen sind, gerade wenn die Kontrollproben nicht adäquat geblindet oder ausgewählt wurden. Jedes Labor kann durch die EQK die Genauigkeit und Stabilität seiner Methoden dokumentieren (Plaut u. Westgard 2002). EQK-Proben sind externe Proben und erhalten damit einen Sonderstatus. Um diesem Status entgegen zu wirken, sollten EQK-Proben so weit wie möglich wie Routineproben behandelt werden.

EQK funktioniert durch den Vergleich und die Leistungsüberprüfung vieler Labors, indem eine identische Probe allen beteiligten Laboren zur Analyse zugeschickt wird (Cembrowski u. Carey 1989). Die Labore reichen ihre Ergebnisse dem Referenzlabor ein, wo die Mittelwerte, Standardabweichungen und abweichende Ergebnisse analysiert werden, um die Leistung der Teilnehmer zu beurteilen. Eine Liste der nationalen EQK-Programme für Spermienanalyse findet sich in ▶ Kap. 15.

7.11.1 Bestimmung der EQK-Ergebnisse

EQK-Programme liefern den Laboren Informationen über ihre und die von anderen beteiligten Laboren erhaltenen Ergebnisse. Es sollte spezifiziert werden, ob die zu erreichenden Zielwerte mittels genauer Messungen, aus multiplen Spermienkonzentrationsbestimmungen durch Hämozytometer oder aus CASA-geführten Spermienmotilitätsbe-

Kasten 7.6 Nachweis systematischer Differenzen zwischen Technikern

Die untere Tabelle zeigt die Spermienkonzentrationen von 5 Proben, die von 3 Technikern bestimmt wurden (10^6/ml).

Probe	1	2	3	4	5
Techniker A	108	45	100	50	92
Techniker B	103	47	102	50	96
Techniker C	104	46	89	41	88
Durchschnitt	105	46	97	47	92

Die Differenzen vom Probenmittelwert (d_{ij}) werden durch Subtraktion der individuell gemessenen Werte minus dem Mittelwert berechnet.

Probe	1,0	2,0	3,0	4,0	5,0
Techniker A	3,0	–1,0	3,0	3,0	0,0
Techniker B	–2,0	1,0	5,0	3,0	4,0
Techniker C	–1,0	0,0	-8,0	–6,0	–4,0

Der Mittelwert $m_j = \Sigma_i d_{ij}/n$ und die Standardabweichung $s_j = \sqrt{\Sigma_i d_{ij}^2/(n-1)}$ werden für jeden Techniker berechnet. N ist die Zahl der Samenproben, Durchschnittswert m_j

	Durchschnittswert (m_j)	SD (s_j)	Durchschnittswert/Standardfehler (m_j/se[m_j])
Techniker A	1,600	1,949	1,836
Techniker B	2,200	2,775	1,773
Techniker C	–3,800	3,347	–2,539

Für Techniker C ist die durchschnittliche Differenz vom Proben-Mittelwert $-3,8 \times 10^6$ pro ml, oder 5,7 ($-3,8 - (1,6+2,2)/2)\times10^6$ pro ml weniger als die der zwei anderen Techniker. Um zu verifizieren, ob diese Abweichung kompatibel mit zufälliger Variabilität ist, wird die Fehler-Quadratwurzel aus den Standardabweichungen der Differenzen zwischen Technikern eingesetzt: $\sigma = \sqrt{\Sigma_{1}s_j^2/}$ (t–1)), wo(bei) t die Zahl der Techniker ist. In diesem Beispiel ergibt sich $3,369 \times 10^6$ pro ml. Der Standardfehler der durchschnittlichen Differenz jedes Technikers ergibt sich durch se(m_j) = $\sigma \sqrt{((1-1/t)/n)}$, oder $1,230 \times 10^6$ pro ml. Der absolute Wert für die durchschnittliche Differenz des Technikers C ($3,8 \times 10^6$ pro ml) ist größer als 3 Standardfehler und signifikant abweichend vom erwarteten »null« Wert (wenn es keine systematischen Differenzen zwischen Technikern gibt).

Ein formaler statistischer Test zum Nachweis von Differenzen zwischen Technikern ist der F-Test, basierend auf der zweifaktoriellen Varianzanalyse der QK-Proben. Die Tabelle für die Varianzanalyse ist unten dargestellt.

Quelle	Summe der Quadrate	Freiheitsgrade	Durchschnitt des Quadrats	F-Quotient	p-Wert
QK-Proben	9801,60	4,00	2451,90	216,03	<0,01
Techniker	109,20	2,00	54,60	4,81	0,042
Fehler	90,80	8,00	11,35		
Gesamt	10007,60	14,00			

Kasten 7.6 (Fortsetzung)

Die mittlere Quadratwurzel der Fehler ist $\sqrt{11{,}35} = 3{,}369 \times 10^6$ pro ml, identisch mit dem oben berechneten Wert. Wie erwartet, sind die Differenzen zwischen den QK-Proben sehr groß (P< 0,001), weil die QK-Proben aus unterschiedlichen Samenproben generiert wurden. Der F-Test f für die Differenzen zwischen Technikern (F = 4,81 mit 2 und 8 Freiheitsgraden P = 0,042) ist signifikant (p < 0,05) und weist darauf hin, dass es größere Differenzen gibt als die, die aus zufälliger Variabilität entstehen können.

Kasten 7.7 Haupteigenschaften der IQK-Verfahren

Verfahren	Nachgewiesene Fehler	QK-Material	Anzahl der Techniker
X_{bar}-Karte	Bias, gesamte Variabilität, Genauigkeit	gelagert	einzeln/mehrere
S-Karte	Bias/Genauigkeit	gelagert/frisch	mehrere
Two-way ANOVA	Bias/Genauigkeit	gelagert/frisch	mehrere
Bland-Altman	Bias/Genauigkeit	gelagert/frisch	zwei
Gekoppelter Test	Bias/Genauigkeit	gelagert/frisch	zwei
Youden-Darstellung	Bias/Genauigkeit	gelagert/frisch	mehrere

stimmungen bestimmt wurden und ob diese Werte aus einer Gruppe von überprüften Referenzlaboren oder von ab/aufgerundeten Durchschnittswerten aller beteiligten Zentren stammen.

Die Ergebnisse werden graphisch dargestellt, z.B. als Balkendiagramm. Wenn dieselben QK-Proben mehrmals benutzt wurden, sollte der Bias und die Variabilität jedes Labors für diese Proben angegeben werden.

Werden zwei Proben für die Analyse eingesetzt, können die Ergebnisse mittels eines Youden-Diagramms dargestellt werden (◘ Abb. 7.4). Die Abweichung der Labore untereinander wird durch die Streuung und Verteilung der Werte illustriert. Zusatzinformationen (z.B. Zählkammertyp, Färbetechnik, Bestimmungskriterien) können mit unterschiedlichen Farben oder Symbolen veranschaulicht werden.

Wenn mehr als zwei Proben verteilt wurden, können unterschiedliche Aspekte des Bias (Abweichung vom angestrebten Zielwert) berichtet werden, z.B.:

- **Bias-Index-Score (BIS):** Bias dividiert durch eine gewählten Variationskoeffizienten × 100. Dieser Wert kann positiv oder negativ ausfallen.
- **Variabilitäts-Index-Score (VIS):** ähnlich wie BIS, aber immer positiv
- Mittelwerte der BIS- oder VIS-Werte (MRBIS, MRVIS), welche **Trends** detektieren können.

Ein niedriges MRBIS und MRVIS zeigen, dass die Ergebnisse nah bei den Zielwerten liegen, ein niedriges MRBIS und hohes MRVIS können für einen zufälligen Fehler sprechen, hohes MRBIS und hohes MRVIS sprechen für einen systematischen Fehler. Ergebnisse und Dokumentationsmaterial der EQK können auch für Laborkontrollen und Zertifizierungsprozesse verwendet werden.

Eine einfache Methode, die Leistungen eines Labors zu verifizieren, ist die graphische Darstellung der Ergebnisse jedes Laborparameters (auf der Y-Achse) gegen die Zielwerte (auf der X-Achse). Dies beweist, ob und wie weit das Labor vom Optimum abweicht. Alternativ können die Differenzen von den Zielwerten als **Bland-Altman-Diagramm** gezeigt werden (◘ Abb. 7.3).

Kasten 7.8 Ablaufplan für QK

Jedes Mal	Überwachung und Korrelation der Ergebnisse jeder Probe
Wöchentlich/monatlich	Analyse wiederholter Messungen verschiedener Techniker
Monatlich/vierteljährlich	Analyse der Durchschnittswerte
Vierteljährlich/halbjährlich	Teilnahme an EQK
Halbjährlich/jährlich	Kalibration von Pipetten, Zählkammer, andere Geräte

---

Kasten 7.9 Zusammenfassung der QK-Verfahren

Parameter	Material	Zielwert	Genauigkeit, Bias	Präzision	Priorität (1 > 2 > 3)
Konzentration	frische QK-Probe	kein		S-Karte, 2-way ANOVA	1
	gelagerte QK-Probe	ja	X_{bar}-Karte	S-Karte	3
	EQK	ja	X_{bar}-Karte	S-Karte	2
Morphologie	frische QK-Probe	kein		S-Karte, 2-way ANOVA	1
	gelagerte QK-Probe	ja	X_{bar}-Karte	S-Karte	3
	EQK	ja	X_{bar}-Karte	S-Karte	2
Motilität	frische QK-Probe	kein		S-Karte, 2-way ANOVA	1
	gelagerte QK-Probe	ja	X_{bar}-Karte	S-Karte	3
	EQK	ja	X_{bar}-Karte	S-Karte	2
Vitalität	frische QK-Probe	kein		S-Karte, 2-way ANOVA	1
	gelagerte QK-Probe	ja	X_{bar}-Karte	S-Karte	3
	EQK	ja	X bar	S-Karte	2

7.11.2 Reaktionsmaßnahmen bei nicht bestandener Bewertung

EQK Programme informieren die Labore über einen möglichen Bias und bewerten die Genauigkeit der Laborverfahren. Ziel jedes Labors ist es, die Genauigkeit beizubehalten oder zu verbessern (Plaut u. Westgard 2002). Labore, die dauerhaft Werte über oder unter dem Normbereich erhalten, müssen ihre Verfahren neu bewerten und verbessern.

Eine hohe Variabilität der EQK-Ergebnisse ist häufig mit einer hohen Variabilität der IQK-Ergebnisse verbunden und weist auf inkonsistente Verfahren hin. Die technischen Verfahren müssen dann gemäß den Empfehlungen dieses Manuals revidiert werden.

Geeignete Maßnahme sind diejenigen, die in IQK beschrieben wurden (► Abschn. 7.9.3), z.B. Wiederholung der Ausbildung und des Tests. Die ◘ Tab. 7.2 bis 7.5 stellen mögliche Variabilitätsquellen in der Spermienanalyse und entsprechende Lösungen vor.

Ein Technikeraustausch zwischen unterschiedlichen Laboren mit guter EQK und wechselseitige Ausbildung sind ebenfalls vorteilhaft. Ein Besucher des Labors mit guter EQK kann oft schnell fest-

⬛ Tab. 7.2   Mögliche Variabilitätsquellen (Fehlerquellen) bei der Bestimmung der Spermienkonzentration und geeignete Lösungsansätze

Verfahren	Prävention	Kontrolle
Inkomplette Mischung der Samenproben vor Verdünnung	Ausbildung, SOP	Verdünnung wiederholen
Verdünnungsfehler (z.B. bei einer Verdünnung 1:20 1+20 statt 1+19 einstellen)	Ausbildung, SOP	Bestimmung wiederholen, IQK, EQK
Unkalibrierte Pipetten (z.B. auf 100 µl eingestellt, liefert aber 95 oder 110 µl)	Ausbildung, SOP, Wartung des Materials	Bestimmung wiederholen, IQK, EQK
Ungeeignete Pipette (z.B. Air-Displacement-) statt Positive-Displacement-Pipette	Ausbildung, SOP	Bestimmung wiederholen, IQK, EQK
Niedriges Verdünnungsvolumen, das zu einer nichtrepräsentativen Stichprobe führen könnte	Ausbildung, SOP	Bestimmung wiederholen, IQK, EQK
Samenreste auf Pipettenspitze nicht abgewischt, bevor man die Probe in das Verdünnungsmittel ablegt	Ausbildung, SOP	IQK
Nicht saubere oder nicht abgetrocknete Zählkammer	Ausbildung, SOP	Bestimmung wiederholen
Nicht korrekt assemblierte/gefüllte Zählkammer (z.B. Schmutzpartikel auf den Zählkammersäulen können die Höhe ändern)	Ausbildung, SOP	Bestimmung wiederholen
Verzögerung zwischen Durchmischung und Entnahme des Aliquots für die Verdünnung (Spermien sedimentieren rasch)	Ausbildung, SOP	Verdünnung und Bestimmung wiederholen
Verzögerung zwischen Vortexen und Füllung der Zählkammer (siehe oben)	Ausbildung, SOP	Verdünnung und Bestimmung wiederholen
Nicht adäquat gesäubertes/justiertes Mikroskop, falsche Vergrößerung	Ausbildung, SOP, Wartung des Materials	IQK, EQK
Zu wenig Zeit zwischen Zählkammerfüllung und Analyse (unzureichende Sedimentation)	Ausbildung, SOP	Bestimmung wiederholen, IQK, EQK
Zählkammer nicht waagerecht oder nicht in eine feuchte Umgebung während der Spermiensedimentation gelegt	Ausbildung, SOP	Bestimmung wiederholen, IQK, EQK
Inkorrekte Spermienidentifikation (Debris mitgerechnet, deformiere Spermien nicht erkannt)	Ausbildung, SOP	IQK, EQK
Zu viele oder zu wenige Reihen oder Quadratzahlen (d.h. inkorrektes Rechnen), Zahlen in der Mitte der Reihe unterbrochen	Ausbildung, SOP	IQK, EQK
Zu wenige Spermien gezählt (hoher Stichprobenfehler)	Ausbildung, SOP	IQK, EQK
Nichtkonsistente Bewertung der Spermien in den Quadraten (die Spermien überschätzt, die in dem oberen/unteren/linken/rechten Teil liegen)	Ausbildung, SOP	IQK, EQK
Schlecht funktionierende Laborcounter	Wartung des Materials	IQK, EQK
Mathematische Fehler beim Berechnen oder beim Abrunden der Verdünnung	Ausbildung, SOP	IQK, EQK
Füllung unter Kapillarwirkung (ungleiche Verteilung der Spermien bei Füllung)	Ausbildung, SOP	IQK, EQK

◻ **Tab. 7.3** Mögliche Variabilitäts- (Fehler-)quellen bei der Bestimmung der Spermienmorphologie und geeignete Lösungsansätze

Verfahren	Prävention	Kontrolle
Inadäquat gesäubertes/justiertes Mikroskop	Ausbildung, SOP, Wartung des Gerätes	IQK, EQK
Inadäquate Ausbildung vor Durchführung der Analyse	Ausbildung	IQK, EQK
Subjektive Technik ohne feste Richtlinien	Ausbildung, SOP	IQK, EQK
Schleichende Einflüsse von Kollegen auf die Klassifikationssysteme (können Veränderungen während der Analyse verursachen)	Ausbildung	IQK
Inadäquate Mischung der Probe vor Abstrich	Ausbildung, SOP	IQK
Schlechter Abstrich (zu dick oder zu dünn)	Ausbildung, SOP	IQK
Schlechte Färbung (z.B. zu hell oder dunkel oder zu viel Hintergrundfarbe)	Ausbildung, SOP	IQK
Am Objektträger liegende Spermien mitgezählt	Ausbildung, SOP	IQK
Nicht alle Spermien eines Areals, sondern nur einige bewertet	Ausbildung, SOP	IQK
Nicht alle oder überlappende Spermien bewertet	Ausbildung, SOP	IQK
Verblassen der Färbung über die Zeit (für gelagerte QK-Proben)	Ausbildung, SOP	IQK (Kontrollkarten)
Fehler beim Rechnen der Prozentraten, wenn nicht Multiple von 100 gezählt werden	Ausbildung, SOP	IQK, EQK
Schlecht funktionierende Laborcounter	Wartung des Materials	IQK, EQK

stellen, welche Methodenschritte geändert werden sollten, um die Reproduzierbarkeit zu verbessern.

7.12 Frequenz und Priorität der Qualitätskontrolle

QK-Proben müssen routinemäßig analysiert werden. Die Frequenz der Tests kann nationalen oder lokalen Empfehlungen angepasst werden oder durch Genehmigungsrichtlinien oder Akkreditierungszentren festgelegt werden. Einige empfehlen, jeden Tag an dem Spermienkonzentrationen von Patienten bestimmt werden, auch QK-Proben zu analysieren. Generell sollte der Umfang von Kontrollproben für die IQK 1–5% der Laborleistungen ausmachen.

QK-Proben müssen insbesondere in den folgenden Fällen eingesetzt werden:

- um neu angestellte Techniker einzuarbeiten und
- wenn neue Geräte, neues Material, neue Prozeduren oder neue QK-Proben eingesetzt werden.

Der ▶ Kasten 7.8 enthält ein generelles Schema für die zeitliche Planung der QK, die von der Arbeitsintensität des Labors bestimmt wird. ▶ Kasten 7.9 sortiert die QK-Verfahren nach Wichtigkeit. Manche Labore können aus finanziellen Gründen nicht alle Prozeduren durchführen.

7.13 Ausbildung

Wenn Techniker eingearbeitet oder umgeschult werden oder wenn neue oder modifizierte Verfahren eingesetzt werden, kann ein ähnlicher Prozess wie bei der QK eingesetzt werden. Eine adäquate

◻ Tab. 7.4   Variabilitäts-(Fehler-)Quellen bei der Bestimmung der Spermienmotilität und mögliche Lösungsansätze

Verfahren	Prävention	Kontrolle
Inadäquate Mischung der Proben vor Stichprobenentnahme	Ausbildung, SOP	Stichprobenentnahme und Analyse wiederholen, IQK
Zu langes Warten zwischen Aufbereitung des Objektträgers und Bewertung (Spermien verlieren Beweglichkeit)	Ausbildung, SOP	Stichprobenentnahme und Analyse wiederholen, IQK
Inadäquate Temperatur der Wärmeplatte (Spermien sterben ab)	Ausbildung, SOP, Wartung des Materials	IQK
Nicht adäquat gesäubertes/justiertes Mikroskop, inadäquate Vergrößerung	Ausbildung, SOP, Wartung des Materials	IQK, EQK
Fehlendes Okulargitter	Material	IQK (Kontrollkarte)
Spermien an Kanten des Deckglases bewertet	Ausbildung, SOP	Bestimmung wiederholen, IQK
Zu langsame Bestimmung (neue Spermien schwimmen ins Gesichtsfeld ein)	Ausbildung, SOP	IQK
Schlecht funktionierende Laborcounter	Wartung des Materials	IQK, EQK
Fehler beim Rechnen der Prozentraten, wenn nicht Multiple von 100 gezählt wurden	Ausbildung, SOP	IQK, EQK
Subjektiver Bias (systematisch zu hohe/niedrige Prozentraten von motilen Spermien gezählt)	Ausbildung, SOP	IQK, EQK
Beweglichkeitsbeeinträchtigende Aufbereitung (z.B. Temperaturschwankungen, energisches Vortexen, Toxinkontamination)	SOP	IQK
Nicht zufällig ausgewählte Gesichtsfelder, verzögerte Analyse (z.B. abwarten, bis bewegliche Spermien im Feld erscheinen)	Ausbildung, SOP	IQK, EQK

Ausbildung des Technikers muss die Kenntnis der folgenden kritischen Verfahrensschritte einschließen.

7.13.1 Praktische Hinweise für die Bestimmung der Spermienkonzentration

— Überprüfung der Durchmischungs- und Verdünnungsprozeduren, Zählkammergitter und Berechnungen der Zellzahlen.
— Durchführung der Zählung binnen 10–15 Minuten nach Füllung der Zählkammer. Danach entstehen Ungenauigkeiten, die auf Verdampfung zurückzuführen sind.
— Zwei Techniker sollten gemeinsam an einem Brückenmikroskop oder an einem Bildschirm (bei angeschlossener Videokamera) arbeiten, so dass sie die Verdünnungs-, die Füllungs- und die Bestimmungsprozeduren vergleichen können. Sie sollten dieselbe gefüllte Zählkammer und die einzelnen Reihen/Raster parallel beurteilen, um Diskrepanzquellen nachzuweisen.
— Für Zähl- und Ausbildungssitzungen sollte man ein Brückenmikroskop einsetzen oder individuelle Spermien sukzessive mit einem Okulargrid betrachten, um gemeinsam zu beurteilen, ob diese auf oder ober/unterhalb einer Linie liegen und damit zu entscheiden, ob sie mitgerechnet werden müssen.
— Die Hinweise in ◻ Tab. 7.2 kennen und beachten.

◘ **Tab. 7.5**   Variabilitäts-(Fehler-)Quellen bei der Bestimmung der Spermienvitalität und mögliche Lösungsansätze

Verfahren	Prävention	Kontrolle
Nicht adäquat gesäubertes/justiertes Mikroskop, inadäquate Vergrößerung	Ausbildung, SOP, Wartung des Materials	IQK, EQK
Inadäquate Färbung: einige Protokolle führen zu hypoosmotischen Zuständen, die Spermien töten	Ausbildung, SOP	Vergleich mit Motilität
Zu lange Wartezeit für die Färbung	Ausbildung, SOP	Vergleich mit Motilität
Rehydratation des getrockneten Abstriches	Ausbildung, SOP	Vergleich mit Motilität
Überschätzung der toten Spermien (z.B. von schwach rosa gefärbten Spermien)	Ausbildung, SOP	IQK, EQK
Spermien mit rosa gefärbtem Mittelstück als tot bewertet	Ausbildung, SOP	IQK, EQK

7.13.2 Praktische Hinweise für die Bestimmung der Spermienmorphologie

━ Die Richtlinien dieses Manuals beachten: Die mikroskopischen Bilder und die relevanten Kommentare für die Spermienbeurteilung erlernen.
━ Auf Spermien mit grenzwertiger Morphologie achten: sie sollen als abnormal klassifiziert werden.
━ Bewertungs- und Ausbildungssitzung mit Brückenmikroskop oder Videokamera und Bildschirm durchführen.
━ Die Hinweise in ◘ Tab. 7.3 kennen und beachten.

7.13.3 Praktische Hinweise für die Beurteilung der Spermienmotilität

━ Die Probe unmittelbar vor einer Bewertung aufbereiten. Erst auswerten, wenn die Bewegung der Flüssigkeit abgeschlossen ist, um den Bias zu reduzieren.
━ Die Gesichtsfelder zufällig wählen und nicht solche mit höherer oder niedriger Zahl an beweglichen Spermien bevorzugen. Erst ins Okular schauen, nachdem ein Gesichtsfeld ausgewählt wurde.
━ Mit dem Beginn der Analyse nicht warten, bis bewegliche Spermien im Feld erscheinen.

━ Schnell bewerten: in Abhängigkeit von der Spermienkonzentration jeweils nur einen Bruchteil des Grids auswerten.
━ Weniger Zeit für jedes Areal aufwenden, um zu vermeiden, dass bewegliche Spermien ins Feld schwimmen.
━ Bestimme zunächst progressive, dann nicht progressive/immotile Spermien in zwei Schritten. Bei Problemen die Reihenfolge umkehren.
━ Die Hinweise in ◘ Tab. 7.4 kennen und beachten.

7.13.4 Praktische Hinweise für die Bestimmung der Spermienvitalität

━ Besonders darauf achten, dass rote (tote) von rosa gefärbten (lebendigen) Spermienköpfen korrekt unterschieden werden (Spermien mit einem schwach rosa gefärbten Kopf werden als lebendig beurteilt). Wenn nur ein Teil des Mittelstücks und des Kopfes nicht gefärbt sind, wird es als undichte Mittelstückmembran beurteilt, aber nicht als tot oder als Zeichen völliger Membrandisintegration.
━ Eventuell Eosin-Nigrosin-Färbemethode einsetzen (▸ Abschn. 2.6.1).
━ Die Hinweise in ◘ Tab. 7.5 kennen und beachten.

Appendices

Referenzwerte und Nomenklatur der Ejakulatanalyse

8.1 Referenzwerte

Wenn Messungen an Ejakulatproben vorgenommen werden, müssen diese mit Referenzwerten vergleichbar sein, um Entscheidungen in der Patientenbehandlung und/oder bezüglich klinischer Studien treffen zu können. Die Referenzwerte, die hier angegeben werden, wurden in mehreren prospektiven Querschnittstudien bezüglich der Samenqualität und Fertilität generiert. Die Werte wurden durch die Analyse von Proben nach direkter retrospektiver Selektion fertiler Männer erhalten. Fertilität wurde hierbei als Schwangerschaft der Partnerin innerhalb von 12 Monaten nach Beendigung einer Kontrazeption definiert (Cooper et al. 2010).

Nur komplette Ejakulatproben nach 2–7 Tagen sexueller Abstinenz (eine Probe pro Teilnehmer – die erste, wenn mehrere Proben vorlagen) wurden in die Analyse einbezogen.

Das Ejakulatvolumen wurde mit Methoden gemessen, die von der WHO dafür empfohlen worden waren (Wiegen, Übertragen auf Pipetten oder Messgefäße). Die Gesamtspermienzahl wurde aus der Spermienkonzentration berechnet, die wiederum per Hämozytometer in fixierten und verdünnten Proben. Die Gesamtmotilität (progressiv und nichtprogressiv) sowie der Anteil immotiler Spermien wurde bei Raumtemperatur oder bei 37 °C erfasst. Daten der Spermienmorphologie kamen nur aus Laboratorien, die den erwarteten absoluten Wert für Normalformen (ca. 35%) nach Kriterien der strikten Kategorisierung (Tygerberg) nicht überschritten. Die Spermienvitalität wurde durch die Ausschlussmethode nach Eosinfärbung der Spermienkopfmembran bestimmt.

Üblicherweise wird die 2,5%-Perzentile von zweiseitigen Referenzkontinua als Grenzwerte genommen: Alle Werte jenseits dieser Grenzen können als solche einer anderen Population angesehen werden. Für Ejakulatwerte erscheint es jedoch sinnvoller, ein einseitiges Referenzintervall zu benutzen, da sehr hohe Werte die Fertilität höchstwahrscheinlich nicht beeinträchtigen. Daher wurde die untere 5%-Perzentile als Referenz-Grenzwert festgelegt. Die entsprechenden Einzelwerte sind der ◘ Tab. 8.1 zu entnehmen, die kompletten Verteilungsmuster der ◘ Tab. 8.2.

Kommentar
Die Referenzverteilungsmuster in der ◘ Tab. 8.2 beschreiben die Ejakulatcharakteristika von Männern, deren Partnerinnen innerhalb von 12 Monaten nach Beendigung einer Kontrazeption schwanger wurden.

Kommentar
Väter beschreiben eine selektierte Gruppe von Individuen und ihre Ejakulatwerte können sich von denen einer gemischten Gesamtpopulation gesunder Männer durchaus unterscheiden.

Kommentar
Die Charakteristika von Ejakulatwerten sind hoch variabel, sowohl zwischen verschiedenen Männern als auch zwischen Einzelproben eines Individuums. Sie stellen nicht die einzigen Determinanten der Fertilität eines Paares dar; die Grenzwerte sind daher eher ein Abbild der männlichen Fertilität.

Kommentar
Ejakulatparameter, die im 95%-Referenzbereich liegen, garantieren nicht per se eine Fertilität.

Kommentar
Männer, deren Ejakulatwerte unterhalb der hier beschriebenen Grenzen liegen, sind nicht per se infertil. Ihre Werte liegen unterhalb der Referenzwerte für Väter und diese können, nach der o.g. Definition, also zu den 5% fertiler Männer gehören, deren Gesamtpopulation zu der Kalkulation der Referenzwerte genutzt wurde.

Kommentar
Die Ejakulatwerte eines Mannes müssen immer in Zusammenhang mit weiteren klinischen Daten beurteilt werden.

Kommentar
Es ist möglich, dass regionale Unterschiede in der Samenqualität existieren. Ebenso kann es Unterschiede zwischen einzelnen Laboratorien geben. Jedes Labor sollte erwägen, eigene Referenzwerte festzulegen; dieser sollte dann anhand der in diesem Handbuch beschriebenen Vorgehensweisen erfolgen

◻ Tab. 8.1 Untere Grenzen der Referenzwerte (5%-Perzentilen und ihre 95%-Konfidenzintervalle) für Ejakulatparameter

Parameter (Einheit)	Unterer Grenzwert
Volumen der Samenflüssigkeit	1,5 (1,4–1,7)
Gesamtspermienzahl (106 pro Ejakulat)	39 (33–46)
Spermienkonzentration (10^6/ml)	15 (12–16)
Gesamtmotilität (progressiv und nichtprogressiv, %)	40 (38–42)
Progressive Motilität (%)	32 (31–34)
Vitalität (lebende Spermatozoen, %)	58 (55–63)
Spermienmorphologie (normale Formen, %)	4 (3,0–4,0)
Andere Grenzwerte nach Konsensus	
pH	≥7,2
Peroxidase-positive Leukozyten (10^6/ml)	<1,0
MAR-Test (motile Spermatozoen mit gebundenen Partikeln, %)	<50
Immunobead-Test (motile Spermatozoen mit gebundenen Beads, %)	<50
Zink in der Seminalflüssigkeit (µmol/Ejakulat)	≥2,4
Fruktose in der Seminalflüssigkeit (µmol/Ejakulat)	≥13
Neutrale Glukosidase in der Seminalflüssigkeit (mU/Ejakulat)	≥20

◻ Tab. 8.2 Werteverteilung der Ejakulatparameter von Männern, deren Partnerinnen innerhalb von 12 Monaten nach Absetzen der Kontrazeption schwanger wurden (Quelle: Cooper et al. 2010)

Parameter (Einheit)	N	Perzentile								
		2,5	5	10	25	50	75	90	95	97,5
Volumen der Samenflüssigkeit	1941	1,2	1,5	2,0	2,7	3,7	4,8	6,0	6,8	7,6
Gesamtspermienzahl (10^6 pro Ejakulat)	1859	23	39	69	142	255	422	647	802	928
Spermienkonzentration (10^6/ml)	1859	9	15	22	41	73	116	169	213	259
Gesamtmotilität (progressiv und nichtprogressiv, %)	1781	34	40	45	53	61	69	75	78	81
Progressive Motilität (PR, %)	1780	28	32	39	47	55	62	69	72	75
Nichtprogressive Motilität (NP, %)	1778	1	1	2	3	5	9	15	18	22
Vitalität (lebende Spermatozoen, %)	428	53	58	64	72	79	84	88	91	92
Spermienmorphologie (normale Formen, %)	1851	3	4	5,5	9	15	24,5	36	44	48

◻ **Tab. 8.3**   Nomenklatur der Ejakulatparameter bzw. Samenqualität

Aspermie	Keine Samenflüssigkeit (keine oder retrograde Ejakulation)
Asthenozoospermie	Prozentanteil der progressiv-motilen Spermien (PR) unterhalb des unteren Referenzwertes
Asthenoteratozoospermie	Prozentanteile von sowohl progressiv-motilen Spermien (PR) und morphologisch normalen Spermatozoen unterhalb der unteren Referenzwerte
Azoospermie	keine Spermatozoen im Ejakulat (zu verstehen als die Grenze der Quantifizierung für die jeweilige Bestimmungsmethode)
Kryptozoospermie	keine Spermatozoen im Ejakulat, jedoch im zentrifugierten Pellet nachweisbar
Hämospermie/Hämato-spermie	Nachweis von Erythrozyten im Ejakulat
Leukospermie/Leukozyto-spermie/Pyospermie	Nachweis von Leukozyten im Ejakulat oberhalb des Grenzwertes
Nekrozoospermie	geringer Prozentsatz von lebenden und gleichzeitig hoher Prozentsatz von immotilen Spermatozoen im Ejakulat
Normozoospermie	Gesamtzahl (oder Konzentration, abhängig vom berichteten Resultat*) von Spermatozoen im Ejakulat sowie Prozentanteil von progressiv-motilen (PR) und morphologisch normalen Spermatozoen, gleich oder über des jeweiligen unteren Referenzwertes
Oligoasthenozoospermie	Gesamtzahl (oder Konzentration, abhängig vom berichteten Resultat*) und Prozentanteil von progressiv-motilen Spermatozoen (PR) unterhalb des unteren Referenzwertes
Oligoasthenoteratozoo-spermie	Gesamtzahl (oder Konzentration, abhängig vom berichteten Resultat*) und Prozentanteile von sowohl progressiv-motilen (PR) als auch morphologisch normalen Spermatozoen unterhalb des jeweiligen unteren Referenzwertes
Oligoteratozoospermie	Gesamtzahl (oder Konzentration, abhängig vom berichteten Resultat*) und Prozentanteil der morphologisch normalen Spermatozoen unterhalb des jeweiligen unteren Referenzwertes
Oligozoospermie	Gesamtzahl (oder Konzentration, abhängig vom berichteten Resultat*) der Spermatozoen unterhalb des unteren Referenzwertes
Teratozoospermie	Prozentanteil der morphologisch normalen Spermatozoen unterhalb des unteren Referenzwertes

* Der Gesamtzahl der Spermatozoen sollte Vorrang gegenüber der Konzentration eingeräumt werden.

8.2   Nomenklatur

Dieses Handbuch legt die Nomenklatur fest, um Abweichungen von den Referenzwerten der Ejakulatparameter zu beschreiben und benutzt eher Worte als Zahlen (◻ Tab. 8.3). Es gibt Argumente, eine solche Terminologie aufzugeben (Grimes u. Lopez 2007). Die Nomenklatur klassifiziert die Qualität des Ejakulates und suggeriert keine zugrunde liegende Ursache (Eliasson et al. 1970). Die benutzten Ausdrücke beschreiben Proben mit Werten außerhalb der Referenzbereiche und teilen diese damit einer potentiell anderen Population zu.

Meist beschreibt ein Ausdruck der Nomenklatur der Ejakulatwerte einen einzelnen Parameter. Der Ausdruck »Normozoospermie« jedoch bezieht sich auf drei Ejakulatparameter: Anzahl, Motilität und Morphologie der Spermatozoen. Daher können und sollten Abweichungen vom Referenzbereich für jeden Parameter einzeln beschrieben werden.

Anmerkung
Das Suffix »-spermie« bezieht sich auf das Ejakulat und das Suffix »-zoospermie« auf die Spermatozoen. Daher sollten die folgenden Ausdrücke nicht benutzt werden: Asthenospermie, Asthenoteratospermie, Kryptospermie, Oligoasthenospermie, Oligoteratospermie, Oligospermie, Teratospermie.

Ausstattung und Sicherheit

9.1 Grundausstattung eines Andrologielabors

Hier findet sich eine Auflistung der Gegenstände und Materialien, die in einem Andrologielabor benötigt werden, um die grundlegenden Untersuchungen, die in diesem Handbuch beschrieben werden, durchführen zu können.

Falls Hilfe benötigt wird, eine Bezugsquelle für einen der aufgeführten Gegenstände zu finden, sollte man sich auf die publizierte wissenschaftliche Literatur im Anhang dieses Handbuches beziehen.

9.1.1 Allgemeine Ausstattung für das Andrologielabor

- Waage
- Arbeitsplätze mit undurchlässiger Oberfläche
- Abwurfbehälter für scharfe oder spitze Objekte, gefährlichen/infektiösen Abfall
- eine Ausgabe des Handbuches für Laborsicherheit (WHO 2004)
- Tiefkühlvorrichtung
- Desinfektionsvorrichtung oder Natriumhypochloritlösungen in Aqua dest (0,1% und 1%)
- desinfizierende Seife oder antiseptische Hautreinigungslösung
- Einmalhandschuhe
- Augenwaschlösung oder Augendusche
- Erste-Hilfe-Koffer
- Abzugsarbeitsplatz zur Aufbewahrung und Arbeit mit toxischen Reagenzien, Chemikalien oder Färbestoffen
- Kühlschrank
- Dusche

9.1.2 Notwendige Ausstattung und Materialien für eine Ejakulatanalyse

- Kapillarröhrchen und Versiegelungsmaterial (für den Mukus-Penetrations-Test)
- CASA-Maschine (optional)
- Zentrifugen:
  - Arbeitsplatzzentrifuge zur Routinearbeit mit Ejakulat und Urin (300–500 g), Marker

in der Seminalflüssigkeit (1000 g) und visköse Proben (2000 g)
  - Hochgeschwindigkeitszentrifuge (ab 3000 g) für die Aufarbeitung von vermuteten Proben mit Azoospermie oder eine Mikrozentrifuge (ab 16000 g) zur Erzeugung von spermienfreien Seminalplasma (▶ Kasten 9.1)
- Ausstattung zur Kryokonservierung von Spermatozoen (optional)
- spermizidfreie Kondome (optional)
- Verdünnungsphiolen
- Dissektionsmikroskop (optional, um Hamster-Oozyten zu gewinnen)
- Filterpapier, 90 g/m^2 (zur Filtration von Färbungen)
- Fluoreszenzmikroskop und entsprechende Objektive (optional, für die hochsensitive Messung von Spermienkonzentrationen und Akrosomentests)
- Hämozytometer: verbesserte Neubauer-Version oder Alternativen, 100 µm tief mit dickem Deckglas (Dickennummer 4, 0,44 mm)
- Inkubator (37 °C), vorzugsweise mit 5% CO_2 (optional)
- Laborfolie: selbstversiegelnd und formbar
- Laborzählgerät mit sechs oder neun Tasten
- Großvolumenzählkammer (optional, für die Auswertung von niedrigen Spermienkonzentrationen)
- Luminometer (optional, für einen ROS-Assay)
- Objektträger (mit Möglichkeit zur Beschriftung) und Deckgläschen (Stärken 1,5, 0,16–0,19 mm) sowie einfache Objektträger um einen Tropfen Samenflüssigkeit auf einem anderen Objektträger verstreichen zu können (Anfertigung von Ausstrichen)
- Stifte:
  - Bleistifte zum Schreiben auf gefrosteten Objektträgern (Härtegrad HB2)
  - Wachsstifte zur Begrenzung des Areals für eine Antikörperlösung auf dem Objektträger
  - Permanentmarker
- pH-(ISFET)Elektrode (optional, für visköse Ejakulatproben)
- pH-Papier (Bereich 6–10)

Kasten 9.1 Berechnung von Zentrifugalkräften

Die Kraft, der Spermatozoen während der Zentrifugierung unterworfen werden (relative Zentrifugalkraft, RZK) hängt von der Geschwindigkeit der Rotation (N, Umdrehungen pro Minute, upm) und dem Abstand vom Zentrum des Rotors zum Punkt, an dem die RZK gemessen wird (radius, R, cm), ab (das ist normalerweise der Boden des Zentrifugationsröhrchens). Die RZK wird nach folgender Formel berechnet: $1{,}118 \times 10^{-5} \times R \times N^2$. Zum Beispiel wird, bei einem Rotor-Radius von 8,6 cm, eine Zentrifugation mit 5000 rpm eine Kraft von 2404 g erzeugen. Bei einem Rotor-Radius von 13,5 cm wird eine Zentrifugation mit 3900 rpm eine Kraft von 2296 g erzeugen. Die ◻ Abb. 9.1 gibt ein Nomogramm zur Bestimmung der RZK in Abhängigkeit von Rotor-Radius und Umdrehungsgeschwindigkeit vor.

- Phasenkontrastmikroskop (zur Abschätzung der Spermienkonzentration, -motilität und -morphologie) mit Lichtquelle von mindestens 50 Watt und den folgenden Zusatzgegenständen (▶ Kap. 10)
  - Positiv-Phasen-Objektive (×10, ×20–25, ×40 oder ×63 und ein ×100-Öl-Immersions-Objektiv
  - ×40 negativ-Phasen-Objektiv (optional, für Eosin-Vitalitäts-Test)
  - Weitfeld-Okular (×10 oder ×12,5)
  - Okular-Fadenkreuz (zur Abschätzung des beobachteten Quadranten bei der Motilitätsbestimmung)
  - Stufenmikrometer (zur Bestimmung der Spermienmorphologie)
  - skalierter Objektträger (Objektträger mit Gitternetz, optional, für Qualitäts-Management)
  - beheizbare Objektträgerhalter (optional, für die Messung der Spermiengeschwindigkeit)
- Pipetten und Pipettenspitzen
  - Pasteurpipetten mit Peleusball oder Einmal-Transfer-Pipetten aus Plastik oder automatische Pipetten zur Mischung von Samenflüssigkeit
  - Luftverdrängungspipetten
  - Positiv-Verdrängungs-Pipetten zur Messung von 10–100 µl
- Aufzeichnungsbögen oder -bücher für die Ergebnisse der Ejakulat- oder Mukusanalyse (▶ Kap. 13)
- Proben-Mischvorrichtungen
  - zweidimensionaler Schüttler oder Rotationsrad zur Mischung von Samenflüssigkeit (optional)

- Labormischer für verdünnte Samenflüssigkeit
- Versiegelungsfolie für 96-well-Platten (optional, für Fruktose-Assay)
- Behälter zur Gewinnung von Ejakulat
  - Einmalbehälter mit Deckel und weiter Öffnung
  - autoklavierbarer Glaszylinder
- Einmal-Objektträgerkammern (optional, für die Motilitätsanalyse im Rahmen einer Qualitätskontrolle)
- Spektrophotometer (optional, für die Bestimmung von Markern im Seminalplasma)
- Tropfplatte aus Porzellan oder Borosilikatglas (für den Eosin-Nigrosin-Test)
- Zeitmessgerät (d.h. Uhr) (optional) für die Probenzubereitung bei Qualitätskontrolle
- flusenfreie Papiertücher
- Wärmeplatte auf dem Arbeitsplatz (optional, für das Vorwärmen der Objektträger zur Motilitätsanalyse)

9.1.3 Notwendige Chemikalien und Reagenzien

- Antikörper (CD45 für Leukozyten)
- Antischäum-Mittel (optional, für das Anfertigen eine Probe zur Qualitätskontrolle)
- Peroxidase-Kit (optional)
- Kryoprotektions-Medium (optional)
- Dichtegradienten-Medium (zur Spermienaufbereitung)
- Fruktose-Assay (optional)
- Glutaraldehyd (optional, für den HOP-Test)
- Mineralöl (optional, für den HOP-Test)

- Neutrale alpha-Glukosidase-Assay (optional)
- Papanicolaou-Färbung
- Vaseline (optional, für den HOP-Test)
- Schnell-Färbe-Kit (optional, für die Spermien-morphologie)
- Wachs (Schmelzpunkt 48–66 °C) (optional, für den HOP-Test)
- Zink-Assay (optional)

9.2 Potentielle Gefährdungen im Andrologielabor

Menschliche Körperflüssigkeiten, wie das Ejakulat, sind potentiell infektiös und müssen mit besonderer Vorsicht behandelt und entsorgt werden. Die wichtigsten Mikroorganismen im Andrologielabor sind in dieser Hinsicht das HI-Virus, sowie die Hepatitis-B- und/oder -C-Viren. Das Laborpersonal sollte alle biologischen Proben als potentiell infektiös betrachten und entsprechende Sorgfalt im Umgang damit walten lassen.

9.3 Sicherheitsvorkehrungen für das Personal im Andrologielabor

- Jeder Mitarbeiter im Andrologielabor, der mit menschlichen Proben arbeitet, sollte gegen Hepatitis-B-Viren immunisiert sein.
- Niemals sollte im Andrologielabor gegessen, getrunken oder geraucht werden. Kosmetika sollten dort nicht appliziert und es dürfen keine Nahrungsmittel im Laborbereich gelagert werden.
- Das Pipettieren mit dem Mund ist nicht gestattet. Mechanische Pipettierhilfen müssen in jedem Fall für die Manipulation von Flüssigkeiten benutzt werden.
- Jeder Mitarbeiter im Andrologielabor sollte einen Laborkittel oder Einmalschutzkleidung tragen und diese beim Verlassen des Labors ablegen/entsorgen. Das Laborpersonal sollte Einmalhandschuhe tragen (aus Gummi, Latex oder Vinyl, mit oder ohne Puder), besonders wenn frische oder gefrorene Proben von Ejakulat oder Seminalplasma oder andere biologische Proben sowie Behälter, die damit

in Kontakt gekommen sind, berührt werden könnten. Handschuhe müssen abgelegt und entsorgt werden, wenn das Labor verlassen wird. Das Gleiche gilt für die zwischenzeitliche Nutzung von Telefon oder Computer im Labor. Die Handschuhe dürfen nicht wieder verwendet werden.

- Das Personal sollte die Hände regelmäßig waschen, besonders vor Verlassen des Labors, nach Verarbeitung von Proben und nach dem Ablegen von Handschuhen oder Schutzkleidung.
- Jeder im Andrologielabor sollte besonders darauf achten, sich keine Verletzungen durch scharfe oder spitze Instrumente zuzufügen, besonders wenn diese mit Ejakulat oder Seminalplasma kontaminiert gewesen sein können. Der Kontakt dieser Flüssigkeiten mit der ungeschützten Haut, Schnittverletzungen, Schürfwunden oder anderen Läsionen ist auf jeden Fall zu vermeiden.
- Maßnahmen müssen getroffen werden, um das Verschütten von Ejakulatflüssigkeit, Blut oder Urinproben zu verhindern. Es muss klar sein, wie verschüttete Proben sorgfältig aufzunehmen und zu entsorgen sind.
- Alle scharfen oder spitzen Objekte (Nadeln, Klingen, etc.) müssen nach dem Gebrauch in besonders markierten Behältern entsorgt werden. Diese Behälter müssen versiegelt werden, bevor sie ganz gefüllt sind. Sie müssen mit derselben Sorgfalt entsorgt werden wie anderes gefährliches Labormaterial.
- Alle potentiell gefährlichen Gegenstände (Handschuhe, Ejakulatgefäße) müssen gesammelt und sorgfältig entsorgt werden.
- Gesichtsmasken oder chirurgische Masken müssen vom Personal bei allen Vorgängen getragen werden, die potentiell Aerosole oder Tröpfchen erzeugen können, z.B. das Schütteln oder Zentrifugieren von offenen Behältern. Die letzten Tropfen der Samenproben dürfen nicht mit Gewalt oder unnötiger Kraft aus der Pipette gedrückt oder geschleudert werden, weil dies Aerosole oder Tröpfchen erzeugen könnte.
- Das Personal muss Schutzbrillen, isolierende Schutzhandschuhe und geschlossene Schuhe

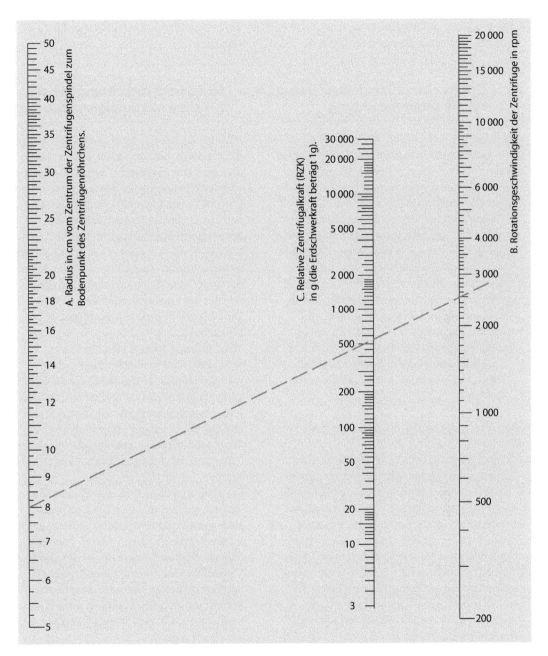

Abb. 9.1 Nomogramm zur Bestimmung der relativen Zentrifugalkraft (RZK) aus den gegebenen Größen Rotor-Radius und Rotationsgeschwindigkeit. Eine gerade Linie, die den Rotor-Radius (cm, linke Achse) und die Rotationsgeschwindigkeit (rpm, rechte Achse) verbindet, schneidet die mittlere Achse bei der zu bestimmenden RZK. In dem dargestellten Beispiel ist bei einem Rotor-Radius von 8 cm und einer Rotationsgeschwindigkeit von 2500 rpm eine RZK von ungefähr 550 g bestimmbar. Die errechnete RZK ist 559 g (▶ Kasten 9.1)

tragen, wenn dies angemessen erscheint, z.B. beim Umgang mit flüssigem Stickstoff.

9.4 Sicherheitsmaßnahmen in Bezug auf die Laboreinrichtung

Arbeitsflächen und wieder verwendbare Gefäße, die in Kontakt mit Samenflüssigkeit oder anderen biologischen Proben gekommen sind, müssen sterilisiert oder desinfiziert werden. Dazu dienen die folgend aufgelisteten Vorgehensweisen:

Täglich nach Beendigung der Analysen:

- Abwaschen des Arbeitsplatzes mit einem Desinfektionsmittel, z.B. Natriumhypochlorit 0,1% (1 g/l) oder ähnlichem. Dann sollte man mindestens eine Stunde warten (oder über Nacht trocknen lassen) und anschließend das Desinfektionsmittel mit Wasser abwischen.
- Die Zählkammern und Deckgläschen in Natriumhypochlorit 0,1% (1 g/l) oder ähnlichem Desinfektionsmittel über Nacht einweichen. Dann das Desinfektionsmittel mit Wasser abwaschen.

Nach dem versehentlichen Verschütten einer Probe:

- Wenn die Außenseite des Probenbehälters kontaminiert wurde, mit Natriumhypochlorit 0,1% (1 g/l) oder ähnlichem Desinfektionsmittel abwaschen, dann mit Wasser nachspülen.
- Sofort nach dem Verschütten der Probe die Arbeitsfläche mit Natriumhypochlorit 1% (10 g/l) oder ähnlichem Desinfektionsmittel abwaschen, mindestens für 4 Stunden warten, dann Desinfektionsmittel mit Wasser abwaschen.

Falls nötig, kann die Hitzeinaktivierung von HI-Viren in Ejakulatgefäßen auf folgende Weise erreichen werden:

- Trockene Hitzesterilisation für wenigstens 2 Stunden bei 170 °C. Das Gefäß mit Folie vor dem Erhitzen bedecken und abkühlen lassen, bevor es weiter verwendet wird.
- Dampfsterilisation (Autoklavierung) für wenigstens 20 Minuten bei 121 °C bei 101 kPa, also über dem atmosphärischen Druck.

- Kontinuierliches Kochen in Wasser für 20–30 Minuten.

9.5 Sicherheitsvorkehrungen beim Arbeiten mit flüssigem Stickstoff

- Flüssiger Stickstoff ist gefährlich. Das Arbeiten damit erfordert immer größte Sorgfalt, man darf nur dafür zugelassene Tanks verwenden und nicht versuchen, die Behälter zu versiegeln. Man muss immer Fasszangen verwenden, um Gegenstände, die sich in flüssigem Stickstoff befinden, herauszuholen.
- Die Augen sind mit einem Gesichtsschild oder Sicherheitsbrillen zu schützen. Die Hände sind mit locker sitzenden trockenen Lederhandschuhen oder Isolierhandschuhen zu schützen. Die Füße schützt man mit geschlossenen Schuhen.
- Wenn flüssiger Stickstoff auf einer Oberfläche verschüttet wird, tendiert er aufgrund der geringen Oberflächenspannung dazu, diese komplett zu bedecken. Daher wird ein großes Areal abgekühlt. Gegenstände, die weich und formbar bei Raumtemperatur sind, werden für gewöhnlich hart und brüchig, wenn sie die Temperatur des flüssigen Stickstoffs erreicht haben.
- Die extrem niedrige Temperatur kann schwere Verletzungen hervorrufen. Ein Hautkontakt kann einen Effekt hervorrufen, der einer Brandverletzung gleicht. Das Gas, das vom flüssigen Stickstoff evaporiert, ist extrem kalt. Verletzliche Gewebe, wie zum Beispiel das der Augen, können schon durch einen kurzen Kontakt mit dem Gas geschädigt werden, auch wenn dieses nicht die Haut des Gesichts oder der Hände angreift.
- Man halte sich fern von kochendem und spritzendem flüssigen Stickstoff und dem daraus evaporierenden kalten Gas. Der Koch- und Spritzvorgang tritt immer dann auf, wenn ein warmer Behälter beladen wird oder wenn Gegenstände in den flüssigen Stickstoff eintauchen. Diese Vorgänge sind immer äußerst behutsam und langsam vorzunehmen, um das Kochen und Spritzen zu minimieren.

- Man vermeide den Kontakt mit nichtisolierten Leitungen. Man sollte niemals einen unbedeckten Teil des Körpers in Kontakt mit Leitungen oder Gefäßen kommen lassen, die flüssigen Stickstoff enthalten. Das extrem kalte Metall wird zu einem Anheftungsvorgang führen und die Haut sowie darunter liegende Gewebe werden beim Versuch, loszukommen zerrissen.

- Man arbeite in gut belüfteten Räumen. Bereits ein kleiner Anteil flüssigen Stickstoffs kann eine große Menge Gas entstehen lassen (bei Raumtemperatur ist das Volumenverhältnis 1:9). Wenn gasförmiger Stickstoff aus der Flüssigkeit in einem geschlossenen Raum evaporiert, kann der Sauerstoffanteil der Luft dramatisch sinken: Erstickungsgefahr entsteht. Sauerstoffdetektoren, die einen Alarm auslösen, wenn der Sauerstoffanteil der Luft unter 17% sinkt, sind verfügbar und sollten verwendet werden, wenn flüssiger Stickstoff gelagert wird.

- Man verwende nur Röhrchen und sogenannte »Straws«, die für den Einfriervorgang in flüssigem Stickstoff hergestellt wurden. Sorgfalt im Umgang mit diesen Gegenständen ist angebracht, auch diese können explodieren, wenn sie sich erwärmen.

Mikroskopie im Andrologielabor

Die beste Informationsquelle für ein spezifisches Mikroskop ist immer noch das Handbuch des Herstellers, welches ein Diagramm mit Darstellung aller Einzelteile enthalten sollte. Falls ein solches Handbuch nicht zur Verfügung steht, sollte es zumindest möglich sein, die notwendigen Informationen zum Aufbau und zur Handhabung des Mikroskops aus dem Internet zu beziehen.

Für die Ejakulatanalysen, die in diesem Handbuch beschrieben werden, wird ein Phasenkontrastmikroskop empfohlen. Das Mikroskop mit einer Lichtquelle von mindestens 50 Watt sollte binokular sein, einen Phasenkondensator enthalten und muss mit ×10, ×20(oder ×25), und ×40 (oder ×63) Phasenobjektiven ausgerüstet sein (zur allgemeinen Beurteilung, für die Erfassung der Motilität, Vitalität und zum Zählen der Spermatozoen und anderen Zellen). Zudem sollte es ein Hellfeld ×100-Öl-Immersionsobjektiv besitzen (für die Bestimmung der Morphologie und Vitalität). Eine Negativphasenlinse ist zu Vitalitätsbestimmungen nützlich, ebenso ist eine CASA-Ausrüstung empfehlenswert sowie eine Fluoreszenzlinse für die entsprechende Fluoreszenzmikroskopie.

- Qualität und Preis der Objektivlinsen unterscheiden sich erheblich (▶ Kasten 10.1) Die teuren Objektive bieten oft ein besseres Bild, aber auch Objektive niedrigerer Qualität können für die meisten Zwecke ausreichend sein.
- Okular-Gitternetze (detaillierte Gitternetze, Fadenkreuze, Okularmikrometer) sind Glasscheiben mit Skalen bekannter Abmessungen, für gewöhnlich 5 oder 10 mm, oder Gitter verschiedener Form, die darauf imprägniert sind. Einige Okulare haben fest angebrachte Gitternetze, andere können abgeschraubt werden, damit ein Gitternetz eingesetzt werden kann. Diese sind in verschiedenen Durchmessern erhältlich und müssen exakt dem Durchmesser des Okulars entsprechen. Sie können mit einem Stufenmikrometer kalibriert werden, um die Abmessungen von Spermatozoen zu erfassen. Sie werden auch genutzt, um das Beobachtungsfeld bei der Bestimmung der Spermienmotilität einzugrenzen. Das in den ▶ Abb. 2.4(a) und 14.4 gezeigte hat ein 5×5-mm-Gitter, welches hervorragend zur Motilitätsbestimmung bei 20facher und 40facher Vergrößerung geeignet ist. Einige Laborangestellte ziehen dies auch gegenüber einem 10×10-mm-Gitter zu Abschätzung der Konzentration oder der Morphologie vor.
- Ein Stufenmikrometer ist ein modifizierter Mikroskopschlitten mit einer Skala, die auf die Oberfläche eingeätzt ist. Normalerweise wird hier 1 mm in 10-μm-Unterabschnitte eingeteilt. Man kann dies zur Kalibrierung des Okularmikrometers oder des Retikelgitters (Amplitudengitter) nutzen und damit auch verschiedene zeitabhängige Dimensionen wie bei der Motilitätsanalyse erfassen (▶ Abb. 14.5).

Die Vorgehensweisen, welche im Folgenden beschrieben werden, sorgen für das bestmögliche Bild, das mit dem Mikroskop zu erhalten ist. Wenn der Lichtgang optimal ausgerichtet und eingestellt ist, wird das Bild klar sein, kontrastreich und nicht sehr belastend für das Auge. Die folgenden Vorgehensweisen sollten eingehalten werden, wenn ein neues Mikroskop eingeführt wird oder wenn die Bilder immer mehr in der Qualität nachlassen.

10.1 Das Auflegen der Probe

- 10 μl Samenflüssigkeit (oder ein anderes Volumen, ▶ Kasten 2.4) wird auf einen Objektträger aufgetragen und mit einem 22×22 mm Deckgläschen bedeckt (Stärke 1,5, 0,17 mm) (oder andere Abmessungen, ▶ Kasten 2.4). Dann wird der Objektträger auf den Mikroskopschlitten gelegt. Man kann auch das Stufenmikrometer anstelle des Objektträgers verwenden, um das Mikroskop einzustellen.
- Das Licht wird angeschaltet und in der Intensität angepasst, damit ein maximaler Kontrast entsteht, der aber noch für das Auge angenehm ist.
- Die ×10-Positivphasenobjektivlinse ist auszuwählen. Drehen Sie an dem Kondensatorrad um die Stärke der gewählten Objektivlinse anzupassen.

Anmerkung
wenn das Mikroskop triokular ist (d.h. ein drittes Okular kann für eine Kamera oder ein Videoaufzeichnungsgerät genutzt werden), wird ein Lichtdeflektionsdrehknopf vorhanden sein,

Kasten 9.1 Die Objektivlinse

Jede Mikroskoplinse hat verschiedene Informationen eingeprägt wie:

UPlan Fl	PlanApo	Plan Neofluor	Plan	S-Fluor
20×/0,80 imm corr	40×/0,75 Ph2	100×/1,35 oil iris	100×/1,25 oil Ph3	20×/0,75
160/0,17	∞/0,17	∞/–	∞/0,17 WD 1,0	

Erklärungen zu den verschiedenen Markierungen werden hier gegeben:

Plan: planare Linse, die ein Flachblickfeld ermöglicht, darin ist jedes Objekt im Fokus.

Apo: apochromatische Linse, die hochkorrigiert ist für chromatische Abweichungen.

F, Fl, FL, Neofluor, Fluo, Fluotar, UV, S-Fluor: Linse, die durchlässig für UV-Licht ist und zur Fluoreszenzmikroskopie benutzt wird.

×100, ×63, ×40 etc. weist die Vergrößerungsfähigkeit der Linse aus.

Die **numerische Apertur(NA)** der Linse **0,30, 0,50, 0,80, 1,30, 1,40** etc. ist ein Indikator für die Fähigkeit der Linse, Licht zu amplifizieren. Gemeinsam mit der genutzten Wellenlänge des Lichts (λ, Lambda), determiniert die NA die Auflösung (die kleinste Distanz zwischen zwei Objekten, die man unterscheiden kann). Es gilt: NA= ή × sin (ά), wobei ή (eta) den Refraktionsindex des Immersionsmediums und ά (alpha) den Raumwinkel zwischen dem Rand des Beleuchtungskegels und der Vertikalen präsentieren. Als maximalen Wert von sin (ά) ist theoretisch 1,00 möglich, das Maximum von NA ist daher auch (theoretisch) gleich ή, aber in der täglichen Praxis ist der Maximalwert 1,4. Wählen Sie den höchsten Wert für NA, um die beste Auflösung zu erhalten.

Ph, Ph1, Ph2, Ph3, NP, N gibt an, dass eine Linse mit Phasenring eingesetzt wurde. Ph steht für einen Positivphasenring und NP oder N für Negativphasenringe. Ph1-, Ph2- und Ph3-Linsen benötigen jeweils verschiedene Phasenaußenräder im Kondensator. Positivphasenkontrast-Optiken ermöglichen es, intrazelluläre Strukturen darzustellen (zu nutzen in Nass-Präparationen und für die Motilität), wohingegen Negativphasenkontrast-Optiken weiße Bilder gegen einen dunklen Hintergrund produzieren (genutzt für Nass-Präparationen der Vitalitätsanalyse oder die CASA).

Imm, immersion, oil, W gibt an, dass die Linse für den Gebrauch mit einer Flüssigkeit gebaut ist (meist Öl, manchmal Wasser (W) oder Glycerol). Diese Flüssigkeiten sollen sich dann zwischen dem Untersuchungsobjekt und der Linse befinden, um ein schärferes Bild zu erzeugen. Wenn nicht in dieser Form angegeben, ist die Linse »trocken« und sollte nicht mit irgendeiner Flüssigkeit benutzt werden.

Iris gibt an, dass eine Linse mit einer Iris vorhanden ist, die mit einem Rändelring verstellt werden kann.

Corr gibt an, dass eine Linse mit einem Rändelring plus variablen Hubbegrenzer am Okular vorhanden ist, damit Immersionsmedien mit verschiedenen Refraktionsindizes benutzt werden können.

160, ∞: Virtuelle Röhrenlänge zwischen Okular und Objektiv. Normalerweise bei 160 mm, bei modernen Linsen aber auch unendlich (∞).

0,17, –: Dicke des für das jeweilige Objektiv benötigten Deckgläschens. Die Deckgläschen-nummer 1,5 (Dicke 0,16–0,19 mm) ist für die meisten Zwecke geeignet. Hämozytometer benötigen Deckgläschendicken mit der Nummer 4 (Dicke 0,44 mm). »–« bedeutet, dass die Dicke des Deckgläschens nicht von Bedeutung ist bzw. dass die Immersionsflüssigkeit direkt auf den Objektträger aufgetragen werden kann.

WD: Arbeitsdistanz, d.h. der Abstand zwischen den Frontlinsenelementen des Objektivs zur nächstgelegenen Oberfläche des Deckgläschens, sobald das Untersuchungsobjekt im scharfen Fokus ist. Die Arbeitsdistanz vermindert sich im Allgemeinen mit der Erhöhung von Vergrößerung und NA. Dabei wird Raum für Linsen mit Arbeitsdistanzen von normal (NWD, bis 5 mm), weit (LWD, 5,25–9,75 mm), extraweit (10–14 mm) und superweit (15–30 mm) unterschieden. Einige Mikroskope benötigen eine LWD-Linse zur Benutzung mit einer verbesserten Neubauer-Kammer.

Refraktions-Index: Das Ausmaß der Phasenretardierung von Licht, während es durch ein Medium strahlt. Die Refraktions-Index (RI, ή, eta) im Vakuum ist 10000, der von Luft angenähert 1,0 (10008), der von Wasser 1,33, der von Glycerol 1,47 und der von den meisten Immersionsölen ist 1515. Zu untersuchende Medien haben nach dem Trocknungsvorgang einen dem Glas ähnlichen Refraktions-Index (1488–1,55 vs 1,50–1,58).

der normalerweise auf der rechten Seite der Okulare eingelassen ist. Dieser Drehknopf hat in der Regel drei Einstellung: Eine, die das Licht durch die Okulare passieren lässt, eine, die alles Licht zur Kamera leitet, und eine dritte, die die Hälfte des Lichts zu den Okularen und die andere Hälfte zur Kamera leitet.

10.2   Einstellen des Okulars

- Stellen Sie den Abstand zwischen Okular zu den Augen ein, indem sie die Okulare auseinanderziehen oder zusammenschieben.

10.3   Fokussieren des Bildes

- Drehen Sie an der Grobeinstellung der Fokusadjustierung um den Mikroskopschlitten so nah wie möglich an das 20er oder 40er Objektiv zu bringen. Damit nicht Objektivlinse oder Objektträger zerbrechen, muss man auf das Objektiv und den Mikroskopschlitten von vorn oder der Seite schauen, nicht durch das Okular. Benutzen Sie die Grobeinstellung der Fokusadjustierung um die Höhe des Mikroskopschlittens so einzustellen, dass der Objektträger fast in Kontakt mit dem Objektiv ist. Es ist darauf zu achten, dass der Grobfokus niedriger gestellt werden muss, um den Mikroskopierschlitten vom Objektiv zu entfernen.
- Während man durch beide Okulare schaut, sollte man die Grobeinstellung der Fokusadjustierung langsam so drehen, dass der Mikroskopierschlitten vom Objektiv fort gleitet, bis sich das Untersuchungsobjekt im ungefähren Fokus befindet. Benutzen Sie dann das Fein-Adjustierungsrad, um den besten Fokus einzustellen.

Anmerkung
Wenn der Fokus schlecht einzustellen ist, versuchen Sie, die Ecken des Objektträgers zu fokussieren, um sich der korrekten Fokusebene anzunähern.

10.4   Fokussieren des Okulars

- Bei manchen Mikroskopen kann man die beiden Okulare unabhängig voneinander fokussieren. Bei anderen Mikroskopen ist ein Okular fixiert und nur das andere kann fokussiert werden.
- Einstellbare Okulare sind normalerweise mit einer »+/0/–«Skala versehen. Stellen Sie das Okular auf »0« bevor Sie weitere Einstellungen vornehmen.
- Wenn ein Okular fixiert ist, schauen Sie erst einmal nur durch das fixierte Okular (mit Schließen oder Bedecken des anderen Auges)
- Fokussieren Sie das Bild des Untersuchungsobjektes mit der Feinfokuseinstellung. Dabei ist es hilfreich, ein nichtbewegliches Objekt zu wählen, zum Beispiel ein totes Spermatozoon, einen Staubpartikel oder das Stufenmikrometergitter.
- Fokussieren Sie das einstellbare Okular, indem Sie hindurch schauen und das Auge über dem fixierten Okular schließen oder bedecken. Drehen Sie das Rändelrad am Okular auf »+« oder »–« bis der Fokus an Ihr Auge angepasst ist.

10.5   Fokussieren des Lichtkondensators

- Schließen Sie die Feldblende (über der Lichtquelle unten am Mikroskop).
- Erhöhen oder erniedrigen Sie den Kondensor mit den kleinen Rändelrädern auf der linken oder rechten Seite des Kondensors bis die Begrenzung der Feldblende im schärfsten möglichen Fokus liegt und der Lichtkreis klein und klar ist. Diese Einstellung wird normalerweise durch den Kondensor in seiner höchsten Position erreicht. Die Begrenzung des Lichtkegels kann sich von blau zu rot verändern, wenn der Kondensor fokussiert wird (chromatische Aberration). Dabei bleibt die Begrenzung des Kondensors meist leicht verschwommen. Das Licht kann dafür zentriert sein, muss es aber nicht.

Anmerkung

Wenn die Feldapertur keine Irisblende hat, fokussieren Sie auf ein scharfkantiges Objekt, z.B. eine Bleistiftspitze, die auf die Lichtquelle gehalten wird.

10.6 Zentrieren des Kondensors

- Zentrieren Sie die Feldblende mit den Rändelrädern die dem Zentrieren des Kondensors dienen. Normalerweise handelt es sich dabei um zwei Rändelräder, die diagonal der Front oder der Seite unterhalb des Kondensors entspringen.
- Sobald die Lichtquelle zentriert ist, öffnen Sie die Feldblende, sodass das Licht gerade das Blickfeld ausfüllen kann. Nicht die Feldblende jenseits dieser Einstellung öffnen!
- Schließen Sie die Kondensor-Apertur bis der Blendeffekt verschwindet.

Anmerkung

Direkt hinter dem Rändelrad zur Zentrierung des Kondensors (auf der rechten Seite), befinden sich oft kleine Feststellschrauben, die den Kondensor in seiner Einstellung fixieren. Vorsicht ist hier geboten: Diese Schrauben dürfen nicht gedreht werden, wenn der Kondensor zentriert wird, denn wenn sie gelockert werden, kann der gesamte Kondensor aus dem Mikroskop fallen.

10.7 Einstellen der Phasenringe

- Dies wird mittels eines Zentrierungsteleskops vorgenommen, das vom Mikroskophersteller bezogen werden kann.
- Bringen Sie den entsprechenden Phasenring in dem Kondensor des gerade benutzten Objektivs ins Blickfeld.
- Entfernen Sie ein Okular und ersetzen Sie es mit dem Zentrierungsteleskop. Fokussieren Sie den Ring des Zentrierungsteleskops, indem Sie den Unterteil mit einer Hand fest halten und den oberen Teil mit der anderen Hand drehen, während Sie durch das Teleskop schauen. Drehen Sie, bis beide Ringe in einem scharfen Fokus sind: Ein Ring ist dunkel (Phasenring) und einer hell (Lichtring).

- Stellen Sie diese Ringe so aufeinander ein, dass sie konzentrisch liegen. Dies wird mittels der Phasenadjustierungsrändelräder am Phasenkondensor erreicht. Diese Rändelräder befinden sich für gewöhnlich auf der Rückseite des Kondensors.
- Ersetzen Sie das Zentrierungsteleskop mit dem Mikroskopokular.

10.8 Fluoreszenzmikroskopie

Fluoreszenzmikroskopie wird benutzt, um die Nuklei von Spermatozoen während der Zählvorgänge mittels der Hoechst-33342-Färbung (▶ Abschn. 2.11.2) und der Akromosomenreaktion mittels FITC-markiertem Lektin (▶ Abschn. 4.4.1) zu beurteilen. Die maximalen Anregungsspektra von Hoechst 3342 und FITC sind 346 nm bzw. 494 nm, die entsprechenden Emissionsmaxima betragen 460 nm bzw. 520 nm. Eine Fluoreszenzlinse wird hierfür benötigt (▶ Kasten 10.1). Jedes Mikroskopmodell hat als optionale Ausrüstung einen Satz von dichromatischen Spiegeln und entsprechenden Barrierefiltern, die zur Untersuchung mittels dieser Färbungen benötigt werden.

Vorrats- und Arbeitslösungen

Für alle Lösungen wird gereinigtes Wasser benötigt (destilliert, doppelt destilliert oder entionisiert).

11.1   Biggers, Whitten und Whittingham

- **BWW-Vorratslösung (Biggers et al. 1971)**
1. Zu 1000 ml gereinigten Wassers werden 5,54 g Natriumchlorid (NaCl), 0,356 g Kaliumchlorid (KCl), 0,294 g Magnesiumsulfatheptahydrat (MgSO$_4$ 7H$_2$O), 0,250 g Calciumchloriddihydrat (CaCl$_2$ 2H$_2$O) und 0,162 g Kaliumdihydrogenphosphat (KH$_2$PO$_4$) gegeben.
2. Der pH wird auf 7,4 mit 1 mol/l Natriumhydroxid eingestellt (NaOH).
3. Fügen Sie 1,0 ml (0,04%, 0,4 g/l) Phenolrot pro Liter hinzu.

Anmerkung
Diese Lösung kann man bei 4 °C für einige Wochen aufbewahren.

- **BWW-Arbeitslösung am Benutzungstag**
1. Ersetzen Sie 100 ml der Vorratslösung mit 210 mg Natriumbicarbonat (NaHCO$_3$), 100 mg D-Glucose, 0,37 ml 60% (v/v) Natriumlaktatsirup, 3 mg Natriumpyruvat, 350 mg Fraktion V Schweineserum-Albumin, 10.000 Einheiten Penicillin und 10 mg Streptomycinsulfat.
2. Vor Verwendung in einem CO$_2$-Inkubator bei 37 °C erwärmen.

Anmerkung
Vor der Inkubation an Luft: 20 mmol/l 2-(4-(2-Hydroxyethyl)-1-piperazinyl)-ethansulfonsäure als Natriumsalz (HEPES) (5,21 g/l) hinzufügen und den Anteil von NaHCO$_3$ auf 0,366 g/l reduzieren.

Bemerkung
Für Dichtegradienten (▶ Abschn. 5.5.1) ist eine zehnfach konzentrierte Vorratslösung bereitzustellen, indem man die zehnfachen spezifischen Gewichte der Einzelkomponenten verwendet, außer für das Phenolrot. Nachdem der Gradientenansatz hergestellt wurde, müssen 100 ml wie oben beschrieben hinzugefügt werden.

11.2   Dulbecco's phosphatgepufferte Salzlösung

1. Dulbecco's Glukose-PBS: Zu 750 ml gereinigten Wassers werden 0,2 g Kaliumchlorid gegeben (KCl) plus 0,2 g Kaliumdihydrogenphosphat (KH$_2$PO$_4$), 0,1 g Magnesiumchloridhexahydrat (MgCl$_2$ 6H$_2$O), 8,0 g Natriumchlorid (NaCl), 2,16 g Dinatriumhydrogenphosphatheptahydrat (Na$_2$HPO$_4$ 7H$_2$O) und 1,00 g D-Glucose gegeben.
2. 20,132 g Calciumchloriddihydrat (CaCl$_2 \cdot$ 2H$_2$O) werden in 10 ml gereinigten Wassers gelöst und langsam unter Umrühren zu der oben genannten Lösung hinzugegeben.
3. Den pH auf 7,4 mit 1 mol/l Natriumhydroxid einstellen (NaOH).
4. Auf 1000 ml mit gereinigtem Wasser auffüllen.

Anmerkung
Um ein Ausfällen der Lösung zu verhindern, ist zusätzlich Calciumchlorid (CaCl$_2$) langsam und unter Umrühren zuzufügen.

Anmerkung
Wenn nötig, 0,3 g Albumin aus Schweineserum (auf jeden Fall frei von Fettsäuren) auf 100 ml hinzufügen.

11.3   Earle's Medium

1. Zu 750 ml gereinigtem Wasser werden 6,8 g Natriumchlorid (NaCl), 2,2 g Natriumbicarbonat (NaHCO$_3$), 0,14 g Natriumdihydrogenphosphatmonohydrat (NaH$_2$PO$_4 \cdot$ H2O), 0,4 g Kaliumchlorid (KCl), 0,20 g Magnesiumsulfatheptahydrat (MgSO$_4 \cdot$ 7H$_2$O) und 1,0 g D-Glukose gegeben.
2. Lösen von 0,20 g wasserfreien Calciumchlorids (CaCl$_2$), langsam unter Umrühren.
3. Den pH auf 7,4 mit 1 mol/l Natriumhydroxid einstellen (NaOH).
4. Auf 1000 ml mit gereinigtem Wasser auffüllen.

Anmerkung
Vor der Inkubation an Luft: 20 mmol/l 2-[4-(2-Hydroxyethyl)-1-Piperazinyl]-ethansulfonsäure als Natriumsalz (HEPES) (5,21 g/l) hinzufügen und den Anteil von NaHCO$_3$ auf 0,366 g/l reduzieren.

Anmerkung

Für Dichtegradienten (▶ Abschn. 5.5.1) ist eine zehnfach konzentrierte Vorratslösung bereitzustellen, indem man die zehnfachen spezifischen Gewichte der Einzelkomponenten verwendet, außer für das Bicarbonat. Nachdem der Gradientenansatz hergestellt wurde, müssen 100 ml mit 0,22 g von Natriumhydrogencarbonat ($NaHCO_3$) hinzugefügt werden.

11.4   Ham's-F-10-Medium

1. Zu 750 ml gereinigtem Wasser werden 7,4 g Natriumchlorid (NaCl), 1,2 g Natriumbicarbonat ($NaHCO_3$), 0,285 g Kaliumchlorid (KCl), 0,154 g Natriumhydrogenphosphat (Na_2HPO_4), 0,153 g Magnesiumsulfatheptahydrat ($MgSO_4 \cdot 7H_2O$), 0,083 g Kaliumdihydrogenphosphat (KH_2PO_4) sowie 0,044 g Calciumchloriddihydrat ($CaCl_2 \cdot 2H_2O$) und 1,1 g D-Glucose gegeben.
2. Den pH auf 7,4 mit 1 mol/l Natriumhydroxid einstellen (NaOH).
3. Auf 1000 ml mit gereinigtem Wasser auffüllen.

Anmerkung

Vor der Inkubation an Luft: 20 mmol/l 2-[4-(2-Hydroxyethyl)-1-Piperazinyl]-ethansulfonsäure als Natriumsalz (HEPES) (5,21 g/l) hinzufügen und den Anteil von $NaHCO_3$ auf 0,366 g/l reduzieren.

Anmerkung

Für Dichtegradienten (▶ Abschn. 5.5.1) ist eine zehnfach konzentrierte Vorratslösung bereitzustellen, indem man die zehnfachen spezifischen Gewichte der Einzelkomponenten verwendet, außer für das Bicarbonat. Nachdem der Gradientenansatz hergestellt wurde, müssen 100 ml mit 0,22 g von Natriumhydrogencarbonat ($NaHCO_3$) hinzugefügt werden.

11.5   Hanks'-Pufferlösung

1. Zu 750 ml gereinigtem Wasser werden 8,0 g Natriumchlorid (NaCl), 0,4 g Kaliumchlorid (KCl), 0,35 g Natriumbicarbonat (NaHCO3), 0,185 g Calciumchloriddihydrat ($CaCl_2 \cdot 2H_2O$), 0,1 g Magnesiumchloridhexahydrat ($MgCl_2 \cdot 6H_2O$), 0,1 g Magnesiumsulfatheptahydrat ($MgSO_4 \cdot 7H_2O$), 0,06 g Kaliumdihydrogenphosphat (KH_2PO_4), 0,048 g

Natriumdihydrogenphosphat (NaH_2PO_4) und 1,1 g D-Glukose gegeben.
2. Den pH auf 7,4 mit 1 mol/l Natriumhydroxid einstellen (NaOH).
3. Auf 1000 ml mit gereinigtem Wasser auffüllen.

11.6   HTF-Medium (Human-Tubular-Fluid)

- **Originalrezept (Quinn et al. 1985)**
1. Zu 750 ml gereinigtem Wasser werden 5,931 g Natriumchlorid (NaCl), 0,35 g Kaliumchlorid(KCl), 0,05 g Magnesiumsulfatheptahydrat ($MgSO_4 \cdot 7H_2O$), 0,05 g Kaliumdihydrogenphosphat (KH_2PO_4), 2,1 g Natriumbicarbonat ($NaHCO_3$), 0,5 g D-Glucose, 0,036 g of Natriumpyruvat, 0,3 g Calciumchloriddihydrat ($CaCl_2 \cdot 2H_2O$) und 4,0 g Natrium-DL-Laktat (60% (v/v) Sirup gegeben.
2. Auf 1 ml des o.g. Medium werden 10 µg Phenolrot, 100 U Penicillin und 50 µg Streptomycinsulfat gegeben.
3. Den pH auf 7,4 mit 1 mol/l Salzsäure (HCl).
4. Auf 1000 ml mit gereinigtem Wasser auffüllen.

Anmerkung

Vor der Inkubation an Luft: 20 mmol/l 2-[4-(2-Hydroxyethyl)-1-Piperazinyl]-ethansulfonsäure als Natriumsalz (HEPES) (5,21 g/l) hinzufügen und den Anteil von $NaHCO_3$ auf 0,366 g/l reduzieren.

Anmerkung

Für Dichtegradienten (▶ Abschn. 5.5.1) ist eine zehnfach konzentrierte Vorratslösung bereit zu stellen, indem man die zehnfachen spezifischen Gewichte der Einzelkomponenten verwendet, außer für das Bicarbonat, Pyruvat und Laktat. Nachdem der Gradient zubereitet wurde, noch 100 ml mit 0,21 g $NaHCO_3$, 0,0036 g Natriumpyruvat und 0,4 g Natriumlaktat hinzufügen.

11.7   Krebs–Ringer-Medium

- **Krebs–Ringer-Medium (KRM) ohne Phenolrot**
1. Zu 750 ml gereinigtem Wasser werden 6,9 g Natriumchlorid (NaCl), 2,1 g Natriumbicarbonat ($NaHCO_3$), 0.35 g Kaliumchlorid (KCl),

0.32 g Calciumchloriddihydrat ($CaCl_2 \cdot 2H_2O$), 0,18 g Natriumdihydrogenphosphatdihydrat ($NaH_2PO_4 \cdot 2H_2O$), 0,1 g Magnesiumchloridhexahydrat ($MgCl_2 \cdot 6H_2O$) und 0,9 g D-Glukose gegeben.

2. Den pH auf 7,4 mit 1 mol/l Natriumhydroxid einstellen (NaOH).
3. Auf 1000 ml mit gereinigtem Wasser auffüllen.

11.8   Tris-gepufferte Kochsalzlösung

1. Zu 750 ml gereinigtem Wasser werden 6,055 g Tris-Base und 8,52 g Natriumchlorid (NaCl) gegeben.
2. Den pH auf 8,2 mit 1 mol/l Salzsäure (HCl) anpassen.
3. Auf 1000 ml mit gereinigtem Wasser auffüllen.

Anmerkung
Eine 10fach konzentrierte Vorratslösung kann durch Nutzung der zehnfachen spezifischen Gewichte der Komponenten hergestellt werden. Zur Benutzung wird dann mit zehnfach gereinigtem Wasser verdünnt und der pH-Wert entsprechend mit 1-molarer Salzsäure eingestellt.

11.9   Tyrode-Lösung

1. Zu 750 ml gereinigtem Wasser werden 0,2 g wasserfreies Calciumchlorid ($CaCl_2$), 0,2 g Kaliumchlorid (KCl), 0,05 g Dinatriumhydrogenphosphat (Na_2HPO_4), 0,2 g Magnesiumchloridhexahydrat ($MgCl_2 \cdot 6H_2O$), 8,0 g Natriumchlorid (NaCl), 1,0 g Natriumbicarbonat ($NaHCO_3$) und 1,0 g D-Glukose gegeben.
2. Den pH auf 7,4 mit 1 mol/l Natriumhydroxid (NaOH) oder 1-molarer Salzsäure (HCl) einstellen.
3. Auf 1000 ml mit gereinigtem Wasser auffüllen.
4. Wenn nötig, 0,3 g Albumin aus Schweineserum (auf jeden Fall frei von Fettsäuren) auf 100 ml hinzufügen.

11.10   Papanicolaou-Färbung

Kommerziell erhältliche Färbungen sind für gewöhnlich ausreichend, aber die Färbelösung kann auch im Labor hergestellt werden.

Anmerkung
Der Säuregehalt des gereinigten Wassers sollte überprüft werden bevor die verschiedenen Anteile von Ethanol hinzugefügt werden. Der pH-Wert sollte 7,0 betragen.

▪ **EA-36 (äquivalent zu EA-50)**

Bestandteile	Menge
1. Eosin Y (Farbindex 45380)	10 g
2. Bismarckbraun Y (Farbindex 21000)	10 g
3. Hellgrün SF, gelblich (Farbindex 42095)	10 g
4. Gereinigtes Wasser	300 ml
5. Ethanol 95% (v/v)	2000 ml
6. Phosphorwolframsäure	4 g
7. Gesättigte wässrige Lösung von Lithiumcarbonat (>1,3 g/100 ml)	0,5 ml

Vorratslösungen:
Folgende Färbelösungen (10%, 100 g/l) sind separat zu halten und wie folgt zu bereiten:
1. Lösung von 10 g Eosin Y in 100 ml gereinigten Wassers.
2. Lösung von 10 g Bismarckbraun Y in 100 ml gereinigten Wassers.
3. Lösung von 10 g Hellgrün SF in 100 ml gereinigten Wassers.

Herstellung:
1. Um 2 Liter Färbelösung herzustellen, sind 50 ml der Eosinvorratslösung mit 10 ml der Bismarckbraun-Y-Vorratslösung und 12,5 ml der Hellgrün-SF-Vorratslösung zu mischen.
2. Auf 2000 ml mit 95% (v/v) Ethanol auffüllen.
3. 4 g Phosphorwolframsäure hinzufügen.
4. 0,5 ml einer gesättigten Lithiumcarbonatlösung hinzufügen.
5. Gut mischen und bei Raumtemperatur in dunkelbraunen, fest verstöpselten Flaschen aufbewahren.

Anmerkung
Die Lösung ist für 2–3 Monate stabil.

Anmerkung
Die Lösung ist vor Gebrauch mit einem 0,45-μm-Filter zu filtrieren

- **Orange G6**

Bestandteile	Menge
1. Orange G Kristalle (Farbindex 16230)	10 g
2. Gereinigtes Wasser	100 ml
3. 95% (v/v) Ethanol	1000 ml
4. Phosphorwolframsäure	0,15 g

Vorratslösung Nr. 1 (Orange G6, 10% (100 g/l) Lösung):
1. 10 g Orange-G-Kristalle in 100 ml gereinigten Wassers auflösen.
2. Gut schütteln. Vor der Nutzung in einer dunkelbraunen oder mit Aluminiumfolie umhüllten, gut verstöpselten Flasche bei Raumtemperatur für eine Woche stehen lassen.

Vorratslösung Nr. 2 (Orange G6, 0,5% Lösung):
1. Zu 50 ml der Vorratslösung Nr. 1 werden 950 ml 95% (v/v) Ethanol hinzugefügt.
2. 0,15 g Phosphorwolframsäure hinzufügen.
3. Gut mischen. In einer dunkelbraunen oder mit Aluminiumfolie umhüllten, gut verstöpselten Flasche bei Raumtemperatur aufbewahren.

Anmerkung
Vor dem Gebrauch filtern.

Anmerkung
Die Lösung ist für 2–3 Monate stabil.

- **Harris-Haemotoxilinfärbung ohne Essigsäure**
Bestandteile:
1. Haematoxylin (dunkle Kristalle; Farbindex 75290)
2. Ethanol 95% (v/v)
3. Aluminiumammoniumdisulfatdodekahydrat $(AlNH_4(SO_4)_2 \cdot 12H_2O)$

4. Quecksilberoxid (HgO)

Zubereitung:
1. Lösen Sie 160 g Aluminiumammoniumdisulfatdodekahydrat in 1600 ml gereinigten Wassers unter vorsichtigem Erhitzen.
2. Lösen Sie 8 g Haematoxylinkristalle in 80 ml 95% (v/v) Ethanol.
3. Geben Sie die Haematoxylinlösung zur Aluminiumammoniumdisulfatlösung hinzu.
4. Erhitzen Sie die Mischung auf 95 °C.
5. Entfernen Sie die Mischung von der Wärmequelle und fügen Sie langsam unter Umrühren 6 g Quecksilberoxid hinzu.

Anmerkung
Die Lösung sollte jetzt eine Farbe von dunklem Purpur annehmen, Feuer und Rauch sollten sich dennoch nicht über der Flüssigkeit befinden.

6. Der Behälter sollte jetzt sofort in ein kaltes Wasserbad getaucht werden.
7. Filtern, sobald die Lösung erkaltet ist.
8. In einer dunkelbraunen oder mit Aluminiumfolie umhüllten, gut verstöpselten Flasche bei Raumtemperatur aufbewahren.
9. Wenigstens 48 Stunden vor Benutzung stehen lassen.
10. Zum Gebrauch die benötigte Menge mit der gleichen Menge gereinigten Wassers verdünnen.
11. Nochmals filtern.

- **Scott-Leitungswasser-Ersatzlösung**
Bestandteile:
1. 3,5 g Natriumbicarbonat ($NaHCO_3$)
2. 20,0 g Magnesiumsulphatheptahydrat ($MgSO_4 \cdot 7H_2O$)
3. Einige Kristalle Thymol (als eventuelles Konservierungsmittel)
4. 1000 ml gereinigtes Wasser

Anmerkung
Diese Lösung wird nur benutzt, wenn das normale Leitungswasser nicht geeignet ist, den Zellnukleus blau zu färben. Die Lösung sollte regelmäßig gewechselt werden, z.B. nachdem Abspülen von 20 bis 25 Objektträgern.

- **Säure-Ethanol-Lösung**

Bestandteile:

1. 300 ml Ethanol 99,5% (v/v)
2. 2,0 ml konzentrierte Salzsäure (HCl)
3. 100 ml gereinigtes Wasser

Zervikalmukus

12.1 Einführung

Spermien sind im Zervikalmukus in einem flüssigen Medium suspendiert. Die Interaktion der Spermien mit den Sekreten des weiblichen Genitaltrakts ist für deren Überleben und Funktion von entscheidender Bedeutung. Gegenwärtig gibt es keine praktikable Methode, die Effekte des Uterussekrets oder des Tubensekrets auf die Spermien beim Menschen zu untersuchen. Zervikalmukus ist hingegen für die Gewinnung und entsprechende Untersuchungen ausreichend verfügbar.

Beim Menschen weist das Zervixepithel unterschiedliche Drüsenzellen auf, die sich entsprechend ihrer Lokalisation im Zervikalkanal nach Art und Menge ihrer Sekretionsgranula unterscheiden und einen Teil des Zervikalmukus (= Zervixschleims) bilden. Die Produktion des Zervikalmukus wird durch die Hormone des Ovars gesteuert. 17β-Estradiol stimuliert die ausgiebige Produktion eines wässrigen Sekretes, während Progesteron die sekretorische Aktivität der Epithelzellen hemmt. Die Menge des sezernierten Zervikalmukus zeigt zyklische Schwankungen. Die tägliche Produktion von Zervikalmukus bei gesunden Frauen im gebärfähigen Alter schwankt zwischen 500 µl während der Zyklusmitte und weniger als 100 µl in anderen Zyklusphasen. Neben dem Sekret der Zervikaldrüsen tragen in geringer Menge auch Endometrium- und Tubensekret sowie möglicherweise die Follikelflüssigkeit zur Gesamtheit des Zervikalmukus bei. Daneben finden sich auch Leukozyten und abgeschilferte Epithelzellen des Uterus und der Zervix.

Der Zervikalmukus stellt somit ein heterogenes Sekret dar, das über 90% Wasser enthält und folgende rheologische Eigenschaften aufweist:

- Die **Viskosität (Konsistenz)** hängt sowohl von der molekularen Struktur als auch von der Protein- und Ionenkonzentration im Zervikalmukus ab. Während unterschiedlicher Zyklusphasen schwankt der Mukus in seiner Konsistenz. In der prämenstruellen Periode findet sich ein hoch viskoses Sekret, das häufig reichlich Zellen enthält, während zur Zyklusmitte, kurz vor der Ovulation, eher eine wässrige Beschaffenheit beobachtet wird. Nach erfolgter Ovulation nimmt die Viskosität des Zervikalmukus bereits wieder zu.

- Die **Spinnbarkeit** beschreibt die Möglichkeit, einen Mukustropfen zu einem Faden auszuspinnen und stellt ein Maß für die Elastizität des Zervikalmukus dar.

- Die **Farnkrautbildung** bezeichnet das Ausmaß und das Muster der Kristallfiguren, wenn Zervikalmukus auf einem Objektträger luftgetrocknet wird (◻ Abb. 12.1).

Zervikalmukus stellt ein Hydrogel dar, das aus einer hochviskösen und einer niedrigviskösen Komponente besteht, die sich aus Elektrolyten, organischen Substanzen und löslichen Proteinen zusammensetzen. Die Komponente mit hoher Viskosität besteht aus einem makromolekularen Muzingeflecht, das die rheologischen Charakteristika des Mukus beeinflusst. Das Zervikalmukusmuzin stellt ein fibrilläres System dar, dessen einzelne Untereinheiten aus einem Peptidgerüst mit Oligosaccharidseitenketten bestehen. Zyklische Schwankungen der Anteile einzelner Sekretbestandteile können die Spermienpenetration und -überlebenszeit beeinflussen. Ungefähr ab dem 9. Tag eines normalen 28-tägigen Zyklus können Spermien beim Menschen den Zervikalmukus durchdringen. Die Penetrationsfähigkeit nimmt daraufhin zu und erreicht knapp vor der Ovulation ein Maximum. Die Penetrationsfähigkeit verringert sich anschließend wieder, ohne dass sich ausgeprägte Veränderungen der Mukuseigenschaften zeigen. Individuelle Schwankungen im Zeitverlauf und in dem Ausmaß der Penetrationsfähigkeit der Spermien sind üblich. Bewegliche Spermien können durch Stränge des Zervikalmukus in die Zervikalkrypten geleitet werden, wo sie eventuell vorübergehend zurückgehalten werden, um anschließend allmählich in die Gebärmutter und Tuben zu wandern.

Kommentar

Die Untersuchung der Spermien-Zervikalmukus-Interaktion sollte Bestandteil jeder vollständigen Diagnostik der Infertilität sein. Die Diagnose »pathologische Spermien-Zervikalmukus-Interaktion« kann eine Indikation für eine Inseminationstherapie oder für andere Verfahren der assistierten Reproduktion sein.

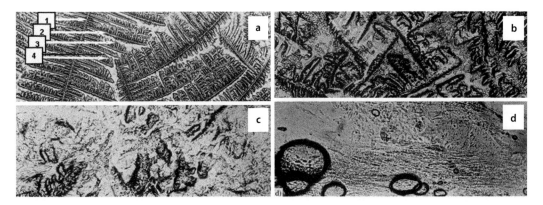

☐ **Abb. 12.1a–d**   Beispiele für die Farnkrautbildung von Zervikalmukus, der auf einem Glas-Objektträger luftgetrocknet wurde. **a** Farnkrautbildung: (1) primärer, (2) sekundärer, (3) tertiärer und (4) quartärer Stamm (Punktwert 3). **b** Vorwiegend primäre und sekundäre Stämme (Punktwert 2), aber auch wenige tertiäre Stämme. **c** Atypische Farnkrautbildung (Punktwert 1) **d** Keine Kristallisation (Punktwert 0). Die runden Strukturen sind Luftblasen. Bezüglich der Definition der Punktewerte ► Abschn. 12.3.3

12.2   Gewinnung und Konservierung des Zervikalmukus

12.2.1   Gewinnung

Nachdem die Portio mit einem Spekulum eingestellt wurde, wird der äußere Muttermund zart mit einem Tupfer gesäubert, um äußere vaginale Kontaminationen zu entfernen. Der Zervikalmukus außerhalb des Zervikalkanals wird mit einem Tupfer oder einer Zange entfernt. Zervikalmukus kann durch Aspiration aus der Endozervix durch eine der folgenden Methoden gewonnen werden: mit einer speziellen Mukusspritze, einer nadellosen Tuberkulinspritze, einer Pipette oder einem Polyethylenschlauch. Der Sog, der auf das Abnahmeinstrument (beispielsweise Spritze, Schlauch) ausgeübt wird, sollte standardisiert werden. Erst nachdem die Spitze des Instruments ungefähr 1 cm in den Zervikalkanal vorgeschoben worden ist, sollte aspiriert werden. Während das Instrument zurückgezogen wird, sollte der Unterdruck aufrechterhalten werden. Erst kurz vor dem Zurückziehen aus dem externen Muttermund wird der Sog beendet. Während das Instrument aus dem Zervikalkanal entfernt wird, ist es ratsam, den Ansaugkatheter abzuklemmen, damit keine Luftblasen oder Vaginalsekret in den gewonnenen Mukus eindringen. Die Qualität des Mukus sollte, wenn immer möglich, unmittelbar nach der Gewinnung überprüft

werden. Falls es zu diesem Zeitpunkt nicht möglich ist, sollte der Mukus so lange gelagert werden (► Abschn. 12.2.2), bis die Untersuchung im Labor nachgeholt werden kann.

Kann der Mukus nicht mittzyklisch gewonnen werden, kann die Mukus-Sekretion durch die tägliche Gabe von 20–50 µg Ethinylestradiol 7–10 Tage vor der Gewinnung gesteigert werden. Durch diese Behandlung wird der Zervikalmukus wasserreicher und weniger viskös (Eggert-Kruse et al. 1989). Diese Vorgehensweise kann zwar bei der Beurteilung der Sperma-Mukus-Interaktion in vitro nützlich sein, sie reflektiert aber nicht unbedingt die In-vivo-Situation des Paares, wenn keine Hormone verabreicht werden.

12.2.2   Lagerung und Konservierung

Der Mukus kann entweder in dem ursprünglichen Abnahmeinstrument oder einem kleinen Röhrchen gelagert werden, wenn ein Stopfen oder eine versiegelnde Laborfolie das Austrocknen verhindert. Das Lagerungsgefäß sollte möglichst wenig Luft enthalten. Die Probe sollte bei 4 °C nicht länger als 5 Tage in einem Kühlschrank gelagert werden. Am besten wird die Mukusprobe innerhalb von 2 Tagen verarbeitet, wobei auf jeden Fall das Intervall zwischen Gewinnung und Testansatz festgehalten werden muss. Rheologische Untersuchungen und

Spermienpenetrationstests sollten nicht mit eingefrorenen und anschließend wieder aufgetauten Proben durchgeführt werden.

12.3 Beurteilung des Zervikalmukus

Die Beurteilung der Eigenschaften des Zervikalmukus beinhaltet eine Bewertung der Spinnbarkeit, der Farnkrautbildung (Kristallisation), der Konsistenz (Viskosität) und des pH-Wertes. Ein Befundbogen für die Bewertung dieser Parameter nach einer Punkteskala und die Dokumentation nach dem System von Moghissi (1976), das ursprünglich auf einen Vorschlag von Insler et al. (1972) zurückgeht, findet sich im ▶ Kap. 13.

Das Beurteilungssystem beruht auf dem Volumen des gewonnenen Zervikalmukus (▶ Abschn. 12.3.1) und vier weiteren Variablen, die den Zervikalmukus charakterisieren (▶ Abschn. 12.3.2 bis 12.3.5). Der pH-Wert des Zervikalsekrets geht nicht in die Punktewertung ein, sollte aber als ein wichtiger Faktor der Spermien-Mukus-Interaktion bestimmt werden (Eggert-Kruse et al. 1993). Der höchste Punktwert für den Zervikalmukus ist 15. Ein Punktwert über 10 zeigt üblicherweise gute Mukusverhältnisse der Zervix an, die eine Spermienpenetration ermöglichen. Werte unter 10 weisen auf ungünstige Penetrationsmöglichkeiten für Spermien hin.

12.3.1 Volumen

Aufgrund der Viskosität des Mukus ist die Messung des genauen Volumens schwierig. Das Volumen kann jedoch über die Längsausdehnung des Mukus innerhalb eines Schlauchs mit bekanntem Durchmesser abgeschätzt werden.

Das Volumen wird nach folgender Punkteskala beurteilt:

0 = 0 ml
1 = 0,01–0,10 ml oder ungefähr 0,1 ml
2 = 0,11–0,29 ml oder ungefähr 0,2 ml
3 = ≥ 0,30 ml oder ungefähr 0,3 ml oder mehr

Kasten 12.1 Bestimmung des Volumens der gewonnenen Mukusprobe

Das Volumen des Mukusprobe (V, µl = mm^3) wird durch Multiplikation der Querschnittsfläche des Schlauchlumens (A, mm^2) mit der Längsausdehnung des Mukus im Katheter (L, mm) errechnet: V = A × L. Die Querschnittsfläche ist A = π r^2, wobei π ca. 3,142 und r der Radius des Lumens ist. Somit hat ein 10 cm (100 mm) langer Muskusinhalt in einem Katheter mit 2 mm Innendurchmesser (A = 3,142 × 1×1 mm = 3,142 mm^2) ein Volumen von A × L = 3,142 mm^2 × 100 mm = 314 mm^3 = 314 µl = 0,31 ml.

12.3.2 Konsistenz (Viskosität)

Die Konsistenz des Zervikalmukus ist der wesentliche Faktor, der die Spermienpenetration beeinflusst. Während der Zyklusmitte gibt es wenig Widerstand gegen die Spermienpenetration, wohingegen ein visköser Muskus, wie er während der Lutealphase beobachtet wird, ein ausgeprägtes Hindernis darstellt.

Die Konsistenz wird nach folgender Punkteskala bewertet:

0 = dickflüssiger, sehr zäher, prämenstrueller Zervikalmukus
1 = Mukus mit mittelgradiger Zähigkeit
2 = Mukus mit geringer Zähigkeit
3 = wässriger, minimal visköser, mittzyklischer (präovulatorischer) Mukus

12.3.3 Farnkrautbildung

Die Farnkrautbildung (◘ Abb. 12.1) wird durch Untersuchung von Zervikalmukus bewertet, der auf einen Glas-Objektträger aufgebracht und luftgetrocknet wird. Solche Präparate zeigen verschiedene farnkrautähnliche Muster der Kristallisation. Je nach Beschaffenheit des Mukus haben die »Farne« entweder nur einen Hauptstamm oder der Hauptstamm verzweigt einfach, zweifach oder dreifach, um sekundäre, tertiäre oder quartäre Stämme zu bilden. Die Farnkrautbildung wird anhand mehrerer Gesichtsfelder beurteilt. Der Punktwert be-

---

Kasten 12.2 Untersuchtes Volumen bei 400-facher Vergrößerung einer 100 µm tiefen Mukusprobe

Das Volumen des Mukus, das in jedem mikroskopischen Untersuchungsfeld bei 400facher Vergrößerung beurteilt wird, hängt von der Fläche des mikroskopischen Gesichtsfelds (πr^2, wobei π ca. 3,142 und r der Radius des mikroskopischen Felds ist) und der Tiefe der Probe ab (hier 100 µm). Der Durchmesser des mikroskopischen Gesichtsfelds kann mit einem Objektmikrometer gemessen oder durch Division des Durchmessers der Apertur (freie Öffnung) der Okularlinse durch die Vergrößerung der Objektivlinse geschätzt werden.

Bei einem ×40-Objektiv und einem ×10-Okular mit einer Apertur von 20 mm hat das mikroskopische Gesichtsfeld einen Durchmesser von ca. 500 µm (20 mm/40). In diesem Fall ist r = 250 µm, r^2 = 62.500 µm², πr^2 = 196.375 µm² und das Volumen 19.637.500 µm³ oder ungefähr 20 nl.

---

stimmt sich nach dem am höchsten verzweigten Farnkrautmuster, das für die Probe typisch ist.

Die Farnkrautbildung kann sehr variabel sein, z.B. in Abhängigkeit von der Dicke des Präparats oder der Anzahl vorhandener Zellen. Ferner kann eine Präparation mehrere Stadien der Farnkrautbildung zeigen; manchmal können alle Stadien in einem Präparat vorkommen.

Die Farnkrautbildung wird nach folgender Punkteskala bewertet:

0 = keine Kristallisation

1 = atypische Farnkrautbildung

2 = primäre und sekundäre Stammbildung

3 = tertiäre und quartäre Stammbildung

12.3.4 Spinnbarkeit

Der Zervikalmukus wird mit einem Deckgläschen oder einem zweiten quergehaltenen Objektträger berührt und vorsichtig auseinander gezogen. Die Länge des sich bildenden Mukusfadens, gemessen in cm, wird geschätzt.

Die Spinnbarkeit wird nach folgender Punkteskala bewertet:

0 = <1 cm

1 = 1–4 cm

2 = 5–8 cm

3 = ≥ 9 cm

12.3.5 Zelluläre Bestandteile

Alle Zellzahlen sollten in Zellen pro µl angegeben werden. Die geschätzte Anzahl der Leukozyten und anderer Zellen im Zervikalmukus leitet sich üblicherweise von der Anzahl der entsprechenden Zellen pro mikroskopisches Feld bei 400facher Vergrößerung her (im Englischen findet sich hierfür die Bezeichnung pro »high power field« oder HPF).

Somit ist eine Anzahl von 10 Zellen pro Gesichtsfeld bei 400facher Vergrößerung vergleichbar mit 10 Zellen pro 20 nl, oder 500 Zellen pro µl. Da die Anzahl der gezählten Zellen klein ist, ist der Zählfehler groß. Eine Wiederholungszählung von jeweils 10 Zellen weist einen statistischen Zählfehler von 22% auf (▶ Tab. 2.2), so dass der wahre Wert irgendwo zwischen 280 und 720 Zellen pro µl liegen dürfte.

Die Zellzahl wird nach folgender Punkteskala bewertet:

0 = > 20 Zellen pro HPF oder >1.000 Zellen pro µl

1 = 11–20 Zellen pro HPF oder 501–1.000 Zellen pro µl

2 = 1–10 Zellen pro HPF oder 1–500 Zellen pro µl

3 = keine Zellen

12.3.6 pH-Wert

Der pH-Wert des Zervikalmukus aus dem endozervikalen Kanal sollte mit pH-Papier mit einem Messbereich von 6,0–10,0 gemessen werden. Die

Messung sollte in situ oder an der Probe unmittelbar nach der Entnahme erfolgen. Falls die Messung in situ erfolgt, ist besondere Vorsicht angezeigt, um keine Verfälschung durch den niedrigeren pH-Wert des exozervikalen Mukus zu bekommen. Das gleiche gilt für die unbedingt zu vermeidende Kontamination mit Vaginalsekret, welches ebenfalls einen sauren pH aufweist.

Spermien reagieren sehr empfindlich auf eine Veränderung des pH-Werts des Zervikalmukus. Saurer Mukus immobilisiert die Spermien, wohingegen ein alkalischer Mukus die Beweglichkeit steigern kann. Stark erhöhte pH-Werte (>8,5) können wiederum die Vitalität der Spermien negativ beeinflussen. Der optimale pH-Bereich für die Spermienmigration und das Überleben im Zervikalmukus liegt zwischen 7,0 und 8,5. Dies entspricht dem normalen pH-Bereich eines regelrechten mittzyklischen Zervikalmukus. Ein pH-Wert zwischen 6,0 und 7,0 kann noch mit einer Spermienpenetration vereinbar sein. Die Spermienmotilität ist aber bei einem pH-Wert des Mukus unter 6,5 oft beeinträchtigt. Spermien-Mukus-Interaktionstests werden oft nicht mehr durchgeführt, wenn der pH-Wert des Mukus unter 7,0 liegt.

In einigen Fällen kann der Zervikalmukus noch deutlich saurer sein. Dies kann auf eine pathologische Sekretion, eine bakterielle Infektion oder eine Kontamination mit Vaginalflüssigkeit hindeuten.

Befundbögen für Ejakulatuntersuchungen und Untersuchungen des Zervikalmukus

13.1   Vorlage für einen Befundbogen für Ejakulatuntersuchungen

Der Befundbogen auf der nächsten Seite soll als Vorlage dienen. Er ermöglicht die Erfassung der Ergebnisse der Ejakulatanalyse, die nach den in diesem Manual beschriebenen Methoden durchgeführt wird. Der Befundbogen kann modifiziert werden, um abgeleitete Variablen hinzuzufügen, die sich aus den Ergebnissen der primären Variablen der Ejakulatanalyse berechnen (z.B. Gesamtzahl der peroxidasepositiven Zellen pro Ejakulat). Für Forschungszwecke können die Daten des Befundbogens direkt in eine Computerdatenbank eingegeben und alle abgeleiteten Variablen elektronisch berechnet werden.

Im Befundbogen sind mehrere Spalten aufgeführt, in die die Ergebnisse der Ejakulatuntersuchungen von verschiedenen Zeitpunkten eingetragen werden können. Hierdurch können die Ergebnisse serieller Untersuchungen des Ejakulates zweckmäßig angegeben werden. Eventuell ist es sinnvoll, zusätzlichen Platz auf den Ejakulatbögen einzufügen, um Kommentare und Beobachtungen eintragen zu können, die nicht in anderer Form kodiert werden. Referenzwerte und Konsensus-Normgrenzen (▶ Kap. 8, Tab. 8.1 sowie die entsprechenden Kommentare) werden – soweit verfügbar – in eckigen Klammern aufgeführt.

Name:			
Pat.-Nr.			
Datum (Tag/Monat/Jahr)			
Art der Probengewinnung (1, im Labor; 2, zu Hause)			
Zeitpunkt der Probengewinnung (Stunde : Minute)			
Abgabe der Probe (Stunde : Minute)			
Beginn der Analyse (Stunde : Minute)			
Patient			
Karenzzeit (Tage)			
Medikation			
Schwierigkeiten bei der Probengewinnung			
Ejakulat			
Behandlung der Probe (z. B. Bromelain)			
Probe vollständig? (1, vollständig; 2, unvollständig)			
Aussehen (1, normal; 2, nicht normal)			
Konsistenz (1, normal; 2, nicht normal)			
Verflüssigung (1, normal; 2, nicht normal)			
Agglutinationen (1–4, A–E)			
pH [≥7,2]			
Volumen (ml) [≥1,5]			

Fortsetzung			
Spermien			
Gesamtzahl (10^6/Ejakulat) [≥39]			
Konzentration (10^6/ml) [≥15]			
Zählfehler (%) bei weniger als 400 gezählten Zellen			
Vitalität (% vital) [≥58]			
Gesamtmotilität PR + NP (%) [≥40]			
Progressivmotilität PR (%) [≥32]			
Nicht-progressive Motilität NP (%)			
Immotilität IM (%)			
Normalformen (%) [≥4]			
Kopfdefekte (%)			
Mittelstück-Schwanzdefekte (%)			
Hauptstück-Schwanzdefekte (%)			
Übermäßiger Zytoplasmatropfen (%)			
Direkter MAR-Test IgG (%) (3 oder 10 Min.) [<50]			
Direkter MAR-Test IgA (%) (3 oder 10 Min.) [<50]			
Direkter IB-Test IgG (% mit Kügelchen) [<50]			
Direkter IB-Test IgA (% mit Kügelchen) [<50]			
Andere Zellen des Ejakulats			
Peroxidase-positive Zellen, Konzentration (10^6/ml) [<1,0]			
Funktion der akzessorischen Geschlechtsdrüsen			
Zink (µmol/Ejakulat) [≥2,4]			
Fruktose (µmol/Ejakulat) [≥13]			
α-Glukosidase (neutral) (mU/Ejakulat) [≥20]			
MTLA:			

13.2   Vorlage für einen Befundbogen für Zervikalmukus-Untersuchungen

Name:					
Pat.-Nr.					
Datum des ersten Zyklustags (Tag/Monat/Jahr)					
Zervikalmukus-Punktzahl (tägliche Bestimmung)					
Datum (Tag/Monat/Jahr)					
Zyklustag					
Volumen (0, 1, 2, 3)					
Konsistenz (0, 1, 2, 3)					
Farnkrautbildung (0, 1, 2, 3)					
Spinnbarkeit (0, 1, 2, 3)					
Zelluläre Bestandteile (0, 1, 2, 3)					
Gesamt-Punktzahl (maximal 15)					
pH					

Postkoital-Test						
Datum (Tag/Monat/Jahr)						
Zeit nach dem Koitus (Stunden)						
	Vaginal-pool	Endozervi-kaler Pool	Vaginalpool	Endozervi-kaler Pool	Vaginal-pool	Endozervi-kaler Pool
Spermienkonzentra-tion (Anzahl/µl)						
Spermienmotilität						
PR (%)						
NP (%)						
IM (%)						
MTLA:						

Messfehler und Qualitätskontrolle

14.1 Fehler bei der Messung der Spermienkonzentration

14.1.1 Fehler bei Zählungen

Zur Messung der Spermienkonzentration werden die Spermien in einem festgelegten Volumen der verdünnten Ejakulatprobe in einer Zählkammer gezählt. Allerdings ist eine einzelne Zählung ohne ein Maß für die Genauigkeit von begrenztem Wert. Dieses Genauigkeitsmaß wird durch das Konfidenzintervall angegeben, das eine spezifische Wahrscheinlichkeit (den Konfidenzkoeffizienten oder die Erfassungswahrscheinlichkeit) angibt, mit der der wahre Wert innerhalb des Intervalls liegt. Die am häufigsten genutzte Wahrscheinlichkeit ist 0,95. Dieses Intervall wird dann 95%-Konfidenzintervall genannt, und die Enden dieses Intervalls sind die 95%-Konfidenzgrenzen (Armitage et al. 2002).

Wenn Spermien zufällig über die Kammer verteilt sind, folgt ihre Zahl in einem gegebenen Volumen der Poisson-Verteilung, mit einer Varianz gleich der gezählten Zahl. Der Standardfehler (SE) einer Zählung (N) ist seine Quadratwurzel ($\sqrt{N}$), der Messfehler (%SE) ist $100 \times (\sqrt{N}/N)$ und das 95%-Konfidenzintervall (CI) ist näherungsweise N $\pm 1,96 \times$ SE (oder N $\pm \sim 2 \times$ SE).

Anmerkung

Diese Werte sind nur Näherungen, da die Konfidenzgrenzen nicht immer symmetrisch über die Schätzungen verteilt sind. Das exakte 95%-Konfidenzintervall, basierend auf den Eigenschaften der Poisson-Verteilung, ist 361,76-441,21 für eine Zählung von 400; 81,36-121,66 für eine Zählung von 100; 4,80-18,39 für eine Zählung von 10; 0,025-5,572 für eine Zählung von 1 und 0,0-3,7 für eine Zählung von 0.

14.1.2 Übereinstimmung von wiederholten Zählungen (Replikaten)

Es werden wiederholte Zählungen von zwei verschiedenen Verdünnungen jeder Ejakulatprobe (Replikate) empfohlen, um mögliche ungleichmäßige Verteilungen der Spermien trotz Mischung zu berücksichtigen (▶ Abschn. 2.4.1). Eine doppelte Zählung derselben Kammer oder Zählungen von beiden Seiten einer Kammer, die aus einer einzelnen Verdünnung befüllt wurden, sind keine unabhängigen Messwiederholungen, da hierdurch keine Fehler in der Aufbereitung, dem Mischen oder der Verdünnung entdeckt werden können.

Es wird erwartet, dass der Unterschied zwischen unabhängigen Zählungen 0 beträgt, mit einem Standardfehler gleich der Quadratwurzel der Summe beider Zählungen. Dann sollte z = (N1–N2)/$\sqrt{(N1 + N2)}$ allein durch Zufall <1,96 sein; wenn das zutrifft, können die Ergebnisse akzeptiert werden. Wenn z >1,96 ist, müssen neue Replikat-Verdünnungen hergestellt werden. Die ◻ Abb. 14.1 zeigt die akzeptablen, gerundeten Werte für N1-N2.

Zum Beispiel kann bei einer wiederholten Zählung von durchschnittlich 200 Spermien (Summe 400) der Unterschied zwischen den Messwiederholungen durchaus bis zu 39 sein, daher können die beiden Zählungen allein durch Zufall zwischen 180,5 (200–19,5) und 219,5 (200 + 19,5) liegen.

Die ◻ Tab. 14.1 fasst die Angaben, die in ◻ Abb. 14.1 dargestellt sind, zusammen und kann zur Abschätzung der Übereinstimmung zwischen Replikaten genutzt werden (▶ Abschn. 2.8.3 und 2.11).

Für eine Routinespermienzählung wird empfohlen, dass mindestens 200 Spermien in jedem Replikat gezählt werden, so dass insgesamt ungefähr 400 Zellen gezählt wurden; der Standardfehler ist dann kleiner als 5% (▶ Tab. 2.2). Bei sehr kleinen Spermienzahlen können größere Standardfehler unvermeidbar sein (▶ Abschn. 2.11.1 und 2.11.2), in solchen Fällen sollte der Messfehler (%SE) für die gezählte Spermienzahl (▶ Tab. 2.2) dokumentiert werden.

14.2 Die Bedeutung der Kenntnis von Messfehlern

In diesem Handbuch wird großer Wert darauf gelegt, eine ausreichende Anzahl von Spermien zu zählen und Messwiederholungen durchzuführen, die innerhalb bestimmter Grenzen übereinstimmen. Dies ist notwendig, da dieses Verfahren die Sicherheit erhöht, dass die bestimmten Konzentrationen oder absoluten Zahlen nahe den wirklichen (aber unbekannten) Werten liegen. Wenn zu

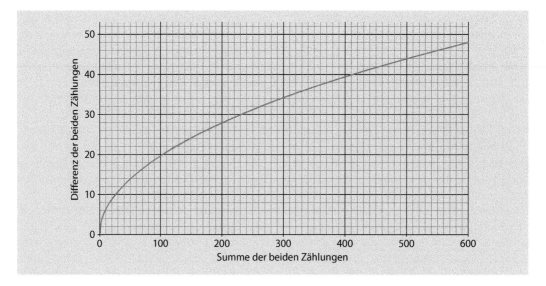

Abb. 14.1   Akzeptable Unterschiede zwischen zwei Replikaten als eine Funktion der Gesamtzahl der gezählten Spermien. Die Linie zeigt die maximale Differenz zwischen zwei Replikaten, die allein durch Zufall erwartet wird

wenige Spermien gezählt werden, wird die berechnete Konzentration unpräzise sein. Wenn es nicht möglich ist, eine Gesamtzahl von mindestens 400 Spermien zu zählen, sollte das auf dem Befundbogen vermerkt und der jeweilige Messfehler notiert werden (▶ Tab. 2.2).

Eine hohe Präzision wird am besten durch Zählung in tiefen Kammern mit großen Rasterbereichen erreicht, die mehr Spermien enthalten, im Gegensatz zu Zählungen in flachen Kammern mit kleinem Raster, die wenige Spermien enthalten. Zur Durchführung der Zählung sollte das Ejakulat ausreichend in einem Fixativ verdünnt werden, sodass es möglichst wenige Überlagerungen von nichtmotilen Zellen gibt. Das folgende Beispiel illustriert den Unterschied zwischen verschiedenen Kammern, wenn eine präzise Bestimmung einer niedrigen Spermienkonzentration in einer Ejakulatprobe erreicht werden soll.

Bei einer kleinvolumigen Kammer mit 1×1-mm-Raster, gefüllt mit unverdünnten Spermien:

- Wenn die tatsächliche Spermienkonzentration 1×10^6/ml beträgt, sind das umgerechnet 1000 Spermien pro μl oder 1 Spermium pro nl.

- In einer 10 μm tiefen Kammer mit einem 1×1-mm-Raster befinden sich 10 Spermien in dem gesamten Volumen von 10 nl.
- Der Zählfehler, der mit der Zählung von nur 10 Spermien verbunden ist, beträgt 32% und das 95%-Konfidenzintervall $10 \pm 1,96 \times \sqrt{N}$ ($= 10 \pm 6,2$) (▶ Tab. 2.2).
- Das weite Konfidenzintervall bedeutet, dass die tatsächliche Zahl zwischen 4 Spermien (10-6) und 16 Spermien (10 + 6) in dem gesamten Volumen von 10 nl liegen kann.
- Daher wird eine Konzentration zwischen 400.000 und 1.600.000 Spermien pro ml Ejakulat gemessen.
- In der Praxis bedeutet dies, die Messgenauigkeit für ein Volumen von 50 μl beträgt 20.000 bis 80.000 Spermien.
- Wenn zwei Replikat-Proben untersucht werden, ergeben sich bei den korrespondierenden Werten für 20 beobachtete Spermien aufgrund des 22%-igen Messfehlers und des Konfidenzintervalls von $20 \pm 8,8$ Zahlen von 11 (20-9) bis zu 29 (20 + 9) in einem Gesamtvolumen von 20 nl. Die Bestimmung der Spermienkonzentration im Ejakulat ergibt Werte von 550.000/ml bis 1.450.000/ml bzw. von 27.500 bis 72.500 Spermien in einem 50-μl-Aliquot.

◻ Tab. 14.1 Akzeptable Unterschiede zwischen der Anzahl von jeweils zwei Messungen für eine vorgegeben Summe

Summe	Differenz *
35–40	12
41–47	13
48–54	14
55–62	15
63–70	16
71–79	17
80–89	18
90–98	19
99–109	20
110–121	21
121–131	22
132–143	23
144–156	24
157–169	25
170–182	26
183–196	27
197–211	28
212–226	29
227–242	30
243–258	31
259–274	32
275–292	33
293–309	34
310–328	35
329–346	36
347–366	37
367–385	38
386–406	39
407–426	40
427–448	41
449–470	42
471–492	43
493–515	44

◻ Tab. 14.1 Fortsetzung

Summe	Differenz *
516–538	45
539–562	46
563–587	47

* Basierend auf einem gerundeten 95%-Konfidenzintervall.

Bei einer Kammer mit großem Volumen mit neun 1×1-mm-Rastern, gefüllt mit $1+1$ (1:2) verdünntem Ejakulat:

- Wenn die tatsächliche Spermienkonzentration 1×10^6 pro ml beträgt und eine Verdünnung von $1+1$ (1:2) hergestellt wurde (▶ Abschn. 2.8), werden 500.000 Spermien pro ml, 500 Spermien pro µl oder 0,5 Spermien pro nl vorliegen.
- In einer 100 µm tiefen Kammer mit mehreren 1×1-mm-Rastern (100 nl pro Raster) werden 200 Spermien bei der Zählung von 4 Rastern (400 nl) gemessen, insgesamt 400 Spermien in den beiden Replikaten (800 nl).
- Der Fehler, der mit der Zählung von 400 Spermien einhergeht, beträgt 5% und das 95%-Konfidenzintervall $400\pm1{,}96 \times \sqrt{N}$ (= 400 ± 39) (▶ Tab. 2.2).
- Dieses Konfidenzintervall bedeutet, dass die tatsächliche Zählung zu Werten zwischen 360 Spermien (400-40) und 440 Spermien (400+40) in einem Gesamtvolumen von 800 nl eines $1+1$ (1:2) verdünnten Ejakulats führen könnte.
- Daher wird eine Konzentration zwischen 900.000 und 1.100.000 Spermien pro ml Ejakulat gemessen.
- In der Praxis bedeutet dies, dass die Messgenauigkeit für ein Volumen von 50 µl 45.000 bis 55.000 Spermien ist.

14.3 Fehler bei der Messung von Prozenten

14.3.1 Fehler bei der Bestimmung von Prozentsätzen

Wenn Spermien in zwei Klassen klassifiziert werden (etwa in normale oder nichtnormale Morphologie, bzw. motile oder immotile, vitale oder avitale, Akrosom-reagierte oder nichtreagierte, mit Zonafreien Hamstereizellen fusionierte oder nichtfusionierte Spermien), folgen die Prozentsätze der Binominal-Verteilung. Für diese Verteilung hängt der Standardfehler eines geschätzten Prozentsatzes (p) innerhalb einer Klasse von dem tatsächlichen, aber unbekannten, Prozentsatz ab, genauso wie von der Anzahl der gezählten Spermien (N). Der Standardfehler ist $\sqrt{(p(100-p)/N)}$, und das ungefähre Konfidenzintervall kann aus der Normalverteilung berechnet werden. Dies ist eine gute Annäherung für Werte im Bereich von 20–80%.

- Wenn 100 Spermien gezählt werden, und der Prozentsatz der Spermien mit normaler Morphologie 20% beträgt, ist der Standardfehler des geschätzten Prozentsatzes der normalen Spermien $\sqrt{(20(100-20)/100)} = \sqrt{((20 \times 80)/100)} = \sqrt{(1600/100)} = 4$ [%]. Die 95% Konfidenzgrenze ist $\pm 1,96 \times 4\%$ oder 7,8%, und das korrespondierende Konfidenzintervall 12,2–27 beträgt 8%.

- Wenn 200 Spermien gezählt werden, ist der Standardfehler $\sqrt{(20(100-20)/200)} = \sqrt{((20 \times 80)/200)} = \sqrt{(1600/200)} = 2,8$ [%]. Die 95%-Konfidenzgrenze ist $\pm 1,96 \times 2,8\%$ oder $\pm 5,5\%$, und das korrespondierende Konfidenzintervall 14,5–25,5%.

- Wenn 400 Spermien gezählt werden, ist der Standardfehler $\sqrt{(20(100-20)/400)} = \sqrt{((20 \times 80)/400)} = \sqrt{(1600/400)} = 2,0$ [%]. Die 95%-Konfidenzgrenze ist $\pm 1,96 \times 2\%$ oder $\pm 3,9\%$, und das korrespondierende Konfidenzintervall 16,1–23,9%.

Außerhalb des Bereiches 20–80% ist es eher angebracht, die Winkel-Transformation (arc-sin-Quadratwurzel) $z = \sin^{-1}\sqrt{(p/100)}$ zu verwenden. In diesem Fall beträgt die Standardabweichung von $z = 1/(2\sqrt{N})$ und diese ist nur von der Zahl der gezählten

Spermien und nicht vom tatsächlichen (aber unbekannten) Prozentsatz abhängig. Eine Alternative dazu ist die Berechnung von exakten binominalen Konfidenzgrenzen mit Hilfe eines der leicht zugänglichen statistischen Softwarepakete.

14.3.2 Übereinstimmung zwischen Prozentsätzen von Wiederholungsmessungen

Es wird empfohlen, wiederholte Bestimmungen von Prozentsätzen (p_1 und p_2) für N Spermien in jeder Probe vorzunehmen und diese zu vergleichen. Die Grenze der erwarteten Differenz d (d = p1-p2) ist $1,96(\sqrt{(2\bar{p}(100\bar{p})/N)})$, wobei $\bar{p} = (p1+p2)/2$ ist. Die Differenz zwischen unabhängigen Bestimmungen sollte erwartungsgemäß 0 betragen, mit einem Standardfehler, der abhängig von dem geschätzten Prozentsatz und der Gesamtzahl der gezählten Spermien ist.

Die hohen statistischen Fehler, die mit der Zählung von weniger als 200 Spermien pro Replikat verbunden sind, sind in ◘ Abb. 14.2 dargestellt, welche die exakten 95%-Konfidenzintervalle für die Übereinstimmung von Prozentsätzen für wiederholte Zählungen von 100, 200 und 400 Spermien (d.h. Gesamtspermienzahlen von 200, 400 und 800) aufzeigt. Es zeigt auch, dass die Differenz der Prozentsätze symmetrisch um 50% liegt, mit einem Maximum bei 50% und Minima bei 0% und 100%.

Die akzeptablen Unterschiede zwischen Wiederholungsmessungen können dieser Abbildung entnommen werden. Für insgesamt 200 Spermien (100 pro Replikat) und einem tatsächlichen Prozentsatz von 5% ist die obere Konfidenzgrenze für die Differenz 6,6%. Im Durchschnitt werden 19 von 20 wiederholten Bestimmungen derselben Probe zwischen 2,42% und 9,00% liegen; eine von 20 wird allein durch Zufall ein Resultat außerhalb dieser Grenzen ergeben. Für insgesamt 800 Spermien (400 pro Replikat: gestrichelte Linie) und einem tatsächlichen Prozentsatz von 5% liegt die obere 95%-Konfidenzgrenze für die Differenz bei 3,1%, und die 95% Konfidenzgrenzen sind 3,1% und 7,6%. Gleichermaßen ist bei einer Zählung von insgesamt 400 Spermien (200 pro Replikat: gepunktete Linie) bei einem tatsächlichen Wert von 20%

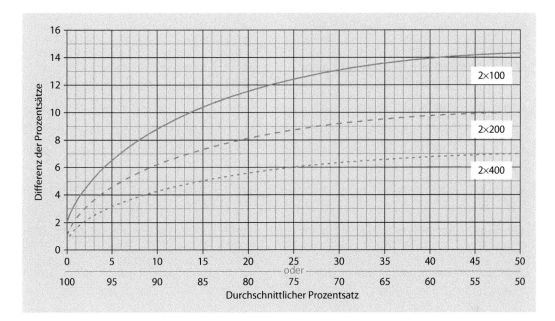

○ **Abb. 14.2** Die akzeptable Differenz zwischen zwei Wiederholungsbestimmungen von Prozentsätzen als eine Funktion des tatsächlichen Prozentsatzes und der Gesamtzahl der geschätzten Spermien. Die Linien zeigen die Unterschiede, die erwartungsgemäß allein durch Zufall (95% Konfidenzgrenzen) für eine wiederholte Bestimmung von Prozentsätzen bei 100 (gesamt 200: obere, durchgezogene Linie), 200 (gesamt 400: mittlere, gestrichelte Linie) und 400 (gesamt 800: untere, gepunktete Linie) Spermien auftreten

die obere Konfidenzgrenze 8,1%, mit Grenzen von 16,2% und 24,3%.

Die ○ Tab. 14.2, Tab. 14.3 und Tab. 14.4 zeigen Werte für akzeptable Differenzen zwischen Replikaten (jene, die durch Zufall allein entstehen) für eine Reihe von Prozentsätzen bei verschieden Gesamtzahlen der Spermien. Diese Werte dienen der genaueren Abschätzung der Übereinstimmung zwischen Prozentsätzen der Wiederholungsmessungen von Spermien, die morphologisch normal, motil, vital oder Akrosom-reagiert sind.

14.4 Herstellung von Ejakulatproben für die Qualitätskontrolle

Proben für die Qualitätskontrolle (QK) sollen idealerweise repräsentativ für die Art von Ejakulatproben sein, die im Labor untersucht werden. Wenn nur eine kleine Zahl von QK-Proben analysiert werden soll, sollten solche eingesetzt werden, die am relevantesten für die Hauptaktivität des Labors sind. Wenn es sich zum Beispiel um ein Labor eines Kinderwunschzentrums handelt, sollten klinisch relevante Bereiche gewählt werden (Konzentration 15×10^6 bis 50×10^6 pro ml, progressive Motilität 30–50% und normale Morphologie <5%).

- Aliquots von gepoolten Ejakulatproben können eingefroren oder bei 4 °C unter Zugabe eines Konservierungsmittels aufbewahrt werden, und in Intervallen bezüglich der Spermienkonzentration analysiert werden.

- Gegebenenfalls überleben Spermien eine Kryokonservierung nicht in ausreichender Zahl, um als Material für die interne oder externe Qualitätskontrolle der Spermienmotilität oder für Anti-Spermien-Antikörper-Tests eingesetzt werden zu können.

- Videobänder, CDs und DVDs können ebenfalls für die Bestimmung der Spermienmotilität genutzt werden.

- Fotografien, Videobänder, CDs und DVDs können für die Bestimmung der Spermienmorphologie benutzt werden.

- Videoaufnahmen sind besonders nützlich für das Training zur Motilitäts- und Morphologie-

▣ Tab. 14.2 Akzeptable Differenzen zwischen zwei Prozentsätzen für einen jeweiligen Prozentwert-Mittelwert, der aus einer wiederholten Zählung von 100 Spermien bestimmt wurde (insgesamt 200 gezählte Spermien)

Durchschnitt (%)	Differenz*
0	2
1	3
2	4
3	5
4	6
5–6	7
7–9	8
10–12	9
13–15	10
16–19	11
20–25	12
26–33	13
34–66	14
67–74	13
75–80	12
81–84	11
85–87	10
88–90	9
91–93	8
94–95	7
96	6
97	5
98	4
99	3
100	2

* Basierend auf einem gerundeten 95%-Konfidenzintervall.

▣ Tab. 14.3 Akzeptable Differenzen zwischen zwei Prozentsätzen für einen jeweiligen Prozentwert-Mittelwert, der aus einer wiederholten Zählung von 200 Spermien bestimmt wurde (insgesamt 400 gezählte Spermien)

Summe	Differenz*
0	1
1	2
2	3
3–4	4
5–7	5
8–11	6
12–16	7
17–23	8
24–34	9
35–65	10
66–76	9
77–83	8
84–88	7
89–92	6
93–95	5
96–97	4
98	3
99	2
100	1

* Basierend auf einem gerundeten 95%-Konfidenzintervall.

bestimmung, aber ihre Nutzung sollte als Ergänzung, nicht als Ersatz, für die wiederholte Bestimmung von Ejakulatproben dienen.

– Gefärbte Objektträger mit Ejakulatproben können für die Qualitätskontrolle der Mor-

phologie genutzt werden. Fixierte Ausstriche können gelagert und als Kontrolle für die Färbung dienen. Angefärbte Objektträger könnten mit der Zeit ausbleichen, in Abhängigkeit von der Fixierung oder der Färbemethode. Allerdings sollten Objektträger, die nach dem in diesem Handbuch beschriebenen Papanicolaou-Verfahren gefärbt und im Dunkeln bei Raumtemperatur gelagert wurden, bis zu einigen Monaten oder sogar Jahren verwendbar sein.

◻ Tab. 14.4 Akzeptable Differenzen zwischen zwei Prozentsätzen für einen jeweiligen Prozentwert-Mittelwert, der aus einer wiederholten Zählung von 400 Spermien bestimmt wurde (insgesamt 800 gezählte Spermien)

Summe	Differenz*
0	0
1–3	2
4–6	3
7–11	4
12–18	5
19–30	6
31–69	7
70–81	6
82–88	5
89–93	4
94–96	3
97–99	2
100	0

* Basierend auf einem gerundeten 95%-Konfidenzintervall.

- Anti-Spermien-Antikörper-positives Serum kann für die QK von indirekten Immunobead-Tests genutzt werden; die Nutzung für direkte Immunobead-Tests wird nicht empfohlen.

14.5 Vorbereitung von Videoaufnahmen für die interne Qualitätskontrolle der Analyse der Spermienmotilität

Dieses Protokoll beschreibt, wie Videoaufnahmen für die Qualitätskontrolle der manuellen Motilitätsbestimmung angefertigt werden.

- Es werden mindestens 5–10 Felder aufgenommen, um die verschiedenen Felder bei einer manuellen Motilitätsanalyse zu simulieren und um die Bestimmung von mindestens 400 Spermien zu ermöglichen.

- Die Videoaufnahme sollte Bilder von verschiedenen Ejakulatproben enthalten, um die Spannbreite der typischen, während der Routine-Ejakulatanalyse beobachteten Motilitäten abzudecken.

- Das Videoband kann einfach fünf Felder mit verschiedenen Ejakulatproben zeigen; in anderen Fällen kann eine komplexere Aufnahmetechnik nötig werden, zum Beispiel bei der Standardisierung zwischen Laboren oder bei einer multizentrischen Studie. In diesem Fall sollten mehrere Ejakulatproben benutzt werden, und die Proben können in zufälliger Anordnung auf dem Videoband wiederholt werden. Wiederholte Proben erlauben es, die Präzision eines/r medizinisch-technischen Laborassistenten/in einzuschätzen.

14.5.1 Zusätzliche Geräte

Zusätzlich zu der Routineausrüstung für die Bestimmung der Motilität erfordert die Anfertigung von Aufnahmen für die Qualitätskontrolle:

- einen Videorekorder oder Computer mit einem CD-RW- oder DVD-RW-Laufwerk,
- eine Markierungshilfe für die Kodierung der Videoaufnahmen, wie etwa einen Objektträger mit auf der Oberfläche markierten Zahlen oder einen Zeitanzeiger.

14.5.2 Durchführung

- Wenn mehrere Ejakulatproben verfügbar sind, kann die gesamte Videoaufnahme in einer Sitzung angefertigt werden; anderenfalls können die Proben aufgenommen werden, wenn sie verfügbar sind.

- Wenn die Motilität normalerweise bei Raumtemperatur beurteilt wird, sollten die Aufnahmen auch bei Raumtemperatur gemacht werden. Gleichermaßen sollten, wenn die Motilität normalerweise bei 37 °C bestimmt wird, die Aufnahmen bei derselben Temperatur ausgeführt werden.

Anmerkung

Wenn die Aufnahmen bei 37 °C gemacht werden müssen, sollte die Wärmeplatte angeschaltet und vor Benutzung mindestens 10 Minuten in Betrieb sein, um eine stabile Temperatur zu erreichen.

━ Die Aufnahme von ausreichend vielen Feldern soll vorbereitet werden, um sicherzustellen, dass 400 Spermien von verschiedenen Ejakulatproben aufgenommen werden können.

━ Für Proben mit einer niedrigen Spermienkonzentration kann die Aufnahme von mehr als 10 Feldern notwendig sein, um eine adäquate Anzahl von Spermien für die Beurteilung zu erhalten.

━ Die Videoaufnahmen können durchgeführt werden, wenn entweder ein Objektträger mit Deckgläschen oder eine 20 µm tiefe Kammer für die Analyse genutzt werden.

Anmerkung

Wenn Zählkammer-Objektträger als Einmalartikel genutzt werden, ist die Motilität für einen längeren Zeitraum stabil, als wenn übliche Objektträger und Deckgläschen benutzt werden. Mit ersteren können somit oft 10 (oder mehr) Felder von derselben Präparation aufgenommen werden.

Anmerkung

Bei Verwendung von Objektträgern und Deckgläschen kann es notwendig werden, mehrere von diesen während der Videoaufnahme einzusetzen, um einen wahrnehmbaren Abfall der Motilität über die Zeit zu vermeiden.

━ Identifizieren Sie mehrere Ejakulatproben mit unterschiedlicher Motilität, die eine große Spannweite umfasst.

━ Jede Probe sollte einen individuellen Code bei der Videoaufnahme bekommen. Die Codierung kann von der einfachen Markierung jeder Probe bis zur Markierung jedes Feldes jeder Probe variieren. Zum Beispiel kann die erste Probenmarkierung zu Beginn des ersten Feldes vorgenommen werden, mit keiner weiteren Markierung, bis die zweite Probe erscheint. Alternativ kann die Codierung Markierungen auf jedem einzelnen Feld beinhalten, d.h. das erste Feld der ersten Probe würde mit 01-01 markiert werden, das zweite Feld der ersten Probe mit 01-02, etc. Dieses besser ausgefeilte Markierungssystem hilft dem Laborpersonal, zu verfolgen, wo genau sie innerhalb der Analyse sind.

Anmerkung

Es ist nützlich, kurze leere Sequenzen in der Videoaufnahme zwischen den Feldern oder zwischen den Proben aufzunehmen. Dadurch kann das Laborpersonal den Beginn eines neuen Segments erkennen.

Anmerkung

Der einfachste Weg, ein leeres Segment während der Aufnahme zu machen, ist es, die Lichtquelle abzudecken.

Anmerkung

Dies kann auch vor der Pausenfunktion des Videorekorders gemacht werden; es sollte immer die »Pause«-Taste anstatt der »Stopp«-Taste genutzt werden, da die »Stopp«-Taste Geräusche oder Flimmern auf dem Videoband erzeugen könnte.

━ Zeichnen Sie ein Bild eines Objektmikrometers für 10 Sekunden in der Vergrößerung auf, die für die Aufnahme der Proben genutzt werden soll. Die Vergrößerung sollte ein Bild auf dem Monitor ergeben, das dem für die visuelle Mikroskopanalyse genutzten ähnlich ist. Das Bild des Objektmikrometers ermöglicht eine dauerhafte Referenz für die Vergrößerung, welches die Kalibrierung eines den Bildschirm bedeckenden Folienrasters bei der Analyse des Videobandes oder der Kalibrierung von CASA-Instrumenten ermöglicht.

━ Zeichnen Sie das Kodierungsbild für die erste Probe für 5–7 Sekunden auf. Am Ende dieses Zeitraums verdunkeln Sie die Lichtquelle für 3 Sekunden, um ein leeres Bild zu erzeugen, das als Markierung dient; dann pausieren Sie die Aufnahme.

━ Identifizieren Sie die erste zur Aufnahme genutzte Ejakulatprobe. Platzieren Sie 10 µl des gut gemischten Ejakulats auf einem Glasobjektträger und bedecken Sie dies mit einem 22×22 mm Deckgläschen, oder beladen Sie eine Objektträgerkammer mit 7 µl des gut gemischten Ejakulats. Lassen Sie die Probe für einige Sekunden (wenn erforderlich bei 37 °C) sedimentieren, bis das Driften aufgehört hat. Nehmen Sie 10 (oder mehr) Felder auf, gemäß dem in ◘ Abb. 14.3 dargestellten Muster. Für die CASA-Qualitätskontrolle sollte die Spermienkonzentration 50×10^6 pro ml nicht übersteigen; höher konzentrierte Proben müssen eventuell in homologen Seminalplasma verdünnt werden (▸ Abschn. 3.5.2).

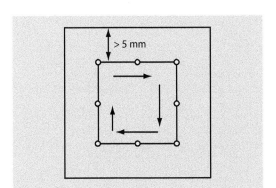

◘ **Abb. 14.3** Hilfe für die Bestimmung der Spermienmotilität. Systematisches Scannen der Felder für die Videoaufnahme der Spermienmotilität im Abstand von mindestens 5 mm von der Kante des Deckgläschens

- Wählen Sie das erste Feld nahe dem oberen linken Abschnitt des Deckgläschens oder der Kammer, im Abstand von mindestens 5 mm von der Kante. Zeichnen Sie das Feld für 15 Sekunden auf, wobei Sie das Mikroskop und den Objekttisch so ruhig wie möglich halten. Nach 15 Sekunden zeichnen Sie ein 3-sekündiges Leerbild auf und pausieren Sie die Aufnahme. Wenn individuelle Felder kodiert werden, ändern Sie die Codenummer und zeichnen Sie für 5–7 Sekunden ein Bild auf, das nur die Codenummer enthält.
- Nach dem in ◘ Abb. 14.3 gezeigten Muster lokalisieren Sie ein zweites Motilitätsfeld auf dem Objektträger oder der Kammer und zeichnen Sie dieses Feld für 15 Sekunden auf. Zeichnen Sie wiederum ein 3-sekündiges Leerbild am Ende der 15 Sekunden auf. Pausieren Sie die Aufzeichnung und, falls gewünscht, ändern Sie die Codenummer, um das dritte Feld zu markieren. Fahren Sie mit der Aufzeichnung auf diese Weise fort, bis insgesamt mindestens 400 Spermien (10 Felder oder mehr, in Abhängigkeit von der Konzentration) aufgenommen worden sind. Nach Aufnahme des finalen Feldes und einem 3-sekündigen Leerbild beenden Sie die Aufzeichnung.
- Bereiten Sie eine zweite Probe vor. Zeichnen Sie das Codierungsbild für die Probe 2 für 5–7 Sekunden auf, gefolgt von einem 3-sekündigen Leerbild.

- Zeichnen Sie die zweite Probe gemäß den bereits genannten Schritten auf, indem Sie 10 oder mehr Felder für jeweils 15 Sekunden aufnehmen, mit einem Leerbild zwischen jedem Feld am Ende des finalen Feldes.
- Wiederholen Sie diesen Prozess bis die gewünschte Probenanzahl per Video aufgezeichnet ist.

Anmerkung
Wenn eine Videoaufzeichnung einer komplexeren Motilität für die interne Qualitätskontrolle gewünscht wird, die zufällig wiederholte Proben enthält, wird entweder ein zweiter Rekorder oder ein mit einer speziellen Videobearbeitungssoftware ausgestatteter Computer benötigt. In diesem Fall sollte jede Probe unabhängig aufgezeichnet werden, wobei nur die Felder markiert werden. Die Probennummer sollte nicht aufgezeichnet werden, da sich diese verändert, wenn die Probe in der Aufzeichnung wiederholt wird. Wenn ein mit einer Videobearbeitungssoftware ausgestatteter Computer verfügbar ist, können Bilder von jeder Probe digitalisiert und nach Wunsch auf einer DVD kombiniert werden.

14.5.3 Analyse der Videoaufnahmen

- Zeichnen Sie ein Raster auf eine Overheadfolie und platzieren Sie diese wie unten beschrieben über dem Videomonitor. Dies wird das Raster nachahmen, das im Okular während der mikroskopischen Analyse erscheint (◘ Abb. 14.4a).
- Platzieren Sie das Objektmikrometer bei einer Vergrößerung, die für die Motilitätsanalyse genutzt wird, auf dem Objekttisch des Mikroskops. Durch den Blick durch das Okular mit Raster (◘ Abb. 14.4) messen Sie die Größe der Rasterbereiche mithilfe des Objektmikrometers. In diesem Beispiel ist das gesamte Okularraster 125 × 125 μm groß und jedes kleine Quadrat des Rasters hat Kantenlängen von 25 μm (◘ Abb. 14.4b). Notieren Sie sich ihre Messungen.
- Spielen Sie die Aufnahme am Videomonitor ab und pausieren Sie bei dem Bild des Mikrometers (◘ Abb. 14.5a).
- Kleben Sie eine Overheadfolie über den Bildschirm und zeichnen Sie ein Quadrat der Größe eines kleinen Quadrates des Okularrasters, so wie es oben gemessen wurde (◘ Abb. 14.5b).

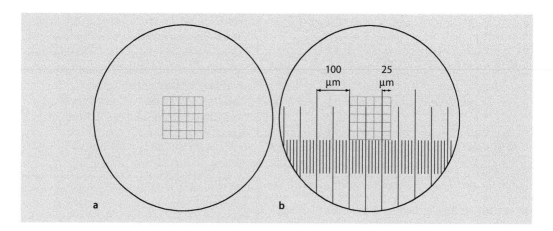

⊡ Abb. 14.4a, b   Blick durch ein Okular mit Raster (blaues Raster). **a** Okular allein. **b** Blick auf das Objekt-Mikrometer

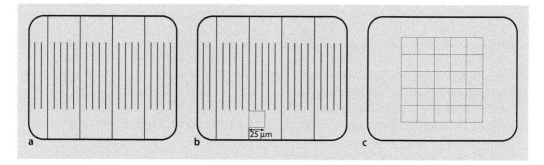

⊡ Abb. 14.5a–c   Abbildung des auf dem Videoband aufgezeichneten Objektmikrometers auf dem Monitor und der gezeichneten Overheadfolienauflage; für Erklärungen siehe Text

— Komplettieren Sie das Bild des gesamten Okularrasters (25 Quadrate) (⊡ Abb. 14.5c).
— Zur Analyse der Videoaufzeichnung befestigen Sie die Overheadfolienauflage fest über dem Bildschirm. Die Analyse sollte in einem standardisierten Bereich der Rasterauflage durchgeführt werden, z.B. in den oberen zwei Reihen oder in den mittleren drei Reihen.
— Beurteilen Sie wiederholte Bestimmungen von 200 Spermien für jedes aufgezeichnete Segment.

14.6   Vorbereitung von verdünntem Ejakulat für die interne Qualitätskontrolle der Spermienkonzentrationsbestimmung

14.6.1   Allgemeine Überlegungen

— Einige Schritte der Spermienkonzentrationsbestimmung im Ejakulat können durch die Benutzung von verdünnten, konservierten Ejakulatproben überwacht werden, die im Labor vorbereitet wurden.
— Die Proben für die interne Qualitätskontrolle sollten repräsentativ für den Bereich von Konzentrationen sein, die normalerweise im Labor während Routineejakulatanalysen auftreten.

- Verdünnen Sie das Ejakulat in einem Konservierungsmittel und übertragen Sie Aliquots zur Lagerung in Laborröhrchen. Diese können eingefroren und später zur Zählung verwendet werden.
- Bei der Herstellung der Suspensionen müssen die Proben vollständig durchmischt werden, damit die Röhrchen, die von derselben Probe abgefüllt wurden, auch identische Spermienkonzentrationen enthalten. Nur so können unterschiedliche Zählungen der IQK-Proben auf Probleme bei der Zählung aufmerksam machen.
- Verdünnen Sie die aufbewahrten Proben der internen Qualitätskontrolle noch einmal, bevor Sie die Konzentration mittels eines Hämozytometers bestimmen. Benutzen Sie die Endverdünnung, die im Labor bei Routinezählungen verwendet wird. Das gewährleistet, dass die Konzentration von Hintergrundverunreinigungen und anderen Nichtspermienzellen denjenigen ähnlich ist, die während Routinemessungen zu beobachten ist. Wenn zum Beispiel das Ejakulat anfänglich mit einem gleichen Volumen an Konservierungsmittel verdünnt ist, würde eine zusätzliche 1 + 9 (1:10) Verdünnung eine Endverdünnung von 1:20 ergeben.
- Wird eine zu lagernde Probe mit niedriger Spermienkonzentration gewünscht, ist es besser, mit einer Ejakulatprobe mit niedriger Konzentration zu starten, als eine hohe Verdünnung einer stärker konzentrierten Probe herzustellen. So wird sichergestellt, dass diese Probe zu Proben bei einer Routineejakulatanalyse vergleichbar ist.
- Bei Swim-up-Spermienpräparationen fehlen die Verunreinigungen, abgerissene Köpfchen und Zellfragmente, die während einer Routineejakulatanalyse beobachtet werden, daher sollten sie nur für die Kontrolle der Zählung von ähnlich selektierten Spermiensuspensionen eingesetzt werden.
- Die Anzahl der Ejakulatsuspensionen für die interne Qualitätskontrolle, die auf einmal hergestellt werden, hängt von der Zahl der medizinisch-technischen Laborassistenten und der Häufigkeit von Zählungen ab.

- Konserviertes verdünntes Ejakulat sollte bei Kühlung über mindestens 4 Monate stabil sein.

14.6.2 Reagenzien

Eines der drei Konservierungsmittel kann genutzt werden:
- Formalin: 10% (v/v) Formaldehyd: Zu 27 ml destillierten Wassers fügen Sie 10 ml 37% (v/v) Formaldehyd zu.
- Azid (Jørgensen et al. 2001): 3 mol/l Natriumazid (NaN_3): Lösen Sie 19,5 g NaN_3 in 1000 ml destillierten Wasser.
- Agglutinationsverhindernde Lösung (APSIS) (Brazil et al. 2004): Zu 100 ml destillierten Wassers fügen Sie 1,0 g bovines Serumalbumin (BSA), 2,0 g Polyvinylpyrrolidon (PVP), 0,9 g Natriumchlorid (NaCl), 0,1 ml des Detergenz Triton X-100, 0,004 ml Silikon-Antidampf-Agens und 0,1 g Natriumazid. Gut durchmischen und durch einen 0,45 µm-Filter pressen, um Verunreinigungen zu eliminieren. Bei 4 °C lagern.

Anmerkung
Das bakterizide Natriumazid kann bei APSIS weggelassen werden, um die Lösung nichttoxisch zu machen. Allerdings sollte eine solche Lösung verworfen werden, wenn sie kontaminiert wird.

14.6.3 Zusätzliche Ausrüstung

Zusätzlich zur Routineausrüstung erfordert die Herstellung von Proben zur Qualitätskontrolle von Spermienkonzentrationsmessungen:
- Kryoröhrchen oder andere kleine Gefäße mit engschließenden Deckeln für die Lagerung
- Permanentmarker für die Beschriftung der Gefäße

14.6.4 Durchführung

1. Identifizieren Sie Ejakulatproben von annähernd der gewünschten Spermienkonzentration. Das benötigte Volumen von konserviertem Ejakulat wird in Abhängigkeit von den

Bedürfnissen des Labors variieren; nutzen Sie entweder das gesamte verfügbare Ejakulatvolumen oder präparieren Sie 4 ml einer verdünnten Spermiensuspension für jede Konzentration.

2. Nach Gewinnung des Ejakulats verdünnen Sie es baldmöglichst mit einem Konservierungsmittel. Wenn APSIS für die Verdünnung und Konservierung genutzt wird, steigt die Wahrscheinlichkeit einer Kristallbildung nach der Verdünnung mit der Länge der Zeit vor der Verdünnung. Diese Kristalle können mit der Beladung der Kammer und der Zählung der Spermien interferieren.

3. Transferieren Sie das benötigte Ejakulatvolumen in ein 15-ml-Zentrifugenröhrchen. Für jeden ml Ejakulat fügen Sie 100 µl 10% (v/v) Formalin, 10 µl 3 mol/l Azid oder 1 ml APSIS hinzu.

4. Beschriften Sie alle Röhrchen mit Informationen zur Identifikation und dem Datum der Anfertigung. Deckel oder Aufsätze sollten entfernt werden und die Röhrchen in einem Gestell platziert werden, um schnelles und einfaches Befüllen zu ermöglichen.

5. Stellen Sie sicher, dass das verdünnte, konservierte Ejakulat während der gesamten Verfüllung vollständig durchmischt ist, um eine vergleichbare Spermienkonzentration in allen Röhrchen zu gewährleisten. Schon kleine Verzögerungen nach dem Mischen können eine Sedimentation der Spermien zur Folge haben, wodurch die Konzentration in den Aliquots verändert wird. Eine Möglichkeit, eine konstante Durchmischung sicherzustellen, ist es, das Zentrifugenröhrchen mit dem verdünnten Ejakulat in einem Gestell zu platzieren, und dann das Ejakulat kontinuierlich mit einer Hand mittels einer Plastiktransferpipette zu mischen, während die Aliquots mittels einer Pipette in der anderen Hand abgenommen werden.

6. Abhängig von den Bedürfnissen des Labors sollten in jedes Röhrchen 0,5–1,0 ml verfüllt werden. Die Lagerung von Proben in 0,5-ml-Aliquots erlaubt es, mehrere Zählungen aus jedem Röhrchen durchzuführen.

7. Wenn die Spermiensuspension auf alle Röhrchen verteilt worden ist, sollten sie fest verschlossen werden. Abhängig von dem benutzten Röhrchentyp kann der Deckel mit einem Streifen selbstversiegelnden Laborfilms versiegelt werden. Das ist nicht notwendig, wenn Kryoröhrchen verwendet werden.

8. Wiederholen Sie den ganzen Prozess für die übrigen Ejakulatproben.

9. Lagern Sie die Röhrchen bei 4 °C.

Anmerkung

Die Konzentration der Suspensionen für die interne Qualitätskontrolle sollte nach Herstellung der Verdünnungen bestimmt werden, und nicht von der Originalspermienkonzentration übernommen werden. Nach Herstellung der aufzubewahrenden Spermiensuspensionen können einzelne Röhrchen nach Bedarf benutzt und beurteilt werden (▶ Abschn. 2.7 und 2.8). Die Ergebnisse können mittels der in ▶ Abschn. 7.7 beschriebenen Methoden ausgewertet werden. Alle Zählungen sollten mittels der im Labor normalerweise genutzten Zählmethode durchgeführt werden. Der folgende Abschnitt beschreibt die Zählung mittels eines Hämozytometers.

14.6.5 Nutzung der gelagerten Proben für die interne Qualitätskontrolle

- Die gelagerte Suspension muss vor der Zählung weiter verdünnt werden; die Verdünnung ist abhängig von dem Konservierungsmittel.
- Die ursprüngliche Ejakulatverdünnung mit Formalin und Azid ist minimal, daher muss diese in die Berechnung nicht mit einbezogen werden. In APSIS konserviertes Ejakulat ist ursprünglich zweifach verdünnt, d.h. 1+1 (1:2), was in die endgültige Berechnung der Konzentration mit einbezogen werden muss.
- Für in APSIS verdünnte Ejakulatsuspensionen mit einer ursprünglichen Konzentration $>25 \times 10^6$ pro ml ist die Zählung mittels einer weiteren 1+9-(1:10)-Verdünnung durchzuführen. Das kann durch Zufügen von 50 µl der gelagerten Spermiensuspension zu 450 µl destillierten Wassers erreicht werden. Dies ergibt eine endgültige Ejakulatverdünnung von 1:20. Benutzen Sie nicht APSIS als Verdünnungsmittel, da dieses mit der Spermiensedimen-

tation auf dem Raster des Hämozytometers interferieren wird.

- Für die folgenden Schritte sollten alle Pipetten auf das entsprechende Volumen voreingestellt werden und mit einer sauberen Spitze bestückt werden, um das Aliquot unmittelbar nach dem Mischen schnell entnehmen zu können.

- Ein Verdünnungsröhrchen sollte mit einem entsprechenden Volumen an Wasser (d.h. 450 µl, wenn wie oben vorgeschlagen eine 1:10 Verdünnung hergestellt wird) vorbereitet werden. Der Inhalt des gelagerten Ejakulatröhrchens sollte gründlich auf einem Vortex-Mixer für ungefähr 30 Sekunden bei höchster Geschwindigkeit gemischt werden. Ein 50-µl-Aliquot wird dann in das Verdünnungsröhrchen mit Wasser überführt. Das Verdünnungsröhrchen wird 20 Sekunden bei höchster Geschwindigkeit gevortext. Das Hämozytometer wird mit 10 µl der Suspension beladen und die Spermien wie in ▶ Abschn. 2.8.2 und 2.8.3 beschrieben gezählt.

- Wenn die ursprüngliche Ejakulatprobe, die zur Herstellung der gelagerten Spermiensuspension verwendet wurde, eine niedrige Spermienkonzentration aufwies, muss die Verdünnung für die Zählung entsprechend adjustiert werden. War zum Beispiel die ursprüngliche Spermienkonzentration in dem Bereich von 4–25×10^6/ml, wäre die für eine endgültige Verdünnung von 1:5 angemessene zusätzliche Verdünnung von APSIS-konserviertem Ejakulat 2:5 (2 + 3: da das Ejakulat bereits 1 + 1(1:2) mit APSIS verdünnt worden war). Das kann durch Verdünnung von 50 µl des konservierten Ejakulats mit 75 µl destillierten Wassers erreicht werden.

- Im Kühlschrank gelagerte Spermiensuspensionen sind mindestens 4 Monate stabil, nach diesem Zeitraum sollten neue Suspensionen hergestellt werden. Wünschenswert ist ein überlappender Zeitraum, währenddessen sowohl alte als auch neue Proben eingesetzt werden, um die Übergangsperiode zu überprüfen.

14.7 Herstellung von Objektträgern für die interne Qualitätskontrolle für die Bestimmung der Spermienmorphologie

14.7.1 Allgemeine Überlegungen

- Ausstriche können im Labor zur internen Qualitätskontrolle der Morphologie-Färbung und -Analyse hergestellt werden.

- Von verschiedenen Ejakulatproben, die die Spannbreite der im Labor untersuchten Morphologie abdecken, können jeweils viele Ausstriche angefertigt werden.

- Die Ausstriche können fixiert und für den späteren Gebrauch zur Überprüfung der Färbe- und Analyse-Methoden gelagert werden.

- Angefärbte Ausstriche können einzeln oder in Replikaten für die Qualitätskontrolle der Morphologiebestimmung genutzt werden.

- Die Nutzung von Replikaten erlaubt es, die Präzision eines medizinisch-technischen Laborassistenten einzuschätzen. Die Objektträger zur Qualitätskontrolle sind auch sinnvoll, um die Ergebnisse von verschiedenen medizinisch-technischen Laborassistenten innerhalb eines Labors zu vergleichen, oder um Analysen zwischen Labors zu vergleichen.

- Mit Papanicolaou gefärbte fixierte Ausstriche sind über viele Monate oder sogar Jahre stabil, wenn sie im Dunkeln bei Raumtemperatur gelagert werden.

- Das Ejakulat muss während des gesamten Prozesses der Ausstrichherstellung vollständig durchmischt sein, um sicherzustellen, dass alle Ausstriche von einer Ejakulatprobe vergleichbar sind. Erst dann kann jede größere, während der Analyse festgestellte Abweichung auf den überprüften Prozess (d.h. die Morphologie-Analyse) zurückgeführt werden.

14.7.2 Durchführung

1. Überführen Sie das Ejakulat aus dem Probengefäß in ein 15-ml-Zentrifugenröhrchen. Das ermöglicht eine einfachere und vollständigere

Durchmischung während der Objektträger-
herstellung.

2. Säubern Sie beide Oberflächen der Glasobjektträger durch gründliches Reiben mit einem
fusselfreien Papiertuch.

3. Beschriften Sie die Objektträger mit identifi-
zierenden Informationen (z.B. Identifikationsnummer und Datum) mittels eines HB-Blei-
stiftes (Nummer 2). Bleistiftmarkierungen sind
während der Fixierung und der Papanicolaou-
Färbung stabil; Kugelschreibermarkierungen
und einige Permanentmarker sind es nicht.

4. Stecken Sie eine saubere Spitze auf die Pipette und stellen Sie ein Volumen von 10 μl ein
(oder das im Labor routinemäßig genutzte
Volumen für den Morphologieausstrich).

5. Das Ejakulat muss während des gesamten Prozesses gut durchmischt sein, um sicherzustellen, dass alle Ausstriche so ähnlich wie möglich sind. Nach dem Mischen können schon
kleine Verzögerungen vor der Entnahme des
Aliquots zur Sedimentierung der Spermien
führen, wodurch die auf den Objektträger
aufgebrachte Anzahl der Spermien variieren
kann.

6. Mischen Sie die Probe in dem Zentrifugenröhrchen gut durch 10-maliges Ansaugen in
eine großlumige Pipette (ungefähr 1,5 mm
Durchmesser), die zur Temperatur der Probe äquilibriert wurde. Dieser Vorgang sollte
gründlich genug sein, um das Ejakulat zu
mischen, aber nicht so heftig, dass Blasen entstehen.

7. Unmittelbar nach dem Mischen (um den Spermien keine Zeit zur Sedimentation zu geben)
platzieren Sie 10 μl des Ejakulats auf dem kla-
ren Ende eines der gereinigten Objektträger.
Es ist wichtig, den Ejakulattropfen nicht länger
als ein paar Sekunden vor dem Ausstrich auf
dem Objektträger zu belassen.

8. Streichen Sie das Ejakulat-Aliquot über die
Oberfläche des Objektträgers mittels der Fe-
der-Technik (▶ Abschn. 2.13.2) aus. Bei diesem
Verfahren wird die Kante eines zweiten Objektträgers dazu benutzt, den Ejakulattropfen
über die Oberfläche des Objektträgers zu
ziehen. Stellen Sie sicher, dass Sie den Objektträger dazu nutzen, das Ejakulat über den

Objektträger zu »tragen«: Nutzen Sie den Objektträger nicht dazu, das Ejakulat von hinten
zu drücken. Es muss darauf geachtet werden,
den Ausstrich nicht zu dick zu machen, sonst
werden überlappende oder verklumpte Spermien oder eine verstärkte Hintergrundfärbung
auftreten. Die Vereinzelung der Spermien auf
dem Objektträger hängt von dem Ejakulatvolumen und der Spermienkonzentration ab,
dem Winkel des Ausstrich-Objektträgers (je
kleiner der Winkel, desto dünner der Ausstrich) (Hotchkiss 1945) und der Schnelligkeit
des Ausstreichens (je schneller die Bewegung,
desto dicker der Ausstrich) (Eliasson 1971).

9. Wiederholen Sie Schritt 6–8 für die übrigen
Objektträger, wobei Sie nur jeweils einen Objektträger nach jedem Mischen bearbeiten,
um sicherzustellen, dass die Spermien nach
dem Entfernen eines Aliquots nicht sedimentieren. Bei einer Pause von mehr als ein paar
Sekunden nach dem Mischen sollte das Ejakulat noch einmal gemischt werden, bevor das
nächste Aliquot entnommen wird.

10. Wenn die Technik erst einmal etabliert ist und
die Präparation leicht von der Hand geht, können zwei oder drei Objektträger nach jedem
Mischen angefertigt werden. Die Aliquots
sollten alle unmittelbar nach dem Mischen
entnommen werden, und die zwei oder drei
Ausstriche innerhalb einiger weniger Sekunden so schnell als möglich hergestellt werden.

14.8 Kalibrierung der Laborausstattung

– Pipetten, Zählkammern und die andere Labor-
ausstattung sollte in 6-monatigen oder jähr-
lichen Intervallen kalibriert werden.

14.8.1 Waagen

– Waagen sollten regelmäßig im Rhythmus des
normalen Laborwartungsdienstes mit internen
und externen Kalibratoren überprüft werden.

- Kalibrieren Sie Waagen durch Wiegen von externen Standardgewichten (z.B. 1, 2, 5 und 10 g, um den Bereich der Ejakulatgewichte abzudecken).
- Wiederholen Sie die Messungen 10-mal und berechnen Sie den Mittelwert, die Standardabweichung (SD) und den Variationskoeffizient (CV) (= 100 × SD/Mittelwert).
- Überprüfen Sie die Genauigkeit. (Das angegebene Gewicht sollte innerhalb der zweifachen SD des gemessenen Mittelwertes liegen.)

14.8.2 Pipetten

- Kalibrieren Sie die Pipetten durch Ansaugen von destilliertem Wasser bis zur Abschlussmarkierung und Abgabe in ein tariertes Wägeschälchen.
- Berechnen Sie das Volumen aus dem Gewicht des pipettierten Wassers unter Annahme einer Dichte von 1 g/ml.

Anmerkung
Die Dichte des Wassers nimmt mit der Temperatur ab (Lentner 1981). Sie beträgt 0,9982 g/ml bei 20 °C, 0,9956 g/ml bei 30 °C und 0,9922 g/ml bei 40 °C. Zum Zwecke der Kalibrierung ist aber ein angenommener Wert von 1,0 g/ml adäquat.

- Wiederholen Sie die Messungen 10-mal und berechnen Sie Mittelwert, SD und CV (= 100 × SD/Mittelwert).
- Überprüfen Sie die Genauigkeit. (Das angegebene Volumen sollte innerhalb der zweifachen SD des gemessenen Mittelwertes liegen).

14.8.3 Tiefe der Kammern

- Messen Sie die Tiefe der Zählkammern mittels der Vernier-Skala auf der Feinfokussierung des Mikroskops. Fokussieren Sie zuerst auf das Zählkammerraster und dann auf eine Tintenmarkierung auf der Unterseite eines Deckgläschens. Messen Sie die Zahl der Messmarkierungen zwischen den beiden Punkten.
- Wiederholen Sie die Messungen 10-mal und berechnen Sie Mittelwert, SD und CV (= 100 × SD/Mittelwert).

- Überprüfen Sie die Genauigkeit. (Die angegebene Tiefe sollte innerhalb der zweifachen SD des gemessenen Mittelwertes liegen.)

14.8.4 Inkubatoren

- Die Temperatur der Inkubatoren und Hitzeplatten sollte regelmäßig mittels Thermometer überprüft werden, die wiederum regelmäßig geeicht werden müssen.
- CO_2-Gasgemische sollten täglich mittels der Inkubator-Ablesegeräte überprüft werden, oder durch andere Gasanalyse-Systeme wöchentlich bis monatlich, und durch Überprüfung von Gasproben an den Servicezeitpunkten durch den Wartungsdienst.

14.8.5 pH-Papier

- pH-Papier sollte anhand von bekannten pH-Standards überprüft werden.

14.8.6 Andere Geräte

- Andere Laborgeräte und Reagenzien, zum Beispiel pH-Meter, sollten mittels Standards in 3- bis 6-monatigen Intervallen überprüft werden.

Nationale externe Qualitätskontrollprogramme für die Ejakulatanalyse

Australien: Fertility Society of Australia, External Quality Assurance Schemes for Reproductive Medicine, PO Box 1101, West Leederville, Western Australia 6901, Australien

Dänemark: Dansk Institut for Ekstern Kvalitetssikring for Laboratorieri, Sundhedssektoren, DEKS 54MI, Herler Universitets sygehns, Herler Ringvej 75, 2730 Herlor, Dänemark

Deutschland: QuaDeGA (Qualitätskontrollprogramm der Deutschen Gesellschaft für Andrologie), Centrum für Reproduktionsmedizin und Andrologie des Universitätsklinikums, Domagkstr. 11, 48129 Münster, Deutschland; http://www.quadega.de

Italien: Valutazione Esterna di Qualità, Gruppo Controllo Qualità Analitico Azienda Ospedaliero-Universitaria di Bologna, Policlinico Sant'Orsola-Malpighi, Bologna, Italien

Skandinavien: NAFA (Nordic Association for Andrology), Andrology Unit, Reproductive Medicine Centre, Karolinska Hospital, PO Box 140, SE-171 76 Stockholm, Schweden

Spanien: Centro de Estudio e Investigación de la Fertilidad (CEIFER), Granada, Spanien

U.K.: UKNEQAS Schemes for Andrology, Department of Reproductive Medicine, St Mary's Hospital, Manchester M13 0JH, U.K.

U.S.A.: American Association of Bioanalysts Proficiency Testing Service, 205 West Levee, Brownsville, Texas 78520-5596, U.S.A.

15

Literatur

Abraham-Peskir JV et al. (2002) Response of midpiece vesicles on human sperm to osmotic stress. Human Reproduction 17:375-382

Abshagen K et al. (1998) Influence of sperm surface antibodies on spontaneous pregnancy rates. Fertility and Sterility 70:355-356

Agarwal A et al. (2004) Role of antioxidants in treatment of male infertility: an overview of the literature. Reproductive Biomedicine Online 8:616-627

Aitken RJ, Baker HW (1995) Seminal leukocytes: passengers, terrorists or good Samaritans? Human Reproduction 10:1736-1739

Aitken RJ, Clarkson JS (1987) Cellular basis of defective sperm function and its association with the genesis of reactive oxygen species by human spermatozoa. Journal of Reproduction and Fertility 81:459-469

Aitken RJ, Clarkson JS (1988) Significance of reactive oxygen species and antioxidants in defining the efficacy of sperm preparation techniques. Journal of Andrology 9:367-376

Aitken RJ, Elton RA (1986) Application of a Poisson-gamma model to study the influence of gamete concentration on sperm–oocyte fusion in the zona-free hamster egg penetration test. Journal of Reproduction and Fertility 78:733-739

Aitken RJ, Krausz CG (2001) Oxidative stress, DNA damage and the Y chromosome. Reproduction 122:497-506

Aitken RJ, West KM (1990) Analysis of the relationship between reactive oxygen species production and leucocyte infiltration in fractions of human semen separated on Percoll gradients. International Journal of Andrology 13:433-451

Aitken RJ et al. (1983) Methods for assessing the functional capacity of human spermatozoa; their role in the selection of patients for in-vitro fertilization. In: Beier H, Lindner H, eds. Fertilization of the human egg in vitro: Biological basis and clinical application. Berlin, Springer: 147-168

Aitken RJ et al. (1992) Reactive oxygen species and human spermatozoa: analysis of the cellular mechanisms involved in luminol- and lucigenin-dependent chemiluminescence. Journal of Cellular Physiology 151:466-477

Aitken RJ et al. (1993) Analysis of the response of human spermatozoa to A23187 employing a novel technique for assessing the acrosome reaction. Journal of Andrology 14:132-141

Aitken RJ et al. (2003) Oxidative stress in the male germ line and its role in the aetiology of male infertility and genetic disease. Reproductive Biomedicine Online 7:65-70

Aitken RJ et al. (2004) Shedding light on chemiluminescence: the application of chemiluminescence in diagnostic andrology. Journal of Andrology 25:455-465

Alvarez C et al. (2003) Biological variation of seminal parameters in healthy subjects. Human Reproduction 18:2082-2088

Alvarez JG et al. (1987) Spontaneous lipid peroxidation and production of hydrogen peroxide and superoxide in human spermatozoa. Superoxide dismutase as major enzyme protectant against oxygen toxicity. Journal of Andrology 8:338-348

Andersen AG et al. (2000) High frequency of sub-optimal semen quality in an unselected population of young men. Human Reproduction 15:366-372

Armitage P et al. (2002) Statistical methods in medical research. Oxford: Blackwell Science

Auger J, Eustache F (2000) Standardisation de la classification morphologique des spermatozoides humains selon la méthode de David modifieé. Andrologia 10:358-373

Auger J et al. (1995) Decline in semen quality among fertile men in Paris during the past 20 years. New England Journal of Medicine 332:281-285

Auger J et al. (2001) Sperm morphological defects related to environment, lifestyle and medical history of 1001 male partners of pregnant women from four European cities. Human Reproduction 16:2710-2717

Aziz N et al. (1996) The sperm deformity index: a reliable predictor of the outcome of oocyte fertilization in vitro. Fertility and Sterility 66:1000-1008

Aziz N et al. (2004) Novel association between sperm reactive oxygen species production, sperm morphological defects, and the sperm deformity index. Fertility and Sterility 81:349-354.

Baker HW, Kovacs GT (1985) Spontaneous improvement in semen quality: regression towards the mean. International Journal of Andrology 8:421-426

Barnett RN (1979) Clinical laboratory statistics, 2nd ed. Boston, Little, Brown. Barratt CLR et al. (1992). The poor prognostic value of low to moderate levels of sperm surface-bound antibodies. Human Reproduction 7:95-98

Barratt CLR et al. (1993) Prognostic significance of computerized motility analysis for in-vivo fertility. Fertility and Sterility 60:520-525

Bedford JM (1977) Sperm/egg interaction: the specificity of human spermatozoa. Anatomical Record 188:477-487

Behre HM et al. (2000) Diagnosis of male infertility and hypogonadism. In: Nieschlag E, Behre HM, eds. Andrology, male reproductive health and dysfunction. Berlin, Springer: 92

Berman NG et al. (1996) Methodological issues in the analysis of human sperm concentration data. Journal of Andrology 17:68-73

Biggers JD et al. (1971) The culture of mouse embryos in vitro. In: Daniel JC, ed. Methods in mammalian embryology. San Francicso, WH Freeman: 86-116

Björndahl L, Barratt CL (2005) Semen analysis: setting standards for the measurement of sperm numbers. Journal of Andrology 26:11

Björndahl L, Kvist U (2003) Sequence of ejaculation affects the spermatozoon as a carrier and its message. Reproductive Biomedicine Online 7:440-448

Björndahl L et al. (2003) Evaluation of the one-step eosin-nigrosin staining technique for human sperm vitality assessment. Human Reproduction 18:813-816

Björndahl L et al. (2004) Why the WHO recommendations for eosin–nigrosin staining techniques for human sperm vitality assessment must change. Journal of Andrology 25:671-678

Björndahl L et al. (2005) Contamination by seminal plasma factors during sperm selection. Journal of Andrology 26:170-173

Bland JM, Altman DG (1986) Statistical methods for assessing agreement between two methods of clinical measurement. Lancet 1:307-310

Bohring C, Krause W (1999) The intra- and inter-assay variation of the indirect mixed antiglobulin reaction test: is a quality control suitable? Human Reproduction 14:1802-1805

Bonde JP et al. (1998) Relation between semen quality and fertility: a population-based study of 430 first-pregnancy planners. Lancet 352:1172-1177

Boomsma CM et al. (2004) Semen preparation techniques for intrauterine insemination. Cochrane Database of Systematic Reviews CD004507

Bourne H et al. (1995) Sperm preparation for intracytoplasmic injection: methods and relationship to fertilization results. Reproduction, Fertility, Development 7:177-183

Brazil C et al. (2004) Quality control of laboratory methods for semen evaluation in a multicenter research study. Journal of Andrology 25:645-656

Brazil C et al. (2004a) Standardized methods for semen evaluation in a multicenter research study. Journal of Andrology 25:635-644

Brazil C et al. (2004b) Quality control of laboratory methods for semen evaluation in a multicenter research study. Journal of Andrology 25:645-656

Bronson RA et al. (1982) Detection of sperm specific antibodies on the spermatozoa surface by immunobead binding. Archives of Andrology 9:61

Bronson RA et al. (1984) Sperm antibodies: their role in infertility. Fertility and Sterility 42:171-183

Bunge RGT, Sherman JK (1953) Fertilizing capacity of frozen human spermatozoa. Nature 172:767-768

Bunge RG et al. (1954) Clinical use of frozen semen: report of four cases. Fertility and Sterility 5:520-529

Burkman LJ et al. (1988) The hemizona assay (HZA): development of a diagnostic test for the binding of human spermatozoa to human hemizona pellucida to predict fertilization potential. Fertility and Sterility 49:688-697

Canale D et al. (1994) Inter- and intra-individual variability of sperm morphology after selection with three different techniques: layering, swimup from pellet and Percoll. Journal of Endocrinological Investigation 17:729-732

Carey RG, Lloyd RC (1995) Measuring quality improvement in healthcare: a guide to statistical process control applications. New York, Quality Resources

Carlsen E et al. (2004) Effects of ejaculatory frequency and season on variations in semen quality. Fertility and Sterility 82:358-366

Carreras A et al. (1992) Sperm plasma membrane integrity measurement: a combined method. Andrologia 24: 335-340

Castilla JA et al. (2006) Influence of analytical and biological variation on the clinical interpretation of seminal parameters. Human Reproduction 21:847-851

Cekan SZ et al. (1995) Principles of external quality assessment: a laboratory manual. Geneva, World Health Organization

Cembrowski GS, Carey RN (1989) Laboratory quality management. Chicago, ASCP Press

Chantler E, Abraham-Peskir JV (2004) Significance of midpiece vesicles and functional integrity of the membranes of human spermatozoa after osmotic stress. Andrologia 36:87-93

Chemes HE, Rawe YV (2003) Sperm pathology: a step beyond descriptive morphology. Origin, characterization and fertility potential of abnormal sperm phenotypes in infertile men. Human Reproduction Update 9:405-428

Chiu WW, Chamley LW (2004) Clinical associations and mechanisms of action of antisperm antibodies. Fertility and Sterility 82:529-535

Chohan KR et al. (2006) Comparison of chromatin assays for DNA fragmentation evaluation in human sperm. Journal of Andrology 27:53-59

Christensen P et al. (2005) Discrepancies in the determination of sperm concentration using Bürker-Türk, Thoma and Makler counting chambers. Theriogenology 63:992-1003

Clarke GN (1999) Sperm cryopreservation: is there a significant risk of crosscontamination? Human Reproduction 14:2941-2943

Clarke GN et al. (1982) Immunoglobulin class of sperm-bound antibodies in semen. In: Bratanov K, ed. Immunology of reproduction. Sofia, Bulgarian Academy of Sciences Press: 482-485

Clarke GN et al. (1985) Detection of sperm antibodies in semen using the Immunobead test: a survey of 813 consecutive patients. American Journal of Reproductive Immunology and Microbiology 7:118-123

Clarke GN et al. (1997) Artificial insemination and in-vitro fertilization using donor spermatozoa: a report on 15 years of experience. Human Reproduction 12:722-726

Clarke GN et al. (2003) Improved sperm cryopreservation using cold cryoprotectant. Reproduction, Fertility, Development 15:377-381

Clarke GN et al. (2006) Recovery of human sperm motility and ability to interact with the human zona pellucida after more than 28 years of storage in liquid nitrogen. Fertility and Sterility 86:721-722

Coetzee K et al. (1998) Predictive value of normal sperm morphology: a structured literature review. Human Reproduction Update 4:73-82

Coetzee K et al. (1999a) Repeatability and variance analysis on multiple computer-assisted (IVOS) sperm morphology readings. Andrologia 31:163-168

Coetzee K et al. (1999b) Assessment of interlaboratory and intralaboratory sperm morphology readings with the use of a Hamilton Thorne Research integrated visual optical system semen analyzer. Fertility and Sterility 71:80-84

Coetzee K et al. (1999c) Clinical value of using an automated sperm morphology analyzer (IVOS). Fertility and Sterility 71:222-225

Cooper TG (2005) Cytoplasmic droplets: the good, the bad or just confusing? Human Reproduction 20:9-11

Cooper TG, Yeung CH (1998) A flow cytometric technique using peanut agglutinin for evaluating acrosomal loss from human spermatozoa. Journal of Andrology 19:542-550

Cooper TG, Yeung CH (2006) Computer-aided evaluation of assessment of "grade a" spermatozoa by experienced technicians. Fertility and Sterility 85:220-224

Cooper TG et al. (1990a) The influence of inflammation of the human male genital tract on secretion of the seminal markersglucosidase, glycerophosphocholine, carnitine, fructose and citric acid. International Journal of Andrology 13:329-335

Cooper TG et al. (1990b) Improvement in the assessment of human epididymal function by the use of inhibitors in the assay of glucosidase in seminal plasma. International Journal of Andrology 13:297-305

Cooper TG et al. (1991) Variations in semen parameters from fathers. Human Reproduction 6:859-866

Cooper TG et al. (1993) Effects of multiple ejaculations after extended periods of sexual abstinence on total, motile and normal sperm numbers, as well as accessory gland secretions, from healthy normal and oligozoospermic men. Human Reproduction 8:1251-1258

Cooper TG et al. (1999) Experience with external quality control in spermatology. Human Reproduction 14:765-769

Cooper TG et al. (2002) Semen analysis and external quality control schemes for semen analysis need global standardization. International Journal of Andrology 25:306-311

Cooper TG et al. (2004) Cytoplasmic droplets are normal structures of human spermatozoa but are not well preserved by routine procedures for assessing sperm morphology. Human Reproduction 19:2283-2288

Cooper TG et al. (2005) Changes in osmolality during liquefaction of human semen. International Journal of Andrology 28:58-60

Cooper TG et al. (2006) Azoospermia: virtual reality or possible to quantify? Journal of Andrology 27:483-490

Cooper TG et al. (2007) Ejaculate volume is seriously underestimated when semen is pipetted or decanted into cylinders from the collection vessel. Journal of Andrology 28:1-4

Cooper TG et al. (2010) World Health Organization reference values for human semencharacteristics. Human Reproduction Update 16:231-245

Cooper TG et al. (2010) World Health Organization reference values for human semen characteristics. Human Reproduction Update 16:231-245

Corea M et al. (2005) The diagnosis of azoospermia depends on the force of centrifugation. Fertility and Sterility 83:920-922

Correa-Perez JR et al. (2004) Clinical management of men producing ejaculates characterized by high levels of dead sperm and altered seminal plasma factors consistent with epididymal necrospermia. Fertility and Sterility 81:1148-1150

Couture M et al. (1976) Improved staining method for differentiating immature germ cells from white blood cells in human seminal fluid. Andrologia 8:61-66

Cross NL (1995) Methods for evaluating the acrosomal status of human sperm. In: Fenichel P, Parinaud J, eds. Human sperm acrosome reaction. Paris, John Libbey Eurotext (Colloques INSERM): 277-285

Cross NL et al. (1986) Two simple methods for detecting acrosome-reacted human sperm. Gamete Research 15:213-226

Dadoune JP et al. (1988) Correlation between defects in chromatin condensation of human spermatozoa stained by aniline blue and semen characteristics. Andrologia 20:211-217

Daudin M et al. (2000) Congenital bilateral absence of the vas deferens: clinical characteristics, biological parameters, cystic fibrosis transmembrane conductance regulator gene mutations, and implications for genetic counseling. Fertility and Sterility 74:1164-1174

David G et al. (1975) Anomalies morphologiques du spermatozoide humain. I. Propositions pour un système de classification. Journal de Gynécologie, Obstétrique et Biologie de la Réproduction 4(Suppl. 1):17-36

David G et al. (1980) The success of A.I.D. and semen characteristics: study of 1489 cycles and 192 ejaculates. International Journal of Andrology 3:613-619

Davis RO, Katz DF (1992) Standardization and comparability of CASA instruments. Journal of Andrology 13:81-86

De Jonge C (2000) Commentary: forging a partnership between total quality management and the andrology laboratory. Journal of Andrology 21:203-205

De Jonge C et al. (2004) Influence of the abstinence period on human sperm quality. Fertility and Sterility 82:57-65

De la Taille A et al. (1998) Correlation of genitourinary abnormalities, spermiogram and CFTR genotype in patients with bilateral agenesis of the vas deferens. Progress in Urology 8:370-376

Devillard F et al. (2002) Polyploidy in large-headed sperm: FISH study of three cases. Human Reproduction 17:1292-1298

Donnelly ET et al. (1998) In-vitro fertilization and pregnancy rates: the influence of sperm motility and morphology on IVF outcome. Fertility and Sterility 70:305-314

Douglas-Hamilton DH et al. (2005a) Particle distribution in low-volume capillary-loaded chambers. Journal of Andrology 26:107-114

Douglas-Hamilton DH et al. (2005b) Capillary-loaded particle fluid dynamics: effect on estimation of sperm concentration. Journal of Andrology 26:115-122.

Drobnis EZ et al. (1988) Hamster sperm penetration of the zona pellucida: kinematic analysis and mechanical implications. Developmental Biology 130:311-323

Eggert-Kruse W et al. (1989) Prognostic value of in-vitro sperm penetration into hormonally standardized human cervical mucus. Fertility and Sterility 51:317–323

Eggert-Kruse W et al. (1992) Differentiation of round cells in semen by means of monoclonal antibodies and relationship with male fertility. Fertility and Sterility 58:1046-1055

Eggert-Kruse W et al. (1993) The pH as an important determinant of sperm-mucus interaction. Fertility and Sterility 59:617-628

Eggert-Kruse W et al. (1996) Sperm morphology assessment using strict criteria and male fertility under in-vivo conditions of conception. Human Reproduction 11:139-146

Eliasson R (1971) Standards for investigation of human semen. Andrologia 3:49-64

Eliasson R (1975) Analysis of semen. In: Behrman SJ, Kistner RW, eds. Progress in Infertility, 2nd ed. New York, Little, Brown: 691-713

Eliasson R (1981) Analysis of semen. In: Burger H, de Kretser D, eds. The testis. New York, Raven Press: 381-399

Eliasson R (2003) Basic semen analysis. In: Matson P, ed. Current topics in andrology. Perth, Ladybrook Publishing: 35-89

Eliasson R et al. (1970) Empfehlungen zur Nomenklatur in der Andrologie. Andrologia 2:1257

ESHRE (1998) Guidelines on the application of CASA technology in the analysis of spermatozoa. Human Reproduction 13:142-145

ESHRE/NAFA (2002) Manual on basic semen analysis (ESHRE Monographs #2). Oxford, Oxford University Press

Evenson DP, Wixon R (2006) Clinical aspects of sperm DNA fragmentation detection and male infertility. Theriogenology 65:979-991

Ezeh UI, Moore HM (2001) Redefining azoospermia and its implications. Fertility and Sterility 75:213-214

Ezeh UI et al. (1998) Correlation of testicular pathology and sperm extraction in azoospermic men with ejaculated spermatids detected by immunofluorescent localization. Human Reproduction 13:3061-3065

Feldschuh J et al. (2005) Successful sperm storage for 28 years. Fertility and Sterility 84:1017

Fenichel P et al. (1989) Evaluation of the human sperm acrosome reaction using a monoclonal antibody, GB24, and fluorescence-activated cell sorter. Journal of Reproduction and Fertility 87:699-706

Fetic S et al. (2006) Relationship of cytoplasmic droplets to motility, migration in mucus, and volume regulation of human spermatozoa. Journal of Andrology 27:294-301

Franken DR et al. (1989) The hemizona assay (HZA): a predictor of human sperm fertilizing potential in in-vitro fertilization (IVF) treatment. Journal of In Vitro Fertilization and Embryo Transfer 6:44-50

Franken DR et al. (2000) Physiological induction of the acrosome reaction in human sperm: validation of a microassay using minimal volumes of solubilized, homologous zona pellucida. Journal of Assisted Reproduction and Genetics 17:374-378

Fredricsson B, Björk G (1977) Morphology of postcoital spermatozoa in the cervical secretion and its clinical significance. Fertility and Sterility 28:841-845

Gandini L et al. (2000). Study of apoptotic DNA fragmentation in human spermatozoa. Human Reproduction 15:830-839

Gao DY et al. (1995) Prevention of osmotic injury to human spermatozoa during addition and removal of glycerol. Human Reproduction, 10:1109-1122

Garrett C, Baker HWG (1995) A new fully automated system for the morphometric analysis of human sperm heads. Fertility and Sterility 63:1306-1317

Garrett C et al. (1997) Selectivity of the human sperm–zona pellucida binding process to sperm head morphometry. Fertility and Sterility 67:362-371

Garrett C et al. (2003) Automated semen analysis: "zona pellucida preferred" sperm morphometry and straight-line velocity are related to pregnancy rate in subfertile couples. Human Reproduction 18:1643-1649

Gilling-Smith C et al. (2005) Laboratory safety during assisted reproduction in patients with blood-borne viruses. Human Reproduction 20:1433-1438

Gilling-Smith C et al. (2006) HIV and reproductive care – a review of current practice. British Journal of Gynaecology 113:869-878

Gomez E et al. (1996) Development of an image analysis system to monitor the retention of residual cytoplasm by human spermatozoa: correlation with biochemical markers of the cytoplasmic space, oxidative stress, and sperm function. Journal of Andrology 17:276-287

Gomez E et al. (1998) Evaluation of a spectrophotometric assay for the measurement of malondialdehyde and 4-hydroxyalkenals in human spermatozoa: relationships with semen quality and sperm function. International Journal of Andrology 21:81-94

Gould JE et al. (1994) Sperm-immunobead binding decreases with in-vitro incubation. Fertility and Sterility 62:167-171

Grimes DA, Lopez LM (2007) Oligozoospermia, azoospermia, and other semen-analysis terminology: the need for better science. Fertility and Sterility 88:1491-1494

Griveau JF, Le Lannou D (1997) Reactive oxygen species and human spermatozoa: physiology and pathology. International Journal of Andrology 20:61-69

Handelsman DJ et al. (1984) Testicular function in potential sperm donors: normal ranges and the effects of smoking and varicocele. International Journal of Andrology 7:369-382

Haugen TB, Grotmol T (1998) pH of human semen. International Journal of Andrology 21:105-108

Heite H-J, Wetterauer W (1979) Acid phosphatase in seminal fluid: method of estimation and diagnostic significance. Andrologia 11:113-122

Hellstrom WJG et al. (1989) A comparison of the usefulness of SpermMar and Immunobead tests for the detection of antisperm antibodies. Fertility and Sterility 52:1027-1031

Henkel R et al. (2004) Influence of deoxyribonucleic acid damage on fertilization and pregnancy. Fertility and Sterility 81:965-972

Henley N et al. (1994) Flow cytometric evaluation of the acrosome reaction of human spermatozoa: a new method using a photoactivated supravital stain. International Journal of Andrology 17:78-84

Holstein AF et al. (2003) Understanding spermatogenesis is a prerequisite for treatment. Reproductive Biology and Endocrinology 1:107

Homyk M et al. (1990) Differential diagnosis of immature germ cells in semen utilizing monoclonal antibody MHS-10 to the intra-acrosomal antigen SP-10. Fertility and Sterility 53:323-330

Hossain AM et al. (1998) Time course of hypo-osmotic swellings of human spermatozoa: evidence of ordered transition between swelling subtypes. Human Reproduction 13:1578-1583

Hotchkiss RS (1945) Fertility in man. London: William Heineman Medical Books

Huggins C et al. (1942) Chemical composition of human semen and of the secretions of the prostate and seminal vesicles. American Journal of Physiology 136:467-473

IARC (1982) Chemicals, industrial processes and industries associated with cancer in humans. Lyon, International Agency for Research on Cancer. IARC Monographs on the Evaluation of Carcinogenic Risks to Humans. Suppl. 4: 169-170

Insler V et al. (1972) The cervical score. A simple semiquantitative method for monitoring of the menstrual cycle. International Journal of Gynaecology and Obstetrics 10:223–228

Irvine DS et al. (1994) A prospective clinical study of the relationship between the computer-assisted assessment of human semen quality and the achievement of pregnancy in vivo. Human Reproduction 9:2324-2334

Ivic A et al. (2002) Critical evaluation of methylcellulose as an alternative medium in sperm migration tests. Human Reproduction 17:143-149

Iwamoto T et al. (2006) Semen quality of 324 fertile Japanese men. Human Reproduction 21:760-765

Iwasaki A, Gagnon C (1992) Formation of reactive oxygen species in spermatozoa of infertile patients. Fertility and Sterility 57:409-416

Jaffe TM et al. (1998) Sperm pellet analysis: a technique to detect the presence of sperm in men considered to have azoospermia by routine semen analysis. Journal of Urology 159:1548-1550

Jeyendran RS et al. (1984) Development of an assay to assess the functional integrity of the human sperm membrane and its relationship to the other semen characteristics. Journal of Reproduction and Fertility 70:219-228

Johanisson E et al. (2000) Evaluation of "round cells" in semen analysis: a comparative study. Human Reproduction Update 6:404-412

Johnsen O, Eliasson R (1987) Evaluation of a commercially available kit for the colorimetric determination of zinc in human seminal plasma. International Journal of Andrology 10:435-440

Johnson DE et al. (1996) Glass wool column filtration versus mini-Percoll gradient for processing poor quality semen samples. Fertility and Sterility 66:459-462

Jones DM et al. (1986) Immobilization of sperm by condoms and their components. Clinical Reproduction and Fertility 4:367-372

Jones R et al. (1979) Peroxidative breakdown of phospholipids by human spermatozoa, spermicidal properties of fatty acid peroxides and protective action of seminal plasma. Fertility and Sterility 31:531-537

Jørgensen N et al. (2001) Regional differences in semen quality in Europe. Human Reproduction 16:1012-1019

Jouannet P et al. (1988) Male factors and the likelihood of pregnancy in infertile couples. I. Study of sperm characteristics. International Journal of Andrology 11:379-394

Kamischke A et al. (2004) Cryopreservation of sperm from adolescents and adults with malignancies. Journal of Andrology 25:586-592

Karvonen MJ, Malm M (1955) Colorimetric determination of fructose with indol. Scandinavian Journal of Clinical Laboratory Investigation 7:305-307

Katz DF et al. (1986) Morphometric analysis of spermatozoa in the assessment of human male fertility. Journal of Andrology 7:203-210

Keel BA (2006) Within- and between-subject variation in semen parameters in infertile men and normal semen donors. Fertility and Sterility 85:128-134

Keel BA, Webster BW (1993) Semen cryopreservation methodology and results. In: Barratt CLR, Cooke ID, eds. Donor insemination. Cambridge, Cambridge University Press: 71-96

Kraemer M et al. (1998) Factors influencing human sperm kinematic measurements by the Celltrak computer-assisted sperm analysis system. Human Reproduction 13:611-619

Krause W (1995) Computer-assisted sperm analysis system: comparison with routine evaluation and prognostic value in male fertility and assisted reproduction. Human Reproduction,10 (Suppl. 1): 60-66

Krausz C et al. (1992) Development of a technique for monitoring the contamination of human semen samples with leucocytes. Fertility and Sterility 57:1317-1325

Kremer J (1965) A simple sperm penetration test. International Journal of Fertility 10:209-215

Kremer J, Jager S (1980) Characteristics of anti-spermatozoal antibodies responsible for the shaking phenomenon, with special regard to immunoglobulin class and antigen reactive sites. International Journal of Andrology 3:143-152

Kruger TF et al. (1986) Sperm morphologic features as a prognostic factor in in-vitro fertilization. Fertility and Sterility 46:1118-1123

Kruger TF et al. (1987) A quick, reliable staining technique for human sperm morphology. Archives of Andrology 18:275-277

Kruger TF et al. (1991) Hemizona assay: use of fresh versus salt-stored human oocytes to evaluate sperm binding potential to the zona pellucida. Journal of In Vitro Fertilization and Embryo Transfer 8:154-156

Kruger TF et al. (1993) The self teaching programme for strict sperm morphology. Bellville, South Africa, MQ Medical

Kuster CE et al. (2004) Determining sample size for the morphological assessment of sperm. Theriogenology 61:691-703

Lacquet FA et al. (1996) Slide preparation and staining procedures for reliable results using computerized morphology. Archives of Andrology 36:133-138

Larsen L et al. (2000) Computer-assisted semen analysis parameters as predictors for fertility of men from the general population. The Danish First Pregnancy Planner Study Team. Human Reproduction 15:1562-1567

Le Lannou D et al. (1992) Effects of chamber depth on the motion pattern of human spermatozoa in semen or in capacitating medium. Human Reproduction 7:1417-1421

Le Lannou D, Lansac J (1993) Artificial procreation with frozen donor semen: the French experience of CECOS. In: Barratt CLR, Cooke ID, eds. Donor insemination. Cambridge, Cambridge University Press: 152-169

Lee JD et al. (1996) Analysis of chromosome constitution of human spermatozoa with normal and aberrant head morphologies after injection into mouse oocytes. Human Reproduction 11:1942-1946

Leibo SP et al. (2002) Cryopreservation of human spermatozoa. In: Vayena E et al., eds. Current practices and controversies in assisted reproduction. Geneva, World Health Organization: 152-165

Lentner C (1981) Geigy scientific tables. Vol. 1: Units of measurement, body fluids, composition of the body, nutrition. Basel: Ciba-Geigy: 50

Lindsay KS et al. (1995) Classification of azoospermic samples. Lancet 345:1642

Liu DY, Baker HWG (1988) The proportion of human sperm with poor morphology but normal intact acrosomes detected with Pisum sativum agglutinin correlates with fertilization in vitro. Fertility and Sterility 50:288-293

Liu DY, Baker HWG (1992a) Morphology of spermatozoa bound to the zona pellucida of human oocytes that failed to fertilize in vitro. Journal of Reproduction and Fertility 94:71-84

Liu DY, Baker HW (1992b) Tests of human sperm function and fertilization in vitro. Fertility and Sterility 58:465-483

Liu DY, Baker HWG (1994) Disordered acrosome reaction of spermatozoa bound to the zona pellucida: a newly discovered sperm defect causing infertility with reduced sperm–zona pellucida penetration and reduced fertilization in vitro. Human Reproduction 9:1694-1700

Liu DY, Baker HWG (1996) Relationship between the zonae pellucida (ZP) and ionophore A23187-induced acrosome reaction and the ability of sperm to penetrate the ZP in men with normal sperm-ZP binding. Fertility and Sterility 66:312-315

Liu DY, Baker HWG (2003) Disordered zona pellucida induced acrosome reaction and failure of in-vitro fertilization

in patients with unexplained infertility. Fertility and Sterility 79:74-80

Liu DY, Baker HW (2004) High frequency of defective sperm–zona pellucida interaction in oligozoospermic infertile men. Human Reproduction 19:228-233

Liu DY et al. (1988) A human sperm–zona pellucida binding test using oocytes that failed to fertilize in vitro. Fertility and Sterility 50:782-788

Liu DY et al. (1989) A sperm–zona pellucida binding test and in vitro fertilization. Fertility and Sterility 52:281-287

Liu DY et al. (1990) Use of oocytes that failed to be fertilized in vitro to study human sperm–oocyte interactions: comparison of sperm–oolemma and sperm–zona pellucida binding, and relationship with results of IVF. Reproduction, Fertility, Development 2:641-650

Liu DY et al. (1991a) Relationship between sperm motility assessed with the Hamilton Thorn motility analyzer and fertilization rates in vitro. Journal of Andrology 12:231-239

Liu DY et al. (1991b) Horse and marmoset sperm bind to the zona pellucida of salt stored human oocytes. Fertility and Sterility 56:764-767

Liu DY et al. (2003) Low proportions of sperm can bind to the zona pellucida of human oocytes. Human Reproduction 18:2382-2389

Liu DY et al. (2004) Clinical application of sperm–oocyte interaction tests in in-vitro fertilization-embryo transfer and intracytoplasmic sperm injection programs. Fertility and Sterility 82:1251-1263

MacLeod J, Wang Y (1979) Male fertility potential in terms of semen quality: a review of the past, a study of the present. Fertility and Sterility 31:103-116

MacMillan RA, Baker HW (1987) Comparison of latex and polyacrylamide beads for detecting sperm antibodies. Clinical Reproduction and Fertility 5:203-209

Mahadevan M et al. (1981) Noninvasive method of semen collection for successful artificial insemination in a case of retrograde ejaculation. Fertility and Sterility 36:243-247

Mahmoud AM et al. (1997) The performance of 10 different methods for the estimation of sperm concentration. Fertility and Sterility 68:340-345

Martin RH et al. (2003) A comparison of the frequency of sperm chromosome abnormalities in men with mild, moderate, and severe oligozoospermia. Biology of Reproduction 69:535-539

Matson PL (1995) External quality assessment for semen analysis and sperm antibody detection: results of a pilot scheme. Human Reproduction 10:620-625

McKinney KA et al. (1996) Reactive oxygen species generation in human sperm: luminol and lucigenin chemiluminescence probe. Archives of Andrology 36:119-125

Meinertz H, Bronson R (1988) Detection of antisperm antibodies on the surface of motile spermatozoa. Comparison of the immunobead binding technique (IBT) and the mixed antiglobulin reaction (MAR). American Journal of Reproductive Immunology and Microbiology 18:120-123

Menkveld R, Kruger TF (1990) Basic semen analysis. In: Acosta AA et al., eds. Human spermatozoa in assisted reproduction. Baltimore, Williams u. Wilkins: 68-84

Menkveld R, Kruger TF (1996) Evaluation of sperm morphology by light microscopy. In: Acosta AA, Kruger TF, eds. Human spermatozoa in assisted reproduction, 2nd ed. London, Parthenon Publishing: 89-107

Menkveld R et al. (1990) The evaluation of morphological characteristics of human spermatozoa according to stricter criteria. Human Reproduction 5:586-592

Menkveld R et al. (1991) Sperm selection capacity of the human zona pellucida. Molecular Reproduction and Development 30:346-352

Menkveld R et al. (1997) Effects of different staining and washing procedures on the results of human sperm morphology by manual and computerized methods. Andrologia 29:1-7

Menkveld R et al. (2001) Semen parameters, including WHO and strict criteria morphology, in a fertile and subfertile population: an effort towards standardization of in-vivo thresholds. Human Reproduction 16:1165-1171

Meschede D et al. (1993) Influence of three different preparation techniques on the results of human sperm morphology analysis. International Journal of Andrology 16:362-369

Meseguer M et al. (2006) Sperm cryopreservation in oncological patients: a 14-year followup study. Fertility and Sterility 85:640-645

Moghissi KS (1976) Post-coital test: physiological basis, technique and interpretation. Fertility and Sterility 27:117-129

Moghissi KS et al. (1964) Mechanism of sperm migration. Fertility and Sterility 15:15-23

Möllering H, Gruber W (1966) Determination of citrate with citrate lyase. Analytical Biochemistry 17:369-376

Morshedi M et al. (2003) Efficacy and pregnancy outcome of two methods of semen preparation for intrauterine insemination: a prospective randomized study. Fertility and Sterility 79 (Suppl. 3): 1625-1632

Mortimer D (1994a) Practical laboratory andrology. Oxford, Oxford University Press

Mortimer D (1994b) Laboratory standards in routine clinical andrology. Reproductive Medicine Review 3:97-111

Mortimer D (2004) Current and future concepts and practices in human sperm cryobanking. Reproductive Biomedicine Online 9:134-151

Mortimer D et al. (1995) Workshop report: clinical CASA— the quest for consensus. Reproduction, Fertility and Development 7:951-959

Mortimer D, Menkveld R (2001) Sperm morphology assessment-historical perspectives and current opinions. Journal of Andrology 22:192-205

Mortimer D, Mortimer S (2005) Quality and risk management in the IVF laboratory. Cambridge, Cambridge University Press

Nahoum CRD, Cardozo D (1980) Staining for volumetric count of leukocytes in semen and prostate-vesicular fluid. Fertility and Sterility 34:68-69

Neuwinger J et al. (1990) External quality control in the andrology laboratory: an experimental multicenter trial. Fertility and Sterility 54:308-314

Neuwinger J et al. (1991) Hyaluronic acid as a medium for human sperm migration tests. Human Reproduction, 6:396-400

Ng FL et al. (1992) Comparison of Percoll, mini-Percoll and swim-up methods for sperm preparation from abnormal semen samples. Human Reproduction 7:261-266

Ng KK et al. (2004) Sperm output of older men. Human Reproduction 19:1811-1815

Oehninger S et al. (1993) The specificity of human spermatozoa/zona pellucida interaction under hemi-zona assay conditions. Molecular Reproduction and Development 35:57-61

Oei SG et al. (1995) When is the post-coital test normal? A critical appraisal. Human Reproduction 10:1711-1714

Overstreet JW et al. (1980) In-vitro capacitation of human spermatozoa after passage through a column of cervical mucus. Fertility and Sterility 34:604-606

Paquin R et al. (1984) Similar biochemical properties of human seminal plasma and epididymal 1,4-glucosidase. Journal of Andrology 5:277-282

Pelfrey RJ et al. (1982) Abnormalities of sperm morphology in cases of persistent infertility after vasectomy reversal. Fertility and Sterility 38:112-114

Pérez-Sánchez F et al. (1994) Improvement in quality of cryopreserved human spermatozoa by swim-up before freezing. International Journal of Andrology 17:115-120

Perloff WH, Steinberger E (1963) In-vitro penetration of cervical mucus by spermatozoa. Fertility and Sterility 14:231-236

Perloff WH et al. (1964) Conception with human spermatozoa frozen by nitrogen vapor technique. Fertility and Sterility 15:501-504

Plaut DA, Westgard JOW (2002) QC external quality assessment. In: Westgard JO, ed. Basic QC practices: training in statistical quality control for healthcare laboratories. Madison, WI, QC Publishing: 125-163

Poland ML et al. (1985) Variation of semen measures within normal men. Fertility and Sterility 44:396-400

Polge C et al. (1949) Revival of spermatozoa after vitrification and dehydration at low temperatures. Nature 164:626-627

Pound N et al. (2002) Duration of sexual arousal predicts semen parameters for masturbatory ejaculates. Physiology and Behavior 76:685-689

Punab M et al. (2003) The limit of leucocytospermia from the microbiological viewpoint. Andrologia 35:271-278

Quinn P et al. (1985) Improved pregnancy rate in human in-vitro fertilization with the use of a medium based on the composition of human tubal fluid. Fertility and Sterility 44:493-498

Rajah SV et al. (1992) Comparison of mixed antiglobulin reaction and direct immunobead test for detection of sperm-bound antibodies in subfertile males. Fertility and Sterility 57:1300-1303

Rao B et al. (1989) Lipid peroxidation in human spermatozoa as related to midpiece abnormalities and motility. Gamete Research 24:127-134

Rhemrev J et al. (1989) Human sperm selection by glass wool filtration and two-layer discontinuous Percoll gradient centrifugation. Fertility and Sterility 51:685-690

Rose NR et al. (1976) Techniques for detection of iso- and auto-antibodies to human spermatozoa. Clinical and Experimental Immunology 23:175-199

Rossi AG, Aitken RJ (1997) Interactions between leukocytes and the male reproductive system. The unanswered questions. Advances in Experimental Medicine and Biology 424:245-252

Said TM et al. (2004) Human sperm superoxide anion generation and correlation with semen quality in patients with male infertility. Fertility and Sterility 82:871-877

Sakkas D et al. (1998) Sperm nuclear DNA damage and altered chromatin structure: effect on fertilization and embryo development. Human Reproduction 13(Suppl. 4):11-19

Savasi V et al. (2007) Safety of sperm washing and ART outcome in 741 HIV-1-serodiscordant couples. Human Reproduction 22:772-777

Sawyer DE et al. (2003) Quantitative analysis of gene-specific DNA damage in human spermatozoa. Mutation Research 529:21-34

Scarselli G et al. (1987) Approach to immunological male infertility: a comparison between MAR test and direct immunobead test. Acta Europea Fertilitatis 18:55-57

Schmidt KL et al. (2004) Assisted reproduction in male cancer survivors: fertility treatment and outcome in 67 couples. Human Reproduction 19:2806-2810

Seaman EK et al. (1996) Accuracy of semen counting chambers as determined by the use of latex beads. Fertility and Sterility 66:662-665

Shah VP et al. (2000) Bioanalytical method validation – a revisit with a decade of progress. Pharmacological Research 17:1551-1557

Sharif K (2000) Reclassification of azoospermia: the time has come? Human Reproduction 15:237-238

Sharma RK et al. (2001) Relationship between seminal white blood cell counts and oxidative stress in men treated at an infertility clinic. Journal of Andrology 22:575-583

Sherman JK (1990) Cryopreservation of human semen. In: Keel BA, Webster BW, eds. CRC handbook of the laboratory diagnosis and treatment of infertility. Boca Raton, CRC Press: 229-259

Shibahara H et al. (2004) Prediction of pregnancy by intrauterine insemination using CASA estimates and strict criteria in patients with male factor infertility. International Journal of Andrology 27:63-68

Slama R et al. (2002) Time to pregnancy and semen parameters: a cross-sectional study among fertile couples from four European cities. Human Reproduction 17:503-515

Smith R et al. (1996) Total antioxidant capacity of human seminal plasma. Human Reproduction 11:1655-1660

Sobrero AJ, MacLeod J (1962) The immediate postcoital test. Fertility and Sterility 13:184-189

Soler C et al. (2000) Objective evaluation of the morphology of human epididymal sperm heads. International Journal of Andrology 23:77-84

Tedder RS (1995) Hepatitis B transmission from contaminated cryopreservation tank. Lancet 346:137-140

Tomlinson M (2005) Managing risk associated with cryopreservation. Human Reproduction 20:1751-1756

Tomlinson MJ et al. (1993) Prospective study of leukocytes and leukocyte subpopulations in semen suggests they are not a cause of male infertility. Fertility and Sterility 60:1069-1075

Toner JP et al. (1995) Value of sperm morphology assessed by strict criteria for prediction of the outcome of artificial (intrauterine) insemination. Andrologia 27:143-148

Tyler JP et al. (1982a) Studies of human seminal parameters with frequent ejaculation. I. Clinical characteristics. Clinical Reproduction and Fertility 1:273-285

Tyler JP et al. (1982b) Studies of human seminal parameters with frequent ejaculation II. Spermatozoal vitality and storage. Clinical Reproduction and Fertility 1:287-293

Van der Merwe FH et al. (2005) The use of semen parameters to identify the subfertile male in the general population. Gynecologic and Obstetric Investigation 59:86-91

Van Waart J et al. (2001) Predictive value of normal sperm morphology in intrauterine insemination (IUI): a structured literature review. Human Reproduction Update 7:495-500

Verheyen G et al. (1993) Effect of freezing method, thawing temperature and post-thaw dilution/washing on motility (CASA) and morphology characteristics of high-quality human sperm. Human Reproduction 8:1678-1684

Virro MR et al. (2004) Sperm chromatin structure assay (SCSA) parameters are related to fertilization, blastocyst development, and ongoing pregnancy in in-vitro fertilization and intracytoplasmic sperm injection cycles. Fertility and Sterility 81:1289-1295

von der Kammer H et al. (1991) The evaluation of markers of prostatic function. Urological Research 19:343-347

von Eckardstein S et al. (2000) Seminal plasma characteristics as indicators of cystic fibrosis transmembrane conductance regulator (CFTR) gene mutations in men with obstructive azoospermia. Fertility and Sterility 73:1226-1231

Watson PF (1995) Recent developments and concepts in the cryopreservation of spermatozoa and the assessment of their post-thawing function. Reproduction Fertility and Development 7:871-891

Weiske WH (1994) Minimal invasive Vasektomie mittels Fulgurationstechnik. Erfahrungen bei 1000 Patienten in 12 Jahren. Urologe B34:448-452

Weiske WH et al. (2000) Clinical findings in congenital absence of the vasa deferentia. Andrologia 32:13-18

Westgard JO (2002) Foreword to the second edition. In: Westgard JO, ed. Basic QC practices: training in statistical quality control for healthcare laboratories. Madison, WI, QC Publishing

Wheeler DJ (1993) Understanding variation: the key to managing chaos. Knoxville, TN, SPC Press

Wheeler DJ, Chambers DS (1992) Understanding statistical process control, 2nd ed. Knoxville, TN, SPC Press

WHO (1986) Consultation on the zona-free hamster oocyte penetration test and the diagnosis of male fertility. International Journal of Andrology (Suppl. 6)

WHO (1987) (prepared by Comhaire F et al.) Towards more objectivity in diagnosis and management of male infertility. International Journal of Andrology (Suppl. 7): 22-24

WHO (1996) Task Force for the Regulation of Male Fertility. Contraceptive efficacy of testosterone-induced azoospermia and oligozoospermia in normal men. Fertility and Sterility 65:821-829

WHO (1999) Laboratory manual for the examination of human semen and sperm–cervical mucus interaction, 4th ed. Cambridge, Cambridge University Press

WHO (2004) Laboratory biosafety manual, 3rd ed. Geneva, World Health Organization (http://whqlibdoc.who.int/publications/2004/9241546506.pdf, last accessed 25 February 2010)

Wilton LJ et al. (1988) Human male infertility caused by degeneration and death of sperms in the epididymis. Fertility and Sterility 49:1051-1058

Wolf DP (1995) Semen cryopreservation. In: Keye WR et al., eds. Infertility evaluation and treatment. Philadelphia, WB Saunders: 686-695

Wolff H (1995) The biologic significance of white blood cells in semen. Fertility and Sterility 63:1143-1157

Woods EJ et al. (2004) Fundamental cryobiology of reproductive cells and tissues. Cryobiology 48:146-156

Yanagimachi R et al. (1979) Retention of biologic characteristics of zona pellucida in highly concentrated salt solution: the use of salt stored eggs for assessing the fertilizing capacity of spermatozoa. Fertility and Sterility 31:562-574

Zavos PM, Goodpasture JC (1989) Clinical improvements of specific seminal deficiencies via intercourse with a seminal collection device versus masturbation. Fertility and Sterility 51:190-193

Zinaman MJ et al. (1996) Evaluation of computer-assisted semen analysis (CASA) with IDENT stain to determine sperm concentration. Journal of Andrology 17:288-292

Zinaman MJ et al. (2000) Semen quality and human fertility: a prospective study with healthy couples. Journal of Andrology 21:145-153

Zorn B et al. (2003) Seminal reactive oxygen species as predictors of fertilization, embryo quality and pregnancy rates after conventional in-vitro fertilization and intracytoplasmic sperm injection. International Journal of Andrology 26:279-285